临床外科疾病诊疗与护理

曾 芍 黎玉辉 门延艳 ◎ 著

U0344531

吉林科学技术出版社

图书在版编目（CIP）数据

临床外科疾病诊疗与护理 / 曾芍，黎玉辉，门延艳
著. -- 长春 ：吉林科学技术出版社，2023.3
ISBN 978-7-5744-0147-1

Ⅰ．①临… Ⅱ．①曾… ②黎… ③门… Ⅲ．①外科－
疾病－诊疗②外科－疾病－护理 Ⅳ．①R6②R473.6

中国国家版本馆 CIP 数据核字(2023)第 055020 号

临床外科疾病诊疗与护理

作　　者	曾　芍　黎玉辉　门延艳
出 版 人	宛　霞
责任编辑	练闽琼
幅面尺寸	185 mm×260mm
开　　本	16
字　　数	472 千字
印　　张	20.5
版　　次	2023 年 3 月第 1 版
印　　次	2023 年 3 月第 1 次印刷

出　　版　吉林科学技术出版社
发　　行　吉林科学技术出版社
地　　址　长春市净月区福祉大路 5788 号
邮　　编　130118
发行部电话/传真　0431-81629529　81629530　81629531
　　　　　　　　　81629532　81629533　81629534

储运部电话　0431-86059116

编辑部电话　0431-81629518

印　　刷　北京四海锦诚印刷技术有限公司

书　　号　ISBN 978-7-5744-0147-1
定　　价　165.00 元

前　言

外科学是现代医学的一个科目，主要研究如何利用外科手术方法解除患者的病原，从而使患者得到治疗。外科学和所有的临床医学一样，需要了解疾病的定义、病因、表现、诊断、分期、治疗、预后，而且外科学更重视开刀的适应证、术前的评估与照顾、手术的技巧与方法、术后的照顾、手术的并发症与预后等与外科手术相关的问题。随着近年来医学科学的迅速发展，外科的内容也不断地更新和增加，外科疾病的诊治手段也发生了日新月异的变化，在21世纪中呈现出崭新的面貌。作为医务工作者，为适应新形势应不断学习和提高，在自己的专业范围内学习新的知识，掌握先进的技术，才能成为一名合格的医生。

本书是临床外科方向的著作，主要研究临床外科疾病诊疗与护理，本书从外科常用技术介绍入手，针对乳腺外科疾病、胃肠外科疾病、腹部外科疾病、肝胆外科疾病、泌尿外科疾病进行了分析研究，另外对外科护理技术做了一定的介绍，还对体液代谢失调病人与休克病人的护理、外科营养支持与感染病人的护理提出了一些建议。旨在摸索出一条适合现代临床外科疾病诊疗与护理工作的科学道路，帮助外科工作者在应用中少走弯路，运用科学方法，提高效率。本书在编写过程中着重外科疾病的临床诊断与治疗技术，理论密切联系临床实际，以临床中常见病、多发病为出发点，以诊断和治疗为中心，对临床上经常遇到的疑难问题和应用的重要治疗手段与方法等进行较系统阐述。本书适用于临床外科医师及相关学科人员参考学习，也对护理人员在临床工作中适应新技术、新业务具有一定的实用价值和指导意义。

鉴于时间仓促和水平有限，书中难免有不足和错误之处，恳请广大读者提出宝贵意见，以便我们修正。

■ 目　录 ■

第一章　外科常用技术

第一节　无菌术

一、无菌术

在人体和周围环境中普遍存在各种微生物。在手术、穿刺、插管、注射及换药等过程中，必须采取一系列严格措施，以防止微生物通过接触、空气或飞沫进入伤口或组织。无菌术就是针对微生物及其感染途径所采取的一系列预防措施，也是临床医学的一个基本操作规范。无菌术的内容包括灭菌、消毒、操作规则及其管理制度。从理论上讲，灭菌是指杀灭一切活的微生物（含细菌芽孢），而消毒则是指杀灭病原微生物和其他有害微生物，但并不要求清除或杀灭所有微生物（如芽孢等）。

灭菌和消毒单从概念来看有程度上的区别，但都必须杀灭所有病原微生物和其他有害微生物，从而达到无菌术的要求。无菌术应贯穿术前、术中和术后的各项有关处理中，对无感染的外科患者起到预防作用，对已有感染的外科患者起到防止感染扩散和交叉感染的作用。

二、灭菌与消毒方法

（一）物理灭菌法

1.高温法

高温所产生的热力能使细菌或其他微生物的蛋白质变性、酶失活、细胞膜融化而灭亡。常用的高温热力灭菌法包括以下三种：

（1）高压蒸汽法

是利用高压下水的沸点相应增高，高温蒸汽借助高压穿透力增强，可在短时间内杀灭能耐高温的手术器械和物品上的致病微生物。目前应用最普遍，效果良好。高压蒸汽灭菌设备有下排气式和预真空式两种，前者应用最多，当压力升至104.0 ~ 137.3kPa，温度可达121 ~ 126℃，维持30分钟即可杀灭包括细菌芽孢在内的所有微生物。高压蒸汽灭菌法用于能耐高温的物品，如金属器械、玻璃、搪瓷、敷料、手术衣、橡胶制品等。各种物品的灭菌时间有所不同，物品经高压灭菌后，应标明灭菌时间，灭菌后物品一般可保持包内无菌两周。

使用高压蒸汽灭菌器的注意事项：①须灭菌的各种包裹不宜过大，上限为40cm×30cm×30cm，包扎也不宜过紧；②灭菌器内的包裹不宜排得过密，以免妨碍蒸汽透入，影响灭菌；③预置专用的包内及包外灭菌指示纸带，在压力及温度达到灭菌标准条件并维持15分钟时，指示纸带即出现黑色条纹，表示已达到灭菌要求；④易燃和易爆品如碘仿、苯类等，禁用高压蒸汽灭菌法；⑤瓶装液体灭菌时，只能用纱布包扎瓶口，如果要用橡皮塞，应插入针头以排气；⑥已灭菌的物品应注明有效日期，并须与未灭菌的物品分开放置；⑦高压灭菌器应由专人负责。

（2）煮沸法

在水中煮沸至100℃并持续15～20分钟，一般细菌即可被杀灭，但带芽孢的细菌至少须煮沸1小时才能被杀灭。高原地区气压低，水的沸点亦低，煮沸灭菌的时间须相应延长。海拔高度每增高300m，灭菌时间应延长2分钟。为节省时间和保证灭菌质量，高原地区可用压力锅做煮沸灭菌。压力锅的蒸汽压力一般为127.5kPa，锅内最高温度可达124℃左右，10分钟即可灭菌。

（3）火烧法

适用于金属器械的灭菌。将器械置于搪瓷或金属盆中，倒入95%乙醇少许，点火直接燃烧，也可达到灭菌目的。因此法常使锐利器械变钝，又会使器械失去原有的光泽，故仅用于紧急特殊情况。

2.紫外线

可杀灭悬浮在空气中和依附在物体表面的微生物（包括细菌、真菌、支原体和病毒等，但对没有直接照射的部位无效），所以常用于室内空气的灭菌。适用于手术室、换药室和隔离病房等处的空气灭菌。

3.电离辐射

适用于不耐热物品的常温灭菌，又称为"冷灭菌"，如抗生素、激素、维生素等制备过程中的灭菌，尤其对一次性应用的医疗器材，以及移植和埋植的组织和人工器官、节育用品等特别适用。

（二）化学消毒法

1.药液浸泡法

适用于锐利器械、内镜和腹腔镜等不适于热力灭菌的特殊手术器械的消毒。常用的化学灭菌剂和消毒剂有下列几种：

（1）2%中性戊二醛水溶液：浸泡消毒时间为30分钟，灭菌时间为10小时。常用于刀片、剪刀、缝针及显微器械的消毒。应每周更换一次药液，加入0.5%亚硝酸钠可防腐。

（2）70%乙醇：浸泡时间为30分钟。目前较多用于已消毒过的物品的浸泡，以维持消毒状态。乙醇应每周过滤，并核对浓度一次。

（3）10%甲醛溶液：浸泡时间为20～30分钟。适用于输尿管导管等树脂类、塑料类以及有机玻璃制品的消毒。

（4）1：1000苯扎溴铵（新洁尔灭）溶液：浸泡时间为30分钟。可用于刀片、剪刀及缝针的消毒，但因其消毒效果不及戊二醛溶液，故目前常用于已消毒的持物钳的浸泡。

（5）1：1000氯己定（洗必泰）溶液：浸泡时间为30分钟。抗菌作用较苯扎溴铵强。

（6）碘伏：是目前应用最广泛的新型广谱强效消毒剂，也叫络合碘。常用的是PVP-（聚乙烯吡咯烷酮碘，又称聚维酮碘），可杀灭病毒、真菌、细菌及芽孢，作用持久、毒性低、不致敏，对皮肤、黏膜、伤口无刺激，无须脱碘。碘伏已替代碘酊广泛应用于患者伤口、手术区皮肤、手术人员手臂的消毒和医疗器械的浸泡灭菌。用于皮肤消毒可维持2～4小时，用于器械消毒浸泡时间为10～30分钟。

2.蒸汽熏蒸法

（1）乳酸蒸汽熏蒸法：用于手术室空气的常规消毒。

（2）甲醛蒸汽熏蒸法：由于甲醛蒸汽刺激性强，对人体有害，所以主要用于严重污染后（如破伤风、气性坏疽患者术后）的手术室空气消毒。

（3）环氧乙烷：该气体消毒特别适用于不耐高热和温热的物品，如精密器械、电子仪器、光学仪器、起搏器等，无损害和腐蚀等副作用。

三、手术洗手方法和原则

手术人员进入手术室后，先更换手术室准备的清洁鞋和衣裤，戴好帽子和口罩。帽子要盖住全部头发，口罩要盖住口鼻。剪短指甲，去除甲缘下积垢，再清洁洗手、消毒手臂。手臂消毒法仅能清除皮肤表面的细菌，并不能消灭藏在皮肤深处如毛囊、皮脂腺等处的细菌，所以在手臂消毒后，还要穿无菌手术衣，戴无菌橡胶手套，以防止这些细菌污染手术切口。

依据清洁洗手后所使用消毒液的不同，常用的手臂消毒法有以下三种：

（一）肥皂水刷手法

一是先用肥皂将手臂清洗一遍，流水冲净。

二是再用无菌毛刷蘸煮过的肥皂软膏刷洗手臂。由远及近，交替刷洗，即刷完两手，再刷两前臂，最后刷两上臂，从指尖刷到肘上10cm处。手部刷洗要先指后掌，先掌面后背侧，应注意甲缘、甲沟及指蹼、皮肤皱纹等易藏垢纳菌处的刷洗。刷完一遍，手朝上、肘朝下，用流水冲去肥皂水，先冲手，再冲前臂，最后冲上臂，使水自手或上臂流向肘部。按上述方法刷洗3遍，共约10分钟，整个刷洗过程中应始终保持屈肘、手和前臂向上的姿势。

三是用无菌毛巾由手到上臂顺序擦干，擦过臂肘的毛巾不可再返擦手部。擦完一只手臂后，将毛巾翻转或更换毛巾用相同方法擦干另一只手臂。

四是刷手后为进一步减少双手带菌量，将手臂浸泡在70%的乙醇（或1：1000氯己定）桶内5分钟，浸泡至肘上6cm。

五是浸泡后保持拱手姿势，自然晾干后穿手术衣，戴手套。

（二）灭菌王刷手法

一是用流水将前臂清洗一遍。

二是用无菌刷或无菌纱布蘸取灭菌王3～5mL或用吸足灭菌王的纱布刷洗双手、前臂、上臂至肘上10cm，时间3分钟，只需一遍。

三是用流水冲净，无菌巾或无菌纱布擦干。

四是用浸透灭菌王的纱布从手指尖涂擦到肘上6cm处，自然干燥后穿手术衣，戴手套。

（三）碘伏刷手法

一是用肥皂水刷洗双手、前臂至肘上10cm，刷两遍共5分钟。

二是用流水冲净，无菌巾擦干。

三是最后用浸透碘伏的纱布涂抹双手和前臂两遍，稍干后穿手术衣，戴手套。

由于新型消毒剂可使刷手时间缩短、消毒效果增强、维持时间延长，所以肥皂水刷手法现已被各种新型消毒剂的刷手法所替代。但须强调的是：无论采用哪种刷手消毒方法，都应遵循肥皂水刷手法的基本顺序和原则，即由远及近，交替刷洗，先指后掌，先掌面后背侧，刷洗过程中应始终保持屈肘、手和前臂向上的姿势，刷手后手臂不可再触及未经消毒的任何物品。

如手术完毕，手套未破，须连续施行另一手术时，无须重新刷手，仅须浸泡在70%乙醇中5分钟，或蘸取3～5mL消毒剂涂抹双手及前臂，即可穿手术衣，戴手套。若前一次手术为有菌手术，应重新刷手。

四、患者手术区的准备

目的是消灭拟做手术切口处及其周围皮肤上的细菌。手术前一天，如皮肤上有较多油脂或胶布粘贴的残迹，可先用汽油或松节油拭去。用备皮刀剃除毛发，洗净皮肤，俗称

"备皮"。对于非急症手术，若发现皮肤切口处有皮疹、毛囊炎、疖肿等炎症，应延期手术，以免切口感染。

手术开始前，由洗好手的第一助手执有齿卵圆钳，夹持折叠成方块的纱布，在盛有0.5%碘伏溶液或其他皮肤消毒液的盘中浸透，自手术区中心向周围顺序涂擦一遍皮肤。涂擦时可按拟定切口两侧一边一抹的方式自内向外扩展消毒范围，也可先由内向外消毒好切口一边，然后翻转碘伏纱布块再消毒另一侧。无论采用哪种方式，均须稍重叠消毒的碘迹，而不应留下未消毒的空白皮肤，已经接触污染部位的药液纱布，不应再返擦清洁处。一般消毒3遍。若使用2% ~ 3%的碘酊消毒，待碘液蒸干后，须用浸有70%乙醇的纱布块再涂擦两遍脱碘。乙醇脱碘应与碘酊的涂法相同，也应遵循由中心向周围的顺序，先在碘迹范围内涂擦，最后才涂擦周边部位。而感染伤口或肛门手术区消毒，则应从周围逐渐向伤口或肛门处反向涂擦，以免细菌污染周围皮肤。无论由中心向周围消毒还是由周围向中心消毒，消毒范围要求至少距离手术切口15cm以上。如手术有延长切口的可能，则应事先相应扩大皮肤消毒范围。人体不同部位的手术，有其常规的消毒范围。还可用1：1000苯扎溴铵溶液涂擦两遍。对婴儿、面部皮肤、口腔、肛门、外生殖器等部位，应选用刺激性小、作用较持久的0.75%吡咯烷酮碘消毒。在植皮时，供皮区的消毒可用70%乙醇涂擦2 ~ 3次。

五、手术进行中的无菌原则

一是手术人员穿无菌手术衣和戴无菌手套后，其肩以上、腰以下、背部及低于手术台面的布单均属有菌区域，自己的无菌部位或无菌物品不得再与之接触。

二是不可在手术人员的背后传递手术器械及用品。坠落到无菌巾或手术台边以外的器械物品，不准拾回再用。

三是手术中如手套破损或接触到有菌地方，应更换无菌手套。如前臂或肘部触碰有菌地方，应更换无菌手术衣或加套无菌袖套。如无菌巾、布单等物已被湿透，其无菌隔离作用不再完整，应加盖干的无菌布单。

四是同侧手术人员如须调换位置，应先退后一步，然后转身背对背地到达另一位置，以防污染。

五是手术开始前要清点器械、敷料，手术结束时，检查胸、腹等体腔，待核对器械、敷料数无误后，才能关闭切口，以免异物遗留腔内。

六是切口边缘应以无菌大纱布垫或手术巾遮盖，并用巾钳或缝线固定，仅显露手术切口。术前手术区粘贴无菌塑料薄膜可达到相同目的。

七是做皮肤切口和缝合皮肤前，须用70%乙醇或碘伏再涂擦消毒皮肤一次。

八是切开空腔脏器前，要先用纱布垫保护周围组织，以防止或减少污染。

九是参观手术的人员不可太靠近手术人员或站得太高，也不可在室内随意走动，一般一台手术参观人员最多2人，若正处于上呼吸道感染时期，则不能参观手术。

十是手术进行时不应开窗通风或用电扇，室内空调机风口也不能吹向手术台。

第二节　手术基本操作技术

一、常用手术器械及物品

外科手术所用器械的种类很多，不同的手术所用的手术器械也不同。常用的外科基本手术器械可分为刀、剪、钳、镊、针、牵开器和吸引头七类。术中常用的物品还有缝线、敷料、引流物等。

（一）常用的手术器械

1.手术刀

由刀柄和刀片（能自由装卸）两部分组成，安装时以持针钳夹持刀片前端背侧，与刀柄头槽对合，往后拉，使刀片卡入刀柄槽内；用毕再以持针钳夹持刀片的尾端背侧，稍加提起往前推即可取下。手术刀的刀刃用于切开组织，刀柄可做分离。正确的执刀法：①执弓式。常用作皮肤、筋膜等坚韧组织的切开，切时腕部用力，整个上肢协调移动配合。②执笔式。多用于切开腹膜，或用圆头小刀片解剖血管、神经等，进行各种精细操作。③抓持式。一般用于截肢时的大幅度切割。④反挑式。用尖头小刀片，手指用力，反向挑开浅部脓肿或胆总管前壁，可避免损伤深部组织。

此外还有高频电刀，是一种取代传统手术刀进行组织切割的电手术器械。它与传统手术刀相比，可明显减少手术出血量，从而缩短手术时间，切割同时还具有止血的效果。

2.手术剪

根据用途分为线剪、组织剪。线剪多为钝头直剪，用以剪断缝线、敷料及引流物等；组织剪刀薄、锐利，型号较多，用来解剖、剪断或分离剪开组织，浅部操作可用短直剪，深部则用长弯剪。正确持剪刀法，为拇指和第四指分别插入剪刀柄的两环，中指放在第四指环的剪刀柄上，示指压在轴节处起稳定和向导作用，有利操作。

3.组织镊

分有齿、无齿两类，有齿镊用于夹持皮肤、筋膜、肌腱等坚韧组织，以便缝合；无齿镊则可夹持黏膜、腹膜、肠壁、神经鞘、血管外膜等较脆的组织，以利解剖、分离、重建。

4.止血钳

又称血管钳，用以钳夹血管或出血点，也可用来钝性分离组织、拔针牵线、钳闭引流管，但不宜夹持皮肤、脏器及较脆弱的组织。止血钳有直、弯之分，有齿、无齿之别。直钳主要用于浅部止血，中型弯钳常用作深部止血和分离组织，蚊式钳仅用于精细手术的分离和止血，有齿血管钳（Kocher钳）用于钳夹易滑脱的肌、胃壁等。止血钳的正确操持方法与手术剪相同。术中常须左右两手撑开止血钳，左手开钳法。

5.组织钳

又称Allis钳，因头端有一排细齿，故习惯称鼠齿钳。持力较好，对组织的压榨比血管钳轻，常用于夹持皮肤、筋膜或被切除的组织等。使用方法同止血钳。

6.巾钳

常用于固定手术巾等，执持或撑开与止血钳同法。

7.卵圆钳

头端为一卵圆圈，亦称圈钳，分有齿槽、无齿槽两种。前者夹持敷料，用于皮肤消毒。后者不损伤组织，可钳夹胃、肠、大网膜，又称海绵钳。

8.持针钳

也称持针器，柄长有力，只用作持针缝合，一般以钳端夹持缝针的中、后1/3处。持拿方法分三种：①指套法。与止血钳拿法相同。②掌握法。有时为了缝合方便，可不将拇指、无名指套入钳环内，而是用手掌握拿持针钳，俗称"满把抓"。③掌指法。拇指套入钳环内，示指压在钳的前半部做支撑引导，其余三指压钳环固定于掌中。拇指可以上下开闭活动，控制持针钳的张开与合拢。

9.缝针

有直针和弯针两种。直针可无须持针钳夹持，直接用手持针操作，但已少用。目前临床多用弯针进行各种组织缝合，弯针根据针体形状分圆针、三角针两种，圆针损伤虽小，但穿透力弱，常用于缝合胃肠、腹膜、血管等阻力较小的组织；三角针穿透力强，然而损伤较大，仅用于缝合阻力较大的皮肤、软骨等。另有无损伤缝合针线。

10.探针

分圆形和有槽两种。圆形探针可根据需要随意弯曲，主要用于探查瘘管；有槽探针放在待切开的组织下保护，可避免刀刃损伤深层结构。

11.刮匙

有直、弯两型，用以刮除感染肉芽及死骨。

12.牵开器

俗称拉钩，在术中显露深层组织，为术者开阔视野时使用。分手持、自动两种，为方便操作，有不同形状、大小、深浅等型号。如牵开腹壁用直角拉钩、牵开内脏用S形拉钩、牵开头皮或肌肉组织用爪形拉钩等。

13.吸引器

由泵、吸引头、硬胶管、收集瓶等几部分构成，术中用于清除脓液、积血、冲洗液等，颅脑手术时尚可代刀切开（吸去）脑组织。

（二）缝线

缝线一般用于结扎血管和缝合组织。主要分丝线、肠线、合成线三类。①丝线：柔软、组织反应少，但不吸收，除不做胆道、泌尿道黏膜及子宫肌层缝合外，使用最广。②肠线：可被吸收，但较僵硬、不耐磨损、组织反应大，仅用于不宜留下缝线的组织缝合，如泌尿道、胆总管的全层缝合（若用丝线因其是异物有利于结石形成）。③合成缝线：张力强度高，组织刺激小，其中尼龙、涤纶线等不被吸收，较僵硬；聚羟基乙酸、聚乳酸羟基乙酸线能吸收、较柔软，可兼有抗菌作用。各种缝线的粗细，以阿拉伯数字标号，0号以上数字越大线越粗，0号以下0的个数愈多线愈细，如7号丝线远比1号丝线粗，3-0肠线则比0号肠线细。

二、手术基本操作技术

手术基本操作技术，包括切开、剥离、止血、打结、剪线、缝合、引流等。手术操作技术关系到手术成败，甚至患者生命安全。只有勤学苦练，才能做到解剖层次清楚、止血完善、缝合整齐。高质量的手术，强调手术操作珍惜组织、准确、规范、轻柔细致，以利愈合并减轻术后反应。

（一）切开

根据手术需要及局部解剖特点，定好切口的部位、方向、长短，必要时可于体位摆好后、皮肤消毒前，用龙胆紫或碘酊将切线标出。理想的切口，应有利操作、便于暴露病灶、损伤组织少、愈合牢固且不影响功能及容貌。切开时按紧切口两侧皮肤，手术刀与皮肤垂直切入。皮肤及皮下组织力求一次切开，肌肉最好按纤维方向钝性撕开，腹膜须用组织镊或止血钳稍稍提起，然后切一小孔伸入两指保护下面的肠管，再向上、向下剪开。切开的基本要领是：①由浅而深逐层切开；②切口整齐呈单线状，即使高频电刀切开，亦应准确按切痕逐渐深入，避免反复切割、创口参差不齐；③皮肤与深层组织切口长度一致，不能外宽内窄。

（二）剥离

又称分离，属暴露病灶的必要步骤，为了迅速并减少出血与损伤，多循组织间隙的解剖平面剥离。方法有：①锐性剥离：以刀剪操作，遇有血管先钳夹再切断，适用于精细解剖和紧密粘连的分割，出血少，损伤小，力求在直视下进行，以免误伤重要结构。②钝性剥离：适用于疏松组织、肌及良性肿瘤的分离，可用手指、刀柄、止血钳、卵圆钳、钳夹纱布块或纱布小球等操作。手术中锐性、钝性剥离常须配合使用。

（三）止血

止血是手术中最重要的操作。术中止血完善，可减少出血，使术野清楚，便于手术操作而增加手术的安全性，降低术后感染率，有利于切口愈合。常用方法有：①压迫填塞止血：多以手指、纱布块、纱布垫等加压或填塞出血部位。小静脉破裂或创面广泛渗血，经纱布或湿盐水纱布垫压迫1～3分钟，出血多能停止。深部伤口大量渗血，经短时压迫无效，又不能钳夹、缝扎时，可取长凡士林纱布条一至数块，加压填塞压迫止血。②钳夹止血：简便、可靠，为最常用的止血法，凡活动性出血点，可先以止血钳对准钳夹（周围组织不宜夹持过多），再选择粗细适当的丝线结扎，打结须用力适度，过重扎线可切割血管造成断裂出血，过轻致使扎线松脱或血管腔未完全闭合亦易出血，当结扎的血管较大，最好采用双重结扎。③贯穿缝扎止血：用于明显的动脉出血，先钳夹离断血管，在钳下做一 "8" 字缝扎，两贯穿点尽量靠近，止血效果最佳。若动脉较大，多先做一单纯结扎，再加贯穿缝扎，并打三重结。④其他止血法：如高频电刀电凝、明胶海绵贴压实质器官创面、骨蜡填塞骨腔止血等。

（四）打结

结扎止血与组织缝合最终都须打结。打结方法有：①单手打结法：其特点为简便迅速，故而常用。②双手打结法：其特点为结扎较牢固，但速度较慢。③器械（持针钳）打结法：适用于深部狭小手术视野的结扎、肠线结扎或结扎线过短时。

结的种类有：①方结：由两个方向相反的单结组成。比较牢固，不易滑脱。②三重结：是在方结的基础上再重复第一个单结。最牢固可靠，常用于结扎重要组织。③外科结：打第一个单结时绕线两次以增加摩擦面，故打第二个单结时第一个单结不会因组织张力而松动。④假结：因打第二个单结时动作与第一个单结相同，故两个单结方向一致，假结易滑脱，避免采用。⑤滑结：打方结时如两手用力不均匀，和（或）拉线的方向错误，均可产生滑结，滑结最易滑脱，应注意避免。

（五）剪线

打结完毕，应在直视下以稍张开的线剪尖沿着拉紧的缚线滑至结扣处，再将剪刀向上稍倾斜断线。残留的线头长短，依缚线的类型、结扎血管的大小、结的多少而定。线头过长不利于愈合，过短结会松开；细线留短些，粗线留长些；浅部留短些，深部留长些；结多的可留短，结少的可留长；重要部位应留长。一般丝线留1.5mm左右，肠线、合成线留2.5mm左右，三重结留线略短，结扎动脉时留线宜稍长，皮肤缝线须留1cm左右。

（六）缝合

目的为对拢组织切缘，为愈合创造条件。不同部位和组织常采用不同的缝合针、缝合线及缝合方法。缝合方法分单纯、内翻和外翻三类，每类又有间断、连续两种，另外还有用于特别目的所做的缝合，如减张缝合等。

1.单纯缝合

是手术中最简单、最常用的缝合方法。间断缝合用于皮肤、皮下组织和腱膜的缝合。"8"字缝合为双间断缝合，用于张力大的组织、肌腱及韧带的缝合。连续缝合多用于腹膜和胃肠道后壁的内层吻合。锁边缝合用于胃肠道后壁内层的吻合，并有较明显的止血效果。

2.内翻缝合

指将切缘翻进，缝合处外面光滑、内面粗糙，多用于胃肠道吻合，可减少术后粘连。连续全层内翻缝合，用于胃肠道吻合的前壁全层缝合。间断内翻缝合常用于包埋组织，也属于浆肌层缝合。

3.外翻缝合

缝合时使组织边缘向外翻转，缝合后，切口外翻，内面光滑，常用于血管、胆管以及腹膜的缝合等。有时也用于缝合松弛的皮肤，以防止边缘内卷影响愈合。

4.减张缝合

常用于腹部手术后，当切口张力过大、污染重、患者营养不良、术后切口裂开可能性较大时，多采用减张缝合。缝合时要求腹膜外全层缝合，可采用单纯间断缝合、水平褥式缝合、垂直褥式缝合。缝合打结时，常自缝线穿一硅胶管或橡皮管以防止缝线勒坏皮肤。

（七）引流

凡脓肿切开、术中止血欠完善、渗血或渗液较多，空腔器官吻（缝）合口有可能漏出，以及气胸、血胸等，多需要于恰当部位放置引流物，以消除积气、积液、积血或积脓，从而防止感染并减压，利于伤口愈合。但引流物均为异物，有一定的刺激性，可导致腹腔粘连、器官压迫、延迟愈合、感染等并发症，一旦引流目的达到，宜及早拔除。可放可不放引流物时，尽量不放。凡须引流者都应做到：选用引流物的类型、大小及长短适当；所放位置正确，如脓腔、体腔的较低部位，不直接压迫重要的神经、血管及器官；体腔引流物不宜从手术切口引出，以免引起切口感染、裂开或切口疝；妥善固定，防止脱落，甚至掉入体内；保持引流通畅，导管不受压、不扭曲，及时清除管内堵塞物；密切观察并每天记录引流液的量和性状。

1.被动引流法

常用引流物有：①乳胶片：将破损的手术手套剪裁、洗净、浸泡灭菌，临用前以氯化钠注射液冲洗，适用于皮下及浅表脓肿的引流，1～2天后拔除。②油纱布：石蜡油制备优于凡士林制备，多用于深部脓肿的压迫止血或引流，术后第3天首次换药拔除，且每次换药均更换。③烟卷引流条：由纱布卷外包剪有多个侧孔的乳胶膜缝制而成，形似雪茄烟，乳胶膜光滑，比纱布刺激小，主要用于较深部位和腹腔引流，每次换药时须转动1～2圈，并拔出少许剪短，以防与组织、器官粘紧及引流不畅，通常术后3天左右完全拔除。④乳胶管：使用最为广泛，借助重力以及引流部位与大气压差，将积聚的气、液、血、脓排出。其中半管宜做较浅部位引流；全管内端常剪成斜面状，且加剪多个侧孔，用于腹腔等引流；若并置两根乳胶管，称双管引流，不易被大网膜包裹，外端接无菌袋收集引流液，效果更好。⑤特制导管：如胆总管切开引流时用的T形管、膀胱造瘘时用的蕈形管等。

2.主动引流法

借助体外负压吸引装置主动将积液等吸出，引流速度快，广泛用于腹内较大手术，多用双腔套管持续负压吸引。但内管管径小，易被堵塞；而外管较硬，有压迫器官导致缺血、坏死可能。其负压调控要求严格，负压太小引流不佳；负压过大，可将周围组织吸入外管侧孔，妨碍引流，甚至引起肠穿孔、腹腔内出血。

第三节　常用操作技术

一、常用局部浸润麻醉操作

（一）方法步骤

局部浸润麻醉（局麻）一般选用1%～2%的普鲁卡因或0.5%～1%的利多卡因。按解剖层次分层注药，浸润一层，切开一层。肌膜面和筋膜间的神经末梢分布较多，应多注药。

（二）注意事项

①局麻药宜选用最低有效浓度，并加用肾上腺素（1∶200000），以减少毒性反应。②手指、足趾、耳郭和阴茎部手术时，局麻药中不宜加肾上腺素。甲亢、高血压、心律失

常、外周血管疾患患者，禁用肾上腺素。③感染或癌肿部位不宜做浸润麻醉。

二、常用浅表手术

（一）切开引流术

1.体表脓肿

（1）方法步骤

局部浸润麻醉，范围较大或估计脓肿较深者可选用静脉全身麻醉。在脓肿波动最明显的部位用尖刀刺入脓肿内，向两侧挑开，使切口够大以利脓肿引流。放出脓液，留取标本送细菌培养及药敏试验。用止血钳撑开切口，并向周围轻轻分离间隔，必要时以手指伸入脓腔，将脓肿内间隔打通。用过氧化氢及稀释的络合碘盐水冲洗脓腔，脓腔内填塞入氯化钠注射液纱条以起到引流和止血的作用，伤口覆以厚层敷料。术后使用抗生素，一般术后2～3天开始换药。

（2）注意事项

如局部症状不明显者，应先行穿刺，抽得脓液后方可手术。切口的选择应利于脓肿的引流，必要时可行对口引流。切口的方向一般按皮纹、关节部位做横切口，有神经、血管的部位沿其走行切开。填塞的引流条尾部应留于切口外，引流物的种类和数量应做详细记录。

2.手部感染

（1）方法步骤

①甲沟炎：沿患侧甲沟缘向上，做凸向指侧面的弧形切口，长度不超过甲床基底平面。用尖刀分离部分指甲上皮并将其掀起，放出脓液后，置入小片乳胶片或凡士林纱布引流。如有嵌甲，应将患侧指甲部分切除。②脓性指头炎：在指头侧面前部做一纵行切口，切口长度已达到充分引流为目的，但须距离手指远端屈曲皱纹0.5cm。切断脓腔内纤维间隔，如脓腔较大，须做对口引流。去除坏死组织，放入乳胶片引流，包扎伤口。

（2）注意事项

切开引流时注意勿靠指骨太近，以免损伤指深屈肌腱膜。

（二）拔甲术

1.方法步骤

拔甲方法有二：抽拔法及卷拔法。①抽拔法：用尖刀分离指（趾）甲上皮后，将尖刀插入指（趾）甲与甲床间进行分离，以血管钳夹住甲的中部，顺水平方向抽拔。②卷拔法：用尖刀分离指（趾）甲上皮后，将指（趾）甲的一侧边缘与甲床分离，然后以直血管钳的一叶插入甲下至甲根，紧紧夹住指（趾）甲，向另一侧翻转，使指（趾）甲脱离甲床。创面用凡士林纱布覆盖。

2.注意事项

分离甲床时，动作宜轻柔，器械紧贴指（趾）甲深面，注意保护甲床及甲上皮勿使其损伤，以免新生的指（趾）甲畸形。检查拔出的指（趾）甲是否完整，防止遗留指（趾）甲碎块，影响伤口愈合。

（三）体表活体组织检查

1.方法步骤

①皮肤表面病变取材：慢性皮肤溃疡或肿物已破溃者，选择溃疡质较硬、隆起、不规则的部位，以利刀切取或活检钳夹取病变组织。取材部位以油纱覆盖，外用无菌敷料加以包扎。②软组织内病变取材：切开病变部位皮肤、皮下组织及筋膜，充分显露病变，如病变孤立较小，则应完整取出。如病变较大或与周围组织紧密粘连而无法全部取出时，可行楔形切除，压迫或缝合止血，分层缝合伤口。

2.注意事项

皮肤表面活检取材时应同时多处取材，最好能切取病变与正常交界处的组织，以免漏诊。取出标本应立即放入甲醛溶液或95%的乙醇内固定，以免变性。术前应熟悉病变部位的解剖关系，仔细分离，以免损伤其周围的神经和血管。

（四）体表肿物切除术

1.方法步骤

①脂肪瘤切除术：沿皮纹方向做切口，或按肿瘤长轴做切口。切开皮肤及皮下组织，用组织钳钳夹并提起一侧皮肤，以止血钳或组织剪沿脂肪瘤外膜分离，同样方法剥离另一侧。用组织钳提起脂肪瘤，进一步分离并完整切除肿瘤。②皮脂腺囊肿切除术：以囊肿为中心，将皮肤做一梭形切口，使粘连在囊肿表面的皮肤一并切除。切开皮肤及皮下组织，用组织剪及止血钳沿囊肿壁分离，剪开其周围组织，直至将囊肿完整切除。止血后缝合皮下组织及皮肤。

2.注意事项

脂肪瘤切除术时应逐层切开，正确辨认脂肪组织与脂肪瘤。皮脂腺囊肿切除术中要细心地沿囊壁剥离，以免剥破囊壁而增加感染机会。缝合切口时不要留无效腔，防止血肿形成。较大的体表肿物切除后，皮下应放置引流条，并加压包扎。头面部体表肿物切除术时，切口应按皮纹方向慎重设计。

（五）腋臭切除术

1.方法步骤

剃尽腋毛，清洗局部。用甲紫沿毛根外围做一梭形切口标记。局部浸润麻醉。沿标记线切开皮肤、显露出脂肪层后用组织钳钳夹并提起切开的皮肤一角，将皮肤及浅层皮下组织一并切除。边切边以纱布压迫，待切除完毕后，彻底结扎止血。将皮肤皮下组织一起缝合，加压包扎。如腋毛区面积过大时，可做"Z"字形皮瓣转移缝合。

2.注意事项

术前认真清洁和严密消毒，术中应严格遵守无菌操作，防止术后发生感染。缝合时应将基底部一并缝上，消灭无效腔，减少血肿形成。双侧腋臭宜分次切除。

（六）血栓性外痔切除术

1.方法步骤

取侧卧位，用1%普鲁卡因浸润肿块四周、表面及基底部。围绕肿块中心做一与肛门呈放射状的梭形切口。切开皮肤即见紫红色血肿，用血管钳沿血肿的四周进行剥离，然后将其与梭形皮肤一并切除。创面应结扎止血，伤口内填以盐水纱布，稍加压力包扎。

2.注意事项

分离痔核时注意勿损伤肛门外括约肌。

（七）痔单纯切除术

1.方法步骤

低位硬膜外麻醉，俯卧位或膀胱截石位。会阴部消毒铺巾后，充分扩张肛门括约肌。手术从前面的痔核开始。以血管钳夹住近痔核的肛门皮肤部分向外牵引，摸清痔动脉的所在，缝扎痔动脉。然后用弯血管钳夹住痔核的隆起部分，梭形切开痔核两旁黏膜及肛门处皮肤，将扩张的痔静脉丛与肛门外括约肌分离并切除，痔核余下的血管蒂部予以缝扎，仔细止血后，间断缝合黏膜对拢即可。以同样方法处理另外的痔核。

2.注意事项

分离痔核时注意勿损伤肛门外括约肌。对黏膜的切除应尽量少，两切口间应有1cm以上的正常黏膜相隔，以免手术后发生肛门狭窄。

（八）诊断性腹穿

1.方法步骤

穿刺点一般选择：①脐和髂前上棘连线的中外1/3交界处；②经脐水平线和腋前线相

交处；③耻骨联合中点和脐之间并偏向一侧。患者宜侧卧位（穿刺侧在下）。局部消毒后，一般可选用5mL或10mL空针穿刺，若患者腹壁较厚可更换细长注射针头。进针速度宜慢，当针尖穿刺腹膜时，手有落空感。抽吸到腹腔内液体后拔除穿刺针，局部按压止血。穿刺液做肉眼观察以及涂片检查、细菌培养及药敏、生化方面检验（如测定淀粉酶含量等）。

2.注意事项

穿刺点应避开手术瘢痕、肿大的肝和脾、充盈的膀胱及腹直肌。严重腹内胀气、大月份妊娠、腹腔内广泛粘连以及躁动不能合作者，不宜行腹腔穿刺。

（九）腹腔灌洗术

1.方法步骤

一般在脐下中线处做小切口或直接用套管针进行穿刺，将一多孔塑料管或腹膜透析管插入腹腔20～30cm。如无液体抽出，注入氯化钠注射液1000mL（10～20mL/kg）放低导管另一端并连接无菌瓶，令液体借助虹吸作用缓缓流出。有下列情况之一即为阳性：①肉眼血性液；②有胆汁或肠内容物；③红细胞计数超过10000/mm^3；④白细胞计数超过500/mm^3；⑤淀粉酶高于100索氏单位/100mL。

2.注意事项

严重腹内胀气、大月份妊娠、腹腔内广泛粘连以及躁动不能合作者，不宜行腹腔灌洗。

第四节 特殊操作技术

一、消化内镜检查术

（一）胃镜

1.方法步骤

（1）术前患者禁食6小时、禁烟3天以减少分泌及咽部刺激。

（2）胃潴留者应禁食3天、输液，术前应洗胃。

（3）术前应用1%～2%的利多卡因溶液对咽部喷雾麻醉，肌内注射阿托品以缓解消化道管壁痉挛，减少胃肠壁蠕动，对精神紧张的患者可静脉缓注地西泮10mg。

2.注意事项

对于有食管胃底静脉曲张的患者注意操作轻柔。

（二）结肠镜

1.方法步骤

（1）术前良好的肠道准备至关重要，需要肠道准备3天。

（2）第1、2天给予要素饮食每日6300J（1500cal）；50%的硫酸镁40mL、每日2次，同时嘱多饮水。

（3）第3天给予禁食，补全量液体；50%硫酸镁40mL、每日2次。

2.注意事项

（1）由于可能行息肉切除或活检，术前须常规检查出、凝血时间及血常规。

（2）腹膜炎，疑有肠穿孔、肠粘连者为检查禁忌。

（3）曾行盆腔手术、患盆腔炎者须谨慎检查。

（4）肠道急、慢性炎症时，不要勉强向纵深插入。

（三）胆道镜

1.方法步骤

（1）包括术中胆道镜检查和术后胆道镜检查。

（2）拔除T管后，经窦道插入胆道镜至胆道内进行检查或取石。

（3）镜检后常规胆道引流管开放一天，如有发热、腹痛应适当延长开放时间。

2.注意事项

（1）术前须将胆道镜消毒。

（2）术后胆道镜检查一般须在3周以后，以防因窦道壁不结实而穿孔。

二、术中胆道造影、T管造影、PTC（D）、ERCP+EST

（一）术中胆道造影

1.方法步骤

（1）术中显露胆总管，穿刺胆总管，回抽见胆汁后注入造影剂，拍片观察胆道情况。

（2）亦可经胆囊管插入导管行胆道造影，造影术毕结扎胆囊管。

2.注意事项

碘过敏试验阳性者禁用。

（二）T管造影

1.方法步骤

取头低位，抽吸T管内空气后，将造影剂缓慢注入，边注射边观察胆道通畅情况和肝内胆管成像情况。

2.注意事项

（1）T管造影一般选择在术后14天以上进行。

（2）若右肝管显影不满意，可向右侧卧位。

（3）术后须将T管开放至少一天，若无发热、黄疸或其他不适，可夹管后拔除。

（三）PTC（D）——经皮经肝胆道造影（引流）

1.方法步骤

（1）术野消毒、铺巾后于腋中线第七或第八肋间局麻下穿刺，针刺方向指向剑突。

（2）边进针边抽吸。

（3）如有胆汁吸出，注入少量造影剂，若注入肝实质，则呈圆形图像且停留时间较长；若穿入肝内血管，呈树枝状影像，但稍显即逝；若穿入胆管，则显示胆管树枝样图像，且停留时间较长。

（4）造影剂注入完毕后，可令患者缓慢转身，以利造影剂混匀，有助于摄片。

（5）穿刺针经引流管开放，即为PTC（D）。

2.注意事项

（1）PTC（D）适用于梗阻性黄疸的患者。

（2）出凝血时间异常、有腹水、碘过敏试验阳性者为禁忌证。

（3）B超提示肝内胆管不扩张者慎用。

（4）术毕监测生命体征、腹部体征，注意血象变化。

（5）并发症包括：胆血瘘、胆汁性腹膜炎、胆道感染等。

（四）内镜逆行胰胆管造影＋内镜十二指肠乳头切开（ERCP+EST）

1.方法步骤

（1）术前4小时禁食禁水。

（2）患者左侧半俯卧位，内镜进入十二指肠降部，找到十二指肠乳头开口插管。

（3）X线透视下注入造影剂，分别显示胆道系统和胰管，显影满意后摄片。

（4）对于有适应证的病例可同时行十二指肠乳头切开引流（EST）。

2.注意事项

（1）十二指肠溃疡、毕Ⅱ式胃肠吻合术后、急性胰腺炎患者为禁忌证。

（2）术后严重并发症包括急性胰腺炎和化脓性胆管炎，严重时可危及生命，因此，在术后一小时及术后第一天早晨必须抽血查血常规和血淀粉酶，必要时可多次复查进行监测。同时注意观察生命体征和腹部体征。

三、三腔双囊管的应用

（一）方法步骤

一是检查两个气囊是否漏气。

二是将三腔管用液状石蜡充分润滑后进行插管，当插管进入50～65cm，抽到胃内容物后，向胃气囊充气并夹闭管口，将导管向外拽至有轻度张力时固定导管。

三是如患者仍有活动性出血，将食管气囊充气，使其压迫食管下段。

四是通过导管抽吸胃内容物，并用氯化钠注射液进行冲洗，必要时可向胃内注入凝血药物。

（二）注意事项

一是留置三腔两囊管期间，患者头部应偏向一侧，并注意及时清除口咽分泌物，以防误吸。

二是密切观察患者情况，慎防气囊滑脱，堵塞咽喉至窒息。

三是三腔管一般放置24小时，如出血停止，先抽空食管气囊，后抽空胃气囊，再观察12小时，如止血，可拔除导管。

四是如三腔管放置时间长，须每隔12小时将气囊抽空30分钟，否则，食管胃底黏膜受压时间过长，会发生糜烂、坏死。

四、经外周静脉至中心静脉置管

（一）方法步骤

一是选择静脉和穿刺点首选贵要静脉，其次选肘正中静脉，最后选头静脉。穿刺范围在肘关节下两横指内，由于右侧静脉汇入上腔静脉路径较短，因此首选右侧穿刺。

二是测量导管置入长度将患者预穿刺手臂与身体呈90°测量自穿刺点至右胸锁关节，然后向下至第3肋间。

三是建立无菌区，并给予术野消毒、铺巾。

四是静脉穿刺一手固定皮肤，另一手持针穿刺，进针角度为15～30°。见回血后将穿刺针与血管平行继续推进1～2mm。然后取出穿刺针，插入并推进导管。

五是修正导管长度后安装连接器，抽回血并正压封管，最后连接肝素帽。

六是将导管固定，确定位置，拍胸片。

（二）注意事项

一是输液压力不能大于172kPa。小注射器所产生的压力要大于大注射器。应尽量使用不小于10mL的注射器推注液体。

二是行CT检查时所用高压注射泵因其压力过高，会损伤导管，应避免使用。

三是在导管置入过程中推进导管时，当导管头部到达患者肩部时，嘱患者将头向穿刺侧转90°并低头（用下颌贴近肩部），以免将导管误插至颈静脉。

四是操作过程中保持患者臂与身体呈90°。

五是全过程中应严格无菌操作。

五、中心静脉插管及中心静脉压测定

（一）中心静脉插管

1.方法步骤

（1）常用的中心静脉插管包括颈内静脉、锁骨下静脉、股静脉。

（2）插管前术野应严格消毒、铺巾。

（3）局麻下穿刺，颈内静脉沿胸锁乳突肌锁骨头的内侧缘方向向同侧乳头、针头同皮肤呈30～45°角进针；锁骨下静脉沿锁骨中内1/3交界处、锁骨下方1cm处进针，针尖指向同侧胸锁关节。

（4）抽出静脉血后放入导丝拔除穿刺针，沿导丝放入导管，拔除导丝，固定导管。

2.注意事项

（1）锁骨下静脉插管常见并发症包括：血气胸、纵隔血肿、胸腔积液。因此，插管成功后可行胸部X线检查明确导管位置及胸腔情况。

（2）颈内静脉插管常见并发症包括颈部血肿、左侧胸导管损伤——乳糜胸。

（3）严防空气栓塞。

（4）注意无菌操作。

（二）中心静脉压测定

1.方法步骤

（1）通过玻璃水柱测定：将有刻度的消毒玻璃柱管充满氯化钠注射液用胶皮管及三

通同中心静脉导管连接，水柱零点同右心房水平对齐，将水柱向中心静脉开放，水柱会逐渐下降，其平面随呼吸上下波动。当水柱停止下降，在呼气末时读到的数值即为患者的中心静脉压。

（2）可用监测仪测定。

2.注意事项

（1）正常值为6 ~ 12cmH$_2$O。

（2）水柱的高度应足够高，以免测量不准确。

六、动脉插管及动脉血压监测

（一）方法步骤

一是包括桡动脉插管和股动脉插管，但前者更常用。

二是插管前注意无菌操作。

三是桡动脉插管选择桡骨颈突水平，桡动脉搏动最明显处穿刺；股动脉插管在腹股沟韧带下2cm处穿刺。

四是穿刺成功后固定导管，同监测仪相连接，进行动脉血压监测。

（二）注意事项

一是常见的并发症为血栓形成，但桡动脉血栓多不会出现缺血性损害，且数月后多可再通；股动脉血栓脱落可阻塞下肢远端动脉，造成缺血性改变。

二是拔除导管后注意压迫，防止血肿形成或假性动脉瘤形成。

七、环甲膜切开术

（一）方法步骤

一是患者仰卧，肩下垫高，头部后仰，保持颌尖对准胸骨上切迹。

二是在甲状软骨与环状软骨间做横行切口，切开皮肤、皮下组织。

三是左手示指插入切口，摸清环甲筋膜及环状软骨上缘后，用尖刀沿手指上缘刺入环甲筋膜，并扩大切口，插入合适的气管套管。

（二）注意事项

一是注意环甲筋膜切口应接近环状软骨的上缘，避免损伤环甲动脉的吻合支。

二是由于本手术是应急手术，一般须在手术后48小时内行常规气管切开术，并缝合环甲筋膜切口。因环甲筋膜处气管套管放置过久，将使声门下水肿，环状软骨坏死，造成喉狭窄。

八、气管插管

（一）方法步骤

一是患者仰卧，头部垫高，使口腔和气管呈喉镜检查位。双手于患者下颌部用Esmarch手法，使颈前部略伸直、口腔张开。

二是右手持喉镜自右口角放入口腔，将舌头推向左方，然后用左手持喉镜，缓慢向前推进，显露悬雍垂。以右手示指钩住上齿列，拇指顶住喉镜并继续向前推进，至看见会厌软骨。左手将喉镜向上、向前提起，即可显露声门。

三是右手持气管导管后端，使其前端自右口角进入口腔，用旋转力量使其经声门插入气管。

四是拔除导管管芯，放置牙垫，拔除喉镜。固定并观察胸部呼吸运动，听呼吸音，以明确导管位置是否合适。

（二）注意事项

一是术前须将义齿取出，明确有无活动牙齿，以防插管过程中脱落入气管中。

二是动作应轻柔，以避免造成额外损伤。

三是插管过深会插入支气管内，导致缺氧或一侧肺不张。

九、气管切开术

（一）方法步骤

一是术者以左手拇指和中指固定环状软骨，在甲状软骨下缘沿颈前正中线向下达胸骨上切迹切开皮肤、皮下组织及颈阔肌。

二是切开颈白线，用血管钳分离颈前肌群。均等力量向两侧牵开切口，务必使气管保持正中位。在正中位扪及有弹性的管状物即气管。可卡因麻醉气管黏膜后将气管前筋膜与气管一并切开。

三是气管切开后，用弯血管钳撑开气管，吸净气管内分泌物，解除阻塞后放入气管套管。

（二）注意事项

一是注意应将气管前筋膜同气管一并切开，由于胸腔负压大，空气可经气管前筋膜切口进入纵隔引起纵隔气肿。

二是第一软骨环不能切断，否则术后可能发生喉狭窄。

三是切开软骨环通常用尖刀沿气管正中线由下向上挑开，刀尖不可刺入过深，以免损伤后壁造成气管食管瘘。

十、胰腺特殊检查方法

（一）经皮肝穿刺门静脉置管取血测定（PTPC）

1.方法步骤

（1）本操作须在血管造影室进行。

（2）术野消毒、铺巾后，取右侧肋膈角与腋中线交界处略前方为穿刺点，局麻后切开皮肤，用PTCD针向肝门方向水平穿刺，进针深度以接近肝门为宜。

（3）注入造影剂，可见树枝状门静脉显影，停止注药后很快消失，放入导丝，使其顶端进入脾静脉，沿导丝将导管插入脾静脉直到脾门。

（4）拔除导丝，以脊柱为标记，每后退1cm取血3mL。所有取血的部位以图标记好送实验室检查。

2.注意事项

（1）PTPC对胰岛素瘤的定位准确率达80%。

（2）术前须禁食水。

（3）有出血倾向、肝肾功能异常或碘过敏阳性患者为禁忌证。

（二）静脉置管动脉刺激取血测定（ASVS）

1.方法步骤

（1）本操作须在血管造影室进行。

（2）局麻下行左股静脉穿刺，将导管尖端插入右肝静脉内。满意后做右股动脉穿刺，选择胃十二指肠动脉。脾动脉近端、肠系膜上动脉和肝固有动脉。

（3）定位胃泌素瘤从胃十二指肠依次置管，注药前由肝静脉取血测定免疫活性胃泌素（RG）的基值，然后迅速由动脉导管注入secretin每次量为20 ~ 30单位，注药后20s、40s、60s、90s和120s时由肝静脉抽血测定IRG。

（4）定位胰岛素瘤操作同定位胃泌素瘤，但每一选择动脉内注入药物为葡萄糖酸钙，药量为每千克体重0.0125mmol的Ca^{2+}，用盐水稀释到5mL。注药后抽血测定胰岛素水平。

2.注意事项

（1）术前禁食禁水。

（2）有出血倾向、肝肾功能异常或碘过敏阳性患者为禁忌证。

第二章　乳腺外科疾病

第一节　乳房的先天畸形、炎症和外伤

一、副乳

人类乳腺来源于外胚层。在胚胎发育至第二个月时，于胚胎的腹面从腋下到腹股沟的"乳线"上，有6～8对乳腺始基形成。正常情况下，胚胎发育至第9周时，除胸前区位于第5肋间的一对乳腺始基能保留并继续发育外，其余的均退化、消失。如果其余的乳腺始基中某一对（或几对）未消失，就会在出生后发育成多余的乳房或乳头，这就是副乳，又称多乳腺或多乳头。副乳是常见疾病，以女性多见。

副乳大多位于腋窝或者正常乳房的尾部或下方，少数见于腹部、腹股沟部、大腿内侧，极少数发生于肩胛区、耳、面、颈部。有时易被误认为皮下结节、淋巴结或肿瘤。副乳大多成对出现，对称分布，且大多数患者仅有一对，但也有单个或一对以上者。副乳一般比正常乳房小，常见三种情况：第一种是只有乳头而无乳腺组织，常被误认为疣或赘。第二种是没有乳头，只是在皮下组织的深层有乳腺组织。这两种称为不完全性副乳。第三种是乳头与乳腺组织兼备，称为完全性副乳，常见于腋下，体积也较大。

副乳有的可以发育完全，受到雌激素的影响，可以与正常乳腺一样地呈现乳腺各个时期的生理特性，哺乳期会有乳汁自副乳头排出。少数胸部副乳腺与正常乳腺相通，并将分泌物排于正常乳腺中。副乳可以发生与正常乳腺相同的疾病，其病变组织的病理学特点和正常乳腺病变组织的病理学特点相同。

副乳进行手术切除的原则有：①副乳太大或者特殊位置影响外观，患者要求切除；②副乳发生肿瘤、炎症等疾病；③副乳探及肿块，无法确定性质时。

（一）手术步骤

取坐位或直立位，以环线标出副乳的边界。麻醉成功后，在腋皱襞下的副乳最凸出处，取与腋皱襞平行的梭形切口。先游离切口上下侧至预定的副乳边界，向前游离的范围不超过胸大肌外缘，在胸大肌外缘垂直向后游离将副乳的下缘切断，配合切口前后侧的游离，左手四指伸进副乳的内侧，拇指在副乳外侧，在左手牵引下游离副乳的上缘，完整

切断。在标记的副乳切缘处切下后缘，最深层面不超过胸大肌-背阔肌表面的筋膜。采用4-0号线单层间断缝合或先用可吸收线减张缝合真皮及皮下层再用4-0号线连续皮内缝合，常规应用橡胶片或橡胶管引流。术后须均匀加压包扎。

（二）围术期处理要点

因病变范围在平卧位时会有明显变化，游离范围的标记应在直立位时标出。副乳较小时可以不切除副乳皮肤，腋下副乳较大时若不切除部分皮肤术后早期皮肤皱褶较明显，但一般术后半年皮肤皱褶会逐渐恢复。较大的副乳也可以考虑梭形切除部分皮肤，但切除过多则不利于缓解肩关节活动时腋部较大的张力。而且切除皮肤后，部分患者术后远期效果不佳，会形成较宽的瘢痕。因此，是否要切除皮肤，以及要切除多宽的皮肤，要视具体病例具体分析。

关于皮瓣的厚度问题，应视副乳处皮下脂肪的厚度而定。如果副乳腺体贴近皮肤，那么皮瓣要薄以便完整切下副乳，电刀功率要小以避免烫伤皮瓣。副乳切除的手术假如侵及腋窝淋巴结则是游离过深了，因此，判断副乳后间隙的位置比较重要，过深的切除往往带来术后切口的淋巴漏甚至上肢的淋巴水肿。胸大肌-背阔肌表面的浅筋膜是重要的解剖标志，应在该筋膜层之外操作以避免游离过深。因体位不同，术中应尽量判断术后直立时的外观，有条件的手术台可以在术中变换体位以确定术后效果。

二、先天性乳房缺损

先天性乳房缺损主要包括乳房缺如及Poland综合征。乳房缺如是指乳头、乳晕和乳腺组织的缺失，Poland综合征是指先天性的单侧胸大肌、胸小肌、乳房、乳头、乳晕发育不全或缺如，常常合并有手、臂的畸形，特别是合并有手的短指、并指畸形。对Poland综合征的治疗，主要是针对包括乳房在内的前胸部畸形，应视组织缺少的具体情况采用不同的方法予以矫正，如自体组织移植、乳房假体置入或者两者结合的方法。自体组织移植中，背阔肌肌皮瓣转移是较为常用的方法。可以采用同侧背阔肌肌皮瓣联合假体行胸壁和乳房重建。

三、乳头内陷

正常乳头为圆柱形，凸出乳晕皮肤1.5～2cm，乳头较小者称为小乳头或者扁平乳头。乳头内陷则指部分或全部乳头位于乳晕皮肤下方。乳头凹陷的程度因人而异，轻者仅表现为不同程度的乳头退缩，用手可挤出乳头，或负压吮吸使乳头凸出于体表。重者表现为完全淹没于乳晕表面，无法被挤出，常呈反向生长。当然这些内陷乳头即使挤出，也一般较细小。常无明显的乳头颈部。女性乳头内陷的发生率为1%～2%。两侧乳头内陷程度可不一致，可仅一侧发生。是一种常见的女性疾病。乳头深陷于乳晕中，不仅外观不雅，而且由于凹陷乳头可积存污垢或油脂，造成瘙痒、湿疹或炎症，哺乳困难。乳头内陷根据发病原因可以分为原发性或先天性乳头内陷、继发性或后天性乳头内陷。

（一）乳头内陷的分度

乳头内陷深浅不一，可分成三度：一度内陷为部分乳头内陷，乳头颈部存在，能轻易被挤出，挤出后乳头大小与常人相似；二度内陷指乳头完全凹陷于乳晕之中，但可用手挤出乳头，乳头较正常小，多半无乳头颈部；三度内陷为乳头完全埋在乳晕下方，无法使内陷乳头挤出。

（二）乳头内陷的原因

乳头内陷的一般原因是皮肤、皮下组织下陷，乳头平滑肌发育不良，乳腺管短缩，部分组织纤维化挛缩。其中，乳腺管短缩和组织纤维化挛缩是引起重度乳头内陷的主要原因。临床观察乳头内陷多半是原发性乳头畸形。

1. 原发性乳头内陷的主要原因

（1）乳头和乳晕的平滑肌发育不良：乳头有输乳管的开口、输乳管周围有平滑肌纤维，内陷的乳头被围绕输乳管和插入乳头真皮的肌纤维束向内牵拉。这些肌束的质地与输乳管有明显差别。

（2）输乳管本身发育不全：发育不全的输乳管未能导管化表现为条索。

（3）乳头下缺乏支撑组织的撑托，也是乳头内陷的原因。

（4）乳晕下多余的脂肪组织垫。

（5）乳头凹陷与遗传也有一定关系。

2. 继发性乳头内陷的主要原因

继发性乳头内陷（后天性乳头内陷）畸形较为少见，系乳头受乳腺内病理组织牵拉或由不合理的束胸或穿戴过紧的胸罩引起。由疾病引起的多见于炎症、肿瘤等疾病，侵犯乳房的导管、韧带、筋膜等，使受侵的导管、韧带、筋膜收缩所致；不合理的束胸或穿戴过紧的胸罩发生在青少年时期，因胸部紧束，致乳房发育不良而致后天性的乳头内陷。

在后天性乳头内陷，感染因素是乳头内陷发生的主要因素之一，主要是乳腺导管炎伴纤维化瘢痕挛缩影响其正常发育，引起乳头内陷。

乳房恶性肿瘤出现乳头内陷，这种乳头畸形的意义有所不同。在原来乳房正常的妇女，如果出现无明显原因的乳头内陷，应进行乳房X线照相等检查，有助于此类乳头内陷的病例诊断。

乳房手术也可引起乳头内陷这种乳头畸形。乳晕周围的肿物切除手术、乳房缩小整形术在应用真皮蒂时，由于张力和瘢痕收缩也可引起乳头内陷。

（三）原发性乳头内陷的非手术治疗

对于原发性乳头内陷者，一度内陷和部分二度内陷，可先试用非手术治疗。用温水清洗后，用手指向外慢慢牵拉按摩，或者用拔火罐法向外吸出。也可用玻璃乳罩或吸奶器进行外吸。反复多次的牵拉复位可以矫正部分乳头内陷。非手术治疗无效时应考虑进行手术治疗。

（四）原发性乳头内陷的手术治疗

原发性乳头内陷的手术指征：乳房完全发育后，乳头内陷经非手术治疗效果不佳者，可行手术治疗。

手术治疗的方法有很多，包括乳晕皮肤菱形切除法、组织瓣法、内悬吊法等方法。简要介绍如下：

1.乳晕皮肤菱形切除法

在乳晕内环乳头设计3～4个放射状分布的菱形切口，切除切口内的皮下组织，以缝线牵引乳头。小心切断过紧的平滑肌纤维和纤维结缔组织，切除乳晕下多余的脂肪垫，解除向内牵拉乳头的力量，但切勿误伤乳腺导管。最后将菱形切口环乳头根部做缝合。乳头可用丝线悬吊牵引。本方法适用于二、三度乳头内陷。

2.双U形内悬吊法

本方法不切除乳晕皮肤，可适用于二度乳头内陷。麻醉成功后，将内陷乳头挤出或用乳头缝线拉出，在乳头基底部与乳晕移行处，经乳头正中线上下对称处取4个针孔，用丝线缝入，使4点相连形成第一个U形结。同样方法，做另一个横行U形缝线，两个U形线结相互垂直。两线结拉紧使乳头不再回缩后打结固定，再用丝线贯穿缝合乳头做牵引。

3.Z形组织瓣成形法

麻醉成功后，用丝线拉出乳头，通过乳头中点水平切开皮肤，对称剖开乳头。牵拉乳头，直视下切断造成乳头内陷的挛缩纤维束和乳腺导管，充分松解乳头乳晕交接处基底部的组织。在乳头深面相应部位各设计一个以皮下组织为蒂的组织瓣，蒂部的长轴与切口线平行，组织瓣的长度以乳头深面纤维束等组织切断后遗留的空隙决定，将两个组织瓣相对向上掀起。乳腺组织瓣翻转后留下的间隙用丝线做荷包缝合，掀起的组织瓣做间断缝合，缝合后乳头自然凸起。

本方法适用于三度乳头内陷，且无哺乳要求者。

（五）原发性乳头内陷的围术期要点

乳头内陷手术方法繁多，但原理都是解除牵拉乳头内陷的原因，固定或牵引使乳头凸起。在临床中，可以不拘泥于书本方法，根据患者具体情况设计新术式。但在设计组织瓣、菱形切口或三角形切口时，要考虑到乳头根部的皮肤张力，保证乳头的供血。多个菱形切口，应切开缝合好一个再切开另一个，最大限度地避免术后乳头缺血坏死。

术后发现乳头发白或者发绀时，应考虑到乳头血供差。此时应及时松解牵引乳头的缝线，有时候需要拆除组织瓣或乳头根部的缝线以恢复血供。在未婚女性手术时，应充分考虑到患者的哺乳功能，确定需要破坏乳导管时，一定要征求患者的同意并签字，以免造成纠纷。

四、急性乳腺炎和乳房脓肿

急性乳腺炎是乳腺的急性化脓性感染，多发生于哺乳期的最初数周，初产妇多见。乳汁淤积和细菌入侵是其病因。当治疗不当或病因长期没有得到解除时急性乳腺炎就会形成乳房脓肿。乳房脓肿的主要治疗方法是脓肿切开引流术。

（一）适应证

乳房急性炎症已形成脓肿者，均应切开引流。

一是乳晕下或乳腺组织内的炎性肿块软化并有波动感。

二是超声检查或穿刺抽脓证实乳腺深部脓肿存在。

三是伴有化脓性感染的乳房结核。

（二）禁忌证

一是急性炎症时，尤其是蜂窝织炎期，脓肿尚未形成，不能切开引流。

二是类似有炎症表现的其他疾病，如炎性乳癌、巨大纤维腺瘤等也不能当成乳腺脓肿切开引流。

三是非哺乳期的乳腺慢性炎症，或乳房瘘管等也不要轻易切开引流。

四是乳房结核所致的寒性脓肿。

（三）特殊准备

一是术前应用抗菌药物。

二是局部热敷。常用的是25%的硫酸镁湿热敷，目的是消散吸收炎性肿块，促使炎症局限。

三是吸尽乳汁。通过吸奶器等将乳汁排空，排除病因。必要时可考虑断奶。

四是如果是由于乳头内陷导致的乳腺脓肿，术前应负压吸引提拉乳头，让乳管内的炎性分泌物尽可能排出。

（四）术中处理要点

1.操作要点

（1）脓肿的定位：术前超声或术中穿刺抽脓，都是较好的脓肿定位方法。

（2）切口的选择：合适的切口可以减少乳腺的损伤，并可以促使脓液的引流通畅。

2.注意事项

（1）乳房腺体上的切口方向应与乳导管方向一致，即所谓的轮辐状或放射状切口，以免过多地损伤乳导管导致术后乳导管瘘。

（2）多房脓腔应打通间隔使之变成一个大脓腔，利于引流。

3.术式选择

乳房脓肿的切开引流最重要的是乳房切口的选择，常用的有放射状切口、乳晕旁弧形切口、乳房下缘的弧形切口以及对口引流等。引流物常选用纱布或碘仿纱条等。

（1）放射状切口：适用于乳房的表浅脓肿和部分深部脓肿。乳房皮肤上的放射状切口的选择，目的是减少乳导管的损伤并且保证脓液引流通畅。

（2）乳晕旁弧形切口：适用于乳晕下脓肿。但切口不要过分深入腺体内。

（3）乳房下缘的弧形切口：适用于乳房后脓肿和大部分深部脓肿。

（4）对口引流：适用于脓腔较大时。

（5）穿刺抽脓术：脓腔较小时，可以通过穿刺抽脓以及脓腔注入抗生素的办法，使得脓腔消失。此操作要多次进行才有效果。

（6）炎性肿块切除术：当乳房炎症局限，估计仅切开引流不足以治愈脓肿者，可以将局限的炎性肿块行扩大切除术。切除范围要足够大，创腔不能留有明显的炎性组织。肿块切除后，创腔内可置放较粗的负压橡胶引流管并可缝合切口。

（7）乳腺皮下切除术：当乳腺内存在多发脓肿、以往多次切开引流仍不能愈合、估计再次行切开引流或乳腺部分切除仍难以愈合的，可以考虑行乳腺皮下切除术，将乳腺整块切除掉。

（五）术后处理要点

1.应用抗菌药物。

2.蜂窝织炎较明显时，应停止哺乳，并用吸奶器排空乳汁，以减轻乳腺组织的充血水肿。炎症消退后可继续哺乳。

3.换药。术后第二天更换外层敷料，术后第3～4天，更换引流物，引流物末端应放置到脓肿深处以保证引流通畅。若引流物为引流管，可于每天换药时用生理盐水冲洗。术后如缝合的切口感染，形成脓肿时，应拆除缝线，拔除引流管，并于创腔置放引流物。引流量明显减少时可去除引流物。

4.脓肿切开引流术后，仍可用热敷或理疗的方法促进局部炎性肿块的吸收。

5.创面脓性分泌物较少时可以使用外用牛碱性成纤维细胞生长因子（rb-bFGF）促进创面愈合。

6.并发症的防治。

（1）乳瘘的形成：引流术操作不当，部分乳导管损伤，可以形成乳瘘。如果乳瘘长期不愈合，应予以断奶。断奶方法为己烯雌酚，1～2mg，每天3次，服用3～5d；或溴隐亭，1.25mg，每天2次，服用7～14d。乳腺停止分泌乳汁后，乳瘘就可以很快愈合。

（2）乳导管瘘的形成：乳头内陷或脓肿引流不畅等都会导致乳导管瘘的形成。乳导管瘘的两个开口，其中一个在乳晕附近，经常有脓液流出，另一开口是乳头处的乳导管出口，两开口间经过乳导管相连通。乳导管瘘可致乳房脓肿反复发作，迁延时间很久而不能愈合。非手术疗法基本无效，有效的治疗办法是切除瘘管，纠正乳头内陷。

（3）慢性乳腺炎的形成：乳腺脓肿治疗不当会导致慢性乳腺炎的产生，经久不愈。有时炎症会涉及整个乳腺，治疗起来很困难。治疗方法是：慢性炎症块的局部扩大切除，或整个乳腺的皮下切除。

第二节　乳房肥大症

乳房肥大症可分为女性乳房肥大症和男性乳房肥大症，男性或女性乳腺在不同年龄段均可因内分泌功能紊乱而产生乳房肥大。乳房肥大症在临床上又分为生理性和病理性乳房肥大。

一、女性乳房肥大症

（一）生理性乳房肥大

1.新生儿乳房肥大

由于受母体内获取的过多雌激素的影响，在出生后2～10d，新生儿乳房可出现"一过性"的肥大，甚至有类似母亲的初乳样乳汁泌出，待2～3周后由于雌激素的减少，肥大的乳房可自行消退。这种状况可发生在男、女新生儿的乳房。

2.青春发育期乳房肥大症

青春发育期由于雌激素分泌过高或乳腺组织对雌激素敏感性增高，可使青春期乳房发育呈肥大状况。青春期乳房肥大症是较为常见的一种，发生年龄多在10～20岁。有的女孩此时雌激素过多、过强地分泌，乳房肥大可以平脐，并呈乳房下垂状。有的女孩在发育中也有单侧乳房肥大，而另一侧正常。对于此类患者应定期随访，不要急于处理，部分患者所谓的乳房内"肿块"可能为正常发育的乳腺组织，不要误认为乳房肿块而进行活检或切除。

（二）病理性乳房肥大

1.儿童型女性乳房肥大症

儿童型女性乳房肥大症，又称性早熟性乳房肥大症。是性早熟的一种表现。在儿童期有明显的乳房发育，阴毛、腋毛出现，身体发育迅速，月经来潮等，第二性征发育完善或部分性器官发育者，称为性早熟。性早熟性乳房肥大可分为真性早熟性乳房肥大（即性早熟引起的乳房肥大）和假性早熟性乳房肥大（即因患其他疾病引起的乳房肥大）。

（1）真性早熟性乳房肥大

又称原发性性早熟乳房肥大症。本症指患者在青春期之前已建立了"下丘脑-垂体-卵巢轴"的正常功能，具有排卵的月经周期，有生育能力，性成熟过程按正常青春期顺序进行，只是开始时间提前。由此引起的乳房肥大，称为真性早熟性乳房肥大，

① 病因：性早熟的病因可能为提早分泌促性腺释放激素，使垂体前叶分泌卵泡刺激素及黄体生成素，在其刺激下，卵巢过早发育，分泌雌激素，引起乳房及生殖器的发育成熟。此类患者除性征发育较常人早外，几乎无其他异常，以后可以正常发育及分娩，可无内分泌紊乱表现。

② 临床表现：真性早熟性乳房肥大症常出现乳房发育，出现阴毛、腋毛，有排卵的月经周期，可以受孕，身体发育较同龄人快，临床上无内分泌方面的器质性疾病。

③ 治疗：真性早熟性乳房肥大症是由于性激素过早分泌而引起，对本症的治疗可采取激素治疗或仅行观察。激素治疗可用孕激素，通过反馈作用抑制垂体促性腺激素分泌，可用安宫黄体酮，口服每日4～10mg，一般经治疗后月经停止，乳房缩小。同时对于此类患者进行医学知识教育，防恐惧、自卑、羞耻心理。告知患者本病无不良预后。

（2）假性早熟性乳房肥大（又称继发性早熟性乳房肥大症）

本症指女性青春期提前，不是建立在下丘脑-垂体-卵巢轴功能成熟的前提上，是由于内源性或外源性激素过早、过多地刺激乳房及生殖器官的发育，此类患儿因性腺未发育，虽有阴道出血，但无排卵无生育功能，称之为"假性早熟"。因而引起的乳房发育称为假性早熟性乳房肥大。

① 病因

中枢神经系统病变引起性早熟：如脑炎、结核性脑膜炎、头部损伤、先天性脑发育不全、小头畸形、脑积水、下丘脑、第三脑室的脑室错构瘤等。

肾上腺皮质增生或肿瘤：肾上腺分泌的多种激素中，女性有雌激素和黄体酮。当肾上腺增生或肿瘤时，这些激素的分泌会增多，可刺激女孩乳房发育。

原发性甲状腺功能减退：当甲状腺功能减退时，垂体在负反馈调节下，致促甲状腺素分泌增多，同时也引起促性腺激素和泌乳素分泌增多，引起性早熟。

功能性卵巢肿瘤：约占10%，以颗粒细胞–卵泡膜细胞瘤多见，卵巢畸胎瘤次之，均可引起性早熟。这些肿瘤能分泌大量雌激素，使乳房发育。

② 临床表现

虽有某些性早熟表现，但性腺未发育，下丘脑–垂体功能测定与年龄相符。功能性卵巢肿瘤可自觉腹胀、腹痛，在腹部或盆腔可触到包块。此类患者一般在第二性征发育之前即出现阴道出血成为其临床特征之一。中枢神经系统病变时追问病史可有脑部疾病史，如脑积水、脑膜炎、智力障碍等。某些脑肿瘤经过一段时间后，可出现下丘脑功能紊乱，如尿崩症、肥胖或其他精神症状，当颅内压增高时，压迫视神经，还可出现视力障碍视野缺损。原发性甲状腺功能减退大多表现为第二性征发育延迟，少数可出现性早熟、乳房发育、泌乳、阴道出血、血LH和FSH增高，但对LH-RH反应迟钝，血清雌激素为成年人的数倍，补充甲状腺素后性早熟症状可消失。外源性激素摄入，多有误服雌激素药物或经常服用中药滋补品史，血中E2含量很高，有乳房增大、乳头乳晕着色、白带增多或阴道出血，但停药后自然消退，恢复正常。

③ 治疗

继发性早熟性乳房肥大症应根据其病因采用不同的治疗方法：

a.中枢神经疾病引起的性早熟，如为肿瘤引起可手术切除。

b.卵巢颗粒细胞、泡膜细胞瘤等引起者，行手术切除后加化疗或放射治疗。

c.垂体、肾上腺皮质增生或肿瘤引起的早熟性乳房肥大症，可将原发肿瘤切除。

d.甲状腺功能减退者，可补充甲状腺素等。

2.成年人型乳房肥大

该病多发生于青春期少女或妊娠妇女，发生在青春期者称为青春期乳房肥大症，是乳房肥大症较多见的一种。发生在妊娠期妇女者称为妊娠期乳房肥大症。正常乳腺发育到一定程度即停止生长，但少数妇女因体内雌激素过多，或乳腺组织对雌激素过度敏感，而导致乳房发育异常，体积过度增大。正常乳房重量为250 ~ 350g，乳房肥大患者可达2 ~ 8kg，乳腺下垂至脐以下，称为青春期乳房肥大症。

（1）临床表现

以青春期少女、妊娠妇女多见，常为永久性病变，乳房不能自行缩小。青春期乳房肥大多发生在10 ~ 15岁，多无月经来潮，可无其他内分泌异常，短期内乳房迅速增大妊娠期乳房肥大症多发生在20 ~ 30岁，妊娠前乳房外观可正常，妊娠后乳房体积迅速增大，双侧同时发育，不伴有其他内分泌异常，乳房肥大一直持续到哺乳期。乳房体积增大可下垂至脐以下，同时，由于乳房的重量，患者站立时有下坠感，平卧时可有压迫感，可伴有乳房下方皮肤湿疹及炎症。同时巨大乳房造成患者活动不便，也会对患者心理造成不利影响。

（2）治疗

本病不会自愈，且乳房过大可对患者心理及生理产生不利影响，有如下情形可考虑手术治疗：

①乳房过大与体形不成比例，或一侧乳房较对侧显著增大。

②因乳房重量过大引起背部、颈部和肩部疼痛。

③乳房下方因刺激而发炎。

④因乳房大小和重量使得体育活动受到限制。

⑤对乳房过大不满意而失去自信。

手术方式可选择巨乳缩小术，并尽可能保留乳头乳晕感觉功能。

二、男性乳房肥大症

乳腺来源于原始外胚层，在胚胎发育的第五、第六周，在胚胎腹面从腋部到腹股沟间的原始外胚层形成一对索状原始乳线，而这条乳线在胸部渐形成所谓的乳脊，其他部位的乳线则逐渐退化消失。新生儿在出生后的 1～2 周内，由于从母体带来的多种胎盘激素的作用，乳腺导管上皮向导管腔内分泌少许乳汁样物质，乳头可出现溢液现象，这是正常的生理现象，随着母体的胎盘激素浓度在新生儿体内的逐渐降低，这种现象一般将在 3～4 周消失。这一时期内的乳腺相对保持稳定静止状态，直到青春期的到来，在这一时期内，男、女孩的乳腺基本上无本质的生理和解剖的差异。在性成熟开始时期，女性乳房开始继续发育，而男性乳腺一般不再发育，部分男性由于生理性或病理性因素引起雌激素与雄激素比例失调而导致的男性乳房组织异常发育、乳腺结缔组织异常增生称为男性乳房肥大症。本病分为生理性和病理性两种。生理性（又称原发性）男性乳房肥大多为生理性内分泌失调所引起，以青春期多见；病理性（又称继发性）男性乳房肥大，多为内分泌器官疾病或其他器官疾病引起内分泌功能紊乱引起。约有50%或50%以上的男性乳腺增生症找不到明确的原因，各种激素测定均正常，称为特发性男性乳房肥大，男性乳房肥大症多为良性，恶变者少见。

（一）病因

1.生理性乳房肥大症

男性乳腺发育多认为是雌激素分泌增多或雄激素/雌激素比值降低所致。雌激素过多是男子乳腺发育症的主要原因。

（1）新生儿期男性乳腺发育：其发生率为60%～90%，表现为出生时乳房结节增大，这是由于母体或胎盘的雌激素进入胎儿血循环，作用于乳腺组织所引起。通常在3～4周内消退，如持续时间过长须警惕内分泌及遗传性疾病。

（2）青春期男性乳腺发育：男性青春期阶段可出现一过性乳房增大，发生率为30%～60%，通常从10～12岁开始，13～14岁达到高峰，持续时间短则几个月，长则2年，多数能够在1年内自行恢复到正常状态，可不视为病理状态。不足5%的青春期男性乳腺发育表现为持续性。多数男孩两侧乳腺增生的程度不对称，一侧较另一侧大，两侧乳腺增生出现的时间也可不一致，可于乳晕区下触及纽扣样肿块，伴疼痛，一般无红肿。

（3）老年男性乳腺发育：老年男性乳腺发育以50～80岁最为常见。老年男性大多伴有不同程度的睾丸功能下降，血浆游离睾酮水平降低。此外，老年人身体组织中脂肪含量增高，使外周组织的芳香化酶作用增强，上述变化足以使血浆和乳腺组织中雌激素/雄激素比例升高，使乳腺组织增生，并且这种现象随着年龄的增长而增加。但对于老年人首先要排除器质性疾病可能，如分泌雌激素的肿瘤、心血管疾病、肝病、肾病等，这些情况也可能引起乳腺增生。

2.病理性乳房肥大症

（1）雌激素水平增高：①睾丸肿瘤：有些睾丸肿瘤（如绒癌、间质细胞瘤）能产生绒毛膜促性腺激素（HCG），可使睾丸残存组织合成睾酮和雌二醇增加。同时由于癌组织中芳香化酶浓度升高，可使雄激素过多地转化成雌激素。睾丸肿瘤产生雌激素增加，反馈抑制促性腺激素分泌，雄激素分泌继发性减少。导致雌激素/雄激素比例明显失调，出现乳腺增生症。②肾上腺皮质肿瘤：某些肾上腺癌能产生大量的雌激素，导致雌激素/雄激素比例升高。③肝疾病：肝功能减退时雌激素灭活功能减弱，同时雄激素的芳香化作用增强，使雌激素相对增多。④其他：真两性畸形、下丘脑和垂体前叶肿瘤或增生、肢端肥大症等，可导致雌激素生成相对或绝对地增多。

（2）雄激素分泌过少：原发性或继发性的睾丸功能低下，如Klinefelter综合征、隐睾症、睾丸炎、睾丸外伤等患者，睾丸功能减退，雄激素分泌减少；同时促性腺激素反馈增高，刺激Leydig细胞分泌睾酮，其中部分在外周转化为雌激素，以上变化的最终结果为雌激素/雄激素比值增高。

（3）其他疾病：①甲状腺功能亢进症：约有10%男性甲状腺功能亢进症患者有乳腺发育，但其原因未明，可能是由于患者甲状腺激素升高，使血浆SHBG浓度增高，结合睾酮增多，从而使游离雌激素/雄激素比例升高引起。②慢性肾衰竭：有毒物质堆积可抑制睾丸功能，血清睾酮水平降低。③营养不良：多见于慢性消耗性疾病，可致雄激素合成下降，垂体促性腺激素合成和分泌受抑制。

（4）药物影响：除了雌激素及其类似物、雄激素拮抗药等导致乳房肥大症以外，以下药物亦有报道可以导致乳房肥大症：绒毛膜促性腺激素、西咪替丁、螺内酯、雄激素、氯丙嗪、利舍平、青霉胺、白消安（马利兰）、钙拮抗药、异烟肼、ACE抑制药、苯妥英钠、三环类抗抑郁药、地西泮（安定）、大麻等，这些药物均可通过不同机制引起本病。

不同病因引起的男子乳腺发育具有相同的组织学改变。早期的特点是腺管系统增生，腺管变长，出现新的管苞和分支，基质的成纤维细胞增殖；晚期（数年后）上皮增殖退化，渐进性纤维化和透明变性，腺管数目减少，并有单核细胞浸润。当病情发展至广泛的纤维化和透明变性阶段时，乳腺就不可能完全消退。除了某些病理性男子乳腺发育症外，激素水平在正常范围。PRL水平亦正常，PRL不是乳腺的生长激素，对男子乳腺发育没有直接的影响。

（二）临床表现

主要表现为乳房增大，根据不同的病因，发育的乳房呈双侧对称性或不对称性增大，也可为单侧增大。一般乳房内可触及圆盘状结节或弥漫性增大，质地较韧，有一定活动度，与皮肤无粘连，局部可感到隐痛不适或触痛，少数患者在挤压乳头时可见少量白色分泌物溢出。

（三）诊断

1.详细询问病史

了解有无服药史，有无特殊疾病史（如肝硬化等）。

2.体格检查

了解身体发育状况，有无睾丸发育异常，甲状腺有无结节等。

3.实验室检查

（1）性激素测定、促性腺激素测定。有助于诊断是否有原发性或继发性睾丸功能减退症。

（2）肝、肾功能检查。有助于诊断肝衰竭和肾衰竭。

（3）皮质醇与ACTH、17-OHP、17-酮类固醇和17-生酮类固酮测定。可评价先天性肾上腺皮质增生。

4.其他辅助检查

①乳腺B超、乳腺X线照相。可以区别脂肪和乳腺组织，及时排除乳腺癌。②乳腺组织病理检查，进一步确诊。

临床上通常认定腺体组织＞0.5cm为该病的诊断标准。诊断乳房肥大症首先要区分真性乳房肥大症和假性乳房肥大症。假性乳房肥大症是指由于脂肪沉积而非腺体增生造成的乳房增大。这种情况的患者多为全身性肥胖，并且无乳房疼痛或触痛。两者的鉴别可以通过乳房触诊得出，真性乳房肥大症患者可触及有弹性的或坚实的盘状组织，以乳头为中心向四周延伸。

同时诊断乳房肥大症须与乳腺癌相鉴别。乳房肥大症组织质地韧且有弹性，患者多为双侧，少有乳头溢液；而男性乳腺癌多见于老年男性，常为单侧乳房内孤立肿块，肿块质地坚实，边界不清，常无触痛，可出现乳晕皮肤粘连及腋窝淋巴结肿大，多有乳头溢乳、凹陷或偏离等皮肤改变。

（四）治疗

乳房肥大症的治疗首先要查找病因，按病因进行治疗。一般情况下，对于具有确切发病因素的患者，在去除原发病后乳房增生症状会消退。药物引起者，应停服有关药物，多可自行恢复。青春期男性乳腺发育大多数可自行消退，所以多数并不需要治疗，向患者做耐心细致的解释后单纯临床观察即可。对临床上伴有乳房疼痛或触痛、乳房较大影响外观及心理者，则需要给予临床干预。乳房肥大症的常用治疗方法有药物治疗和手术治疗。

1.药物治疗

（1）雄激素制剂：①睾酮：对有睾丸功能减退的患者疗效良好。常用的有庚酸睾酮，可提高体内睾酮水平，同时不被芳香化酶转化为雌二醇。一般用200mg，每3～4周肌注1次。②双氢睾酮庚烷盐：直接作用于靶细胞，不受芳香化酶的作用，疗效较好。

（2）他莫昔芬（三苯氧胺）：为雌激素拮抗药，能与靶组织的ER结合，阻断雌激素的作用。常用剂量为每日口服20mg。他莫昔芬有效的患者一个月内乳房疼痛或触痛减轻。

（3）氯米芬（克罗米酚）：为抗雌激素药物，作用明显，可减轻中年人的乳房发育，但本身亦可导致乳房发育，不良反应较大。每日口服50～100mg，约70%的患者有不同程度的疗效。

（4）丹那唑：为抗绒毛膜促性腺激素药，剂量为200mg，每日3次，疗程3～9个月，对成年人和青春期乳腺增生均有效，可减轻疼痛和乳房发育的程度，但有水肿、恶心、脂溢性皮炎、体重增加等不良反应。

2.手术治疗

如果药物治疗经过一段时间无效或是乳房已增生多年而且成为患者感到极为烦恼的精神负担时，或者较大的男性乳房发育或疑有癌变者则须通过外科手术切除。适应证包括：①处于青春期末期或已过青春期仍有乳房发育的男性，乳腺直径＞4cm，药物治疗无效。②严重影响美观者。③疑有恶性变者。

现代的乳腺整形术大体可以分为三种，即脂肪抽吸术、开放式切除术以及脂肪抽吸联合开放式切除术。开放手术方式一般采用腺体皮下切除术（保留乳头、乳晕）。一般采用环晕入路切除乳晕下乳腺组织。近年腔镜技术的应用提高了手术的安全性，有学者认为全腔镜乳房皮下腺体切除手术并发症少、美容效果好，是大多数男性乳房发育的最佳手术方法。切除腺体组织须送病检明确诊断。

第三节 乳腺良性肿瘤

一、乳腺纤维瘤

乳房腺纤维瘤是最常见的乳房良性肿瘤，占乳房肿瘤的50%左右。根据增生的导管和纤维组织将该瘤分为管内型和管周型两种，该瘤实质上属于乳房间质组织与腺上皮的混合瘤，因此，有些学者主张把它叫作纤维上皮混合瘤或腺纤维瘤，其实这只是乳房纤维与腺纤维增生程度的不同，并没有形态学的差异。如果肿瘤以腺管增生为主，纤维组织较少时称为纤维腺瘤；如果增生的腺管数量较少，纤维组织在肿瘤中占主要成分，称为腺纤维瘤；如瘤组织由大量的小腺管和少量纤维组织构成，称为腺瘤。这三种情况，临床治疗和预后方面没有本质的区别。本病极少恶变为纤维肉瘤，变为癌者则更少见。

（一）病因

乳房腺纤维瘤的发生原因目前尚不十分清楚，一般认为与雌激素的刺激有密切关系。根据"种子—土壤学说"，某一区域的乳房组织腺上皮细胞或纤维细胞雌激素的异常敏感而发生过度增生即形成肿瘤，其主要依据有：该瘤好发于性功能旺盛期，妊娠时期乳房腺纤维瘤的生长速度迅速增加，动物实验证实，注射雌激素可诱发动物该瘤的发生。

（二）病理

1.外形

肿瘤通常有完整的纤维性包膜，少数尚属早期的腺纤维瘤包膜不完整，多呈球形或分叶状，与周围组织分界清楚，直径多在3cm以内，质地较韧，肿瘤包膜为质硬的纤维膜，肿瘤实质韧，切面呈瘤实质边缘并且呈不同的形态，当乳房腺上皮较多时呈棕红色，质地软，可见轻微隆起；纤维成分较多者呈灰白色，半透明，质地硬韧；可见切面带有光泽、光滑、质较脆，瘤间可出现大小不等的裂隙。病程长可见纤维成分增多，切面呈编织状或玻璃样变性、钙化或骨化，乳房囊性增生性切面上可见小囊。

2.镜下所见

乳房腺纤维瘤的特点是腺上皮和结缔组织均有不同程度的增生，根据增生不同可分为腺瘤、腺纤维瘤、纤维腺瘤三种基本类型。根据腺上皮和纤维组织结构的相互关系可分为管内型（或称管型腺纤维瘤）和管周型（或称乳管及腺泡周围型腺纤维瘤）。这只是人为的分型，其实它们之间并没有绝对的界限，生物学特点也无本质的差别，往往可以在同一肿瘤中存在两种类型：

（1）腺瘤：腺瘤是由大量的小腺管上皮腺胞和少量纤维组织构成的腺瘤样结构，多数有完整的包膜。在妊娠期、哺乳期腺管上皮腺胞可呈现分泌现象，形成腺泡，腺泡内可见染色的乳汁，此期肿瘤可迅速增大。

（2）腺纤维瘤或纤维腺瘤：腺纤维瘤是指肿瘤组织内腺管增生不明显，而且纤维组织是构成瘤体的主要成分；纤维腺瘤是指瘤体以增生的腺管上皮细胞（包括肌上皮、立方上皮或柱状上皮）为主，纤维结构组织较少。

①管内型腺纤维瘤：特点为间质增生的纤维组织挤压一个或多个乳管系统，使其变长、弯曲或变形，多呈狭长分支裂隙，横切面上可见增生的纤维组织好似在管内生长，故命名为管内型腺纤维瘤。实际上，纤维组织仍在管外较大的腔隙内，存在上皮包围或伸入间质的乳头结构，腺上皮虽然仍为双层，但往往因受挤压而萎缩，变为扁平而紧密靠拢呈两排密贴状，甚至完全消失；时间较长的肿瘤纤维组织可以变得致密，发生胶原变或玻璃样变，甚至可以发生钙化或骨化，此类型有恶变倾向，应引起注意。

②管周型腺纤维瘤：主要由腺管和腺泡及腺管弹力纤维层外的纤维组织构成，腺体成分较多，增生的腺体大小、形态不一，可呈圆形、腺管形，部分腺管较细长，可伴有弯曲或分支。腺体由两层细胞构成，外层为脑浆透明的肌上皮，内层为单层立方或柱状上皮构成。增生的纤维组织围绕在腺管周围，大多较疏松而纤细，部分可伴有胶原化及玻璃样变性或钙化等改变。

（三）诊断

乳房腺纤维瘤的患者，多数为青年女性，其发病高峰年龄在18～25岁，一般为外上象限的单发结节，但仍有16.5%的患者为多发性，也可双侧乳房先后或同时发生。对25岁以下未婚或未孕者，触诊时发现乳房肿块呈圆形或椭圆形，质地坚实、表面光滑、边界清楚、活动良好，无压痛及乳头分泌物，腋窝淋巴结无肿大，基本可以肯定诊断。对于触诊发现肿瘤边界不清，或伴有腋窝淋巴结肿大者，应选择以下一项或几项检查。

1.乳房X线摄片检查

乳房腺纤维瘤X线平片上表现为：①圆形或椭圆形阴影，密度均匀，边缘光整锐利。②多发性腺纤维瘤表现为均匀一致、中等密度的阴影，大小不等。较大的瘤体肿块边缘可呈分叶状，但光整，界限清晰，肿块周围脂肪组织被挤压后可出现一薄层的透亮晕。部分组织可发生变性、钙化或骨化，但钙化极少见，多发于瘤体内，形状为片状、粗颗粒状，轮廓不规则，应与乳腺癌钙化相区别。乳腺癌钙化多呈线状、短棒状或蛇行状。

青春型腺纤维瘤X线表现与其他腺纤维瘤相似，但极少有钙化，也无透亮晕，X线乳房导管造影表现为导管系统半球形受压移位。

2.彩超检查

乳房腺纤维瘤超声图像呈圆形或回声均匀，可有侧边回声，后壁回声增强亦可见到中等强度的回声，但分布均匀，乳腺纤维瘤其形态不规则，回声不均匀。

3.近红外线透照检查

圆形弱回声肿块，轮廓清晰，边界整齐，内部回声分布均匀，有的呈"蜗鲜尾"征肿块。瘤体内一般为弱回声，某些实性腺纤维瘤透声性很好，与囊性相似。少或出现钙化而显示肿块后方声影。多数乳房腺纤维瘤与周围组织透光度一致，部分呈边缘相对锐利、密度均匀的灰色阴影，周围血管无特殊改变。

4.病理学检查

包括针吸细胞学，切取活组织检查及切除活组织检查。组织条组织学检查对乳房肿瘤诊断符合率达90%以上，如有以下情况者应行切除，并行快速病理学检测。

（1）患者年龄超过35岁者。

（2）有乳房肿瘤家族史者。

（3）乳房肿块近期增长迅速加快者。

（4）乳房肿块伴有同侧腋窝淋巴结肿大者。

（5）肿瘤穿刺细胞学检查发现可疑癌细胞者。

（6）乳房特殊检查有恶性者。

（四）治疗

乳房腺纤维瘤治疗原则是手术切除。中医中药及激素治疗虽有一定疗效，但疗效均不十分确切。

1.雄性激素治疗

在月经停止1周后开始服用甲睾酮至下次月经前结束。治疗期间以不使月经紊乱为宜。用药6个月无效即停药，但也有学者认为，雄性激素易引起导管上皮增生，长期应用有癌变的可能，因此，应用此药应慎重。

2.手术治疗

手术切除是治疗乳房腺纤维瘤的最佳方法，可以一次治愈，而不影响其功能。可采用肿块切除术、乳房区段切除术，部分患者可行单纯乳房切除术，最常用的方法是乳房肿块切除术。

（1）手术时机

乳房腺纤维瘤的患者，应选择适当的时机进行手术治疗。

① 25岁以上已婚妇女或30岁以上无论婚否的患者，应立即进行手术治疗。

② 25岁以下未婚患者，能够确定诊断的，在不影响学习和工作的条件下选择手术治疗。

③ 择期手术，但以婚前切除为宜。

④ 婚后未孕的患者，宜尽早手术，最好在孕前手术切除。

⑤ 妊娠后确定诊断者，应在妊娠后3～6个月内进行手术切除。

⑥ 如果近期肿块突然增长加速，应考虑恶变，尽快手术。

⑦ 有报道，手术时的年龄越小，术后复发率越高，此意见须引起注意。

（2）手术方法

较小或浅表的肿块，一般做放射状切口。此种切口与乳腺管平行，损伤乳腺管的可能性较小。如肿块在乳房下方较深的部位，可在乳房下缘胸腔胸乳皱褶处做弧形切口。当肿块与皮肤紧密粘连时，切开皮肤及皮下组织，直达肿块。如肿块有完整的包膜，必须将肿块连同包膜一并切除。为不遗留包膜，避免复发，常须连同周围少部分的正常乳房组织一并切除。但要注意，不必切除过多的正常乳房组织，应彻底止血。乳腺组织切口创面上的一些小血管出血，均应逐一缝合结扎止血，以免形成血肿后机化再产生硬结。严密缝合乳房腺体组织的创面，避免残留死腔。根据需要可放置橡皮片引流，缝合皮下组织及皮肤。最后，用绷带加压包扎伤口。还有一种目前应用广泛的乳房肿块微创旋切术，对于治疗直径＜2cm的肿块，效果也很好，此手术方式要以超声引导下手术，切口小无须缝针，术后恢复快。但是术后容易出现创腔活动性出血，术后压迫止血十分重要。对手术切下的肿块，必须明确其性质，并做病理学检查。早期乳腺癌有时可被误诊为腺纤维瘤而被切除，如病理检查结果系恶性，应及时进行乳腺癌根治性切除术。

（3）手术治疗的注意事项

① 切口选择：应以照顾乳房美学及功能（育龄妇女及未婚女性）及操作方便为原则，少数患者还要照顾到可能进一步行乳房根治性切除的需要。一般采用与乳房腺导管平行的切口，即以乳头为中心的轮辐状切口，不影响育龄妇女的功能；乳头附近的肿块，可采用乳晕边缘的弧形切口，乳房下方深部的肿块，应选择胸乳折处的弧形切口。

② 手术操作要点：切除肿块以无瘤显露为原则。尽量减少乳房组织内的丝线结，尽可能采用可吸收线缝合腺体，肿瘤切除后，应严密止血，逐层缝合，避免留死腔；根据需要决定是否放置引流物。

③ 切除组织应进行病理学诊断，如有条件应进行术中快速冰冻病理学检查，以避免漏诊早期乳腺癌。

（五）预后

乳房腺纤维瘤是乳房的良性肿瘤，该瘤如能手术完整切除，术后很少复发。少数患者乳房内腺纤维瘤已经切除，但在同侧乳房内的其他部位或在对侧乳房内发生新的腺纤维瘤，这种情况主要是由于病因的持续存在所引起的，不应视为复发。极少数患者由于手术切除不彻底，导致局部复发。因此，手术范围应是包括肿瘤在内的周围少部分正常乳腺组织的肿瘤切除，以防残留肿瘤包膜，避免肿瘤复发。

二、导管内乳头状瘤

乳房导管内乳头状瘤在临床上并不少见，占乳房良性肿瘤的20%，约占同期乳腺癌发病率的7.9%。可分为大导管内乳头状瘤和中、小导管内的乳头状瘤。文献对本瘤的命名也较多，如乳头状囊腺瘤、孤立性管内乳头状瘤、囊性腺状乳头状瘤、绒毛状乳头状瘤等，说明人们对它的认识是一个曲折的过程。乳管内乳头状瘤的好发年龄与乳腺癌相似或偏低。70%发病在35～50岁生育过的女性，其高发年龄组为40～48岁。本病的临床症状不明显，多数以无痛性乳头溢液就诊，部分在检查乳房其他疾病做病理学检查时被发现，所以，该瘤的发病率很难确切统计，据临床观察，其比乳房腺纤维及乳腺癌少见。

（一）病因

乳房导管内乳头状瘤的病因目前尚不十分明确，许多学者认为与乳房囊性增生性疾病的病因相同，即与雌激素的水平高低有关。因为它们之间的病理表现基本一致，一般认为乳房导管内乳头瘤的发生与更年期女性雌激素分泌紊乱有关。

（二）病理改变

1.肉眼所见

大导管内乳头状瘤，瘤体位于乳头或乳晕下的大导管内，肿瘤直径一般为0.5～1.0cm，边界清楚，无纤维性包膜，多数为单发，少数可同时在几个大导管内发生，瘤体凸出导管腔内，由许多细小的树枝凸起或乳头粘连在一起。结节有粗细、长短不同的蒂，也可广基无蒂，一般粗短的乳头状瘤纤维成分较多，切面呈灰白色，质地坚韧；细长且顶端呈颗粒状鲜红的乳头状瘤，质脆易出血，也易恶变。瘤体所在乳导管有褐色或棕色的液体存留，有时掺以浆液或血性。中、小导管内乳头状瘤位于中小导管内，于管壁上，大小不等，数量不一，组织较韧。

2.镜下所见

导管内乳头状瘤部位导管扩张，内有浅黄瘤体呈白色半透明小颗粒状，无蒂，附着如形成肿块时，很容易误诊为乳腺癌。由导管上皮细胞及间质增生形成的乳头状肿物凸入由扩张导管围成的腔内，以纤维组织和血管构成乳头的轴心，外面被覆1～2层立方或柱状上皮细胞。镜下所见根据乳头状瘤细胞分化的程度及间质细胞的多少，可将其分为以下几种类型：

（1）纤维型管内乳头状瘤：其特点为乳头粗短，间质内纤维组织层丰富，乳头的表面被覆的上皮多为立方或柱状，也可为上皮与肌上皮双层细胞。细胞排列整齐，分化良好，无异形性。由于瘤体内纤维组织成分较多，故称纤维型管内乳头状瘤，是临床上较常见的一种。

（2）腺型管内乳头状瘤：导管增生的上皮细胞构成细小的乳头，反复分支，纡曲，相互吻合形成不规则的腺样结构，间质内纤维组织较少，常呈细条索状夹杂在上皮细胞之间。

（3）移行型管内乳头状瘤：其特点为导管上皮高度增生，形成乳头，凸入管腔。增生的上皮为立方或砥柱状上皮细胞，细胞排列均匀一致，无异形性，排列似移行上皮。本型既无间质又无腺样结构的实性细胞团，具有潜在的恶性。

（三）临床表现

1. 发病年龄

本病可发生在20～60岁，其中以35～50岁最多见。

2. 乳头溢液

乳头溢液是导管内乳头状瘤的主要症状，乳头溢液是自溢性的，常呈血性或浆液性。生长在乳晕区的导管内乳头状瘤，乳头溢液最常见。乳头溢液来自乳管，血出于乳头表面。年轻的妇女分泌物常为浆液性，而老年妇女多为浑浊或乳样液。因肿瘤组织脆弱，血管丰富，轻微的挤压即可引起出血或分泌物呈铁锈色，是导管内乳头状瘤呈血性乳溢液的最常见原因。有的患者在发现乳头血性溢液后，可在乳晕区触及小肿块，按压时可引起轻微的疼痛和排液，排液后肿块可以变小或消失。乳头状瘤是否发生乳头溢液与乳头状瘤的类型和部位有关，发生在乳头中心部位的大导管内的乳头状瘤的乳头溢液症状最为常见。而当肿瘤位于乳头边缘部分，在中小导管内或腺泡内者乳头溢液的发生较少见。

对男性乳头溢液，应首先考虑为导管内乳头状瘤，并高度警惕恶性的可能。有文献报道，如果年龄在45岁以上的乳头溢血性液伴有乳房肿块，就考虑到导管乳头状瘤恶变的可能。

3. 疼痛

本病仅有少数患者有局部疼痛及压痛，常为乳房导管扩张、导管内类脂样物质溢出及炎症所致。

4.乳房肿块

乳房肿块是乳房导管内乳头状瘤的主要体征。据国内文献报道，本病伴肿块者占66% ~ 75%。触诊时可在乳头处、乳晕区或乳房的中心处触及肿块，多数肿块体积较小。一般直径为1 ~ 2cm，直径很少＜1cm，但也有3 ~ 7cm或更大者。单发性导管内乳头状瘤可因导管阻塞扩张而引起。触及质地较软、光滑且活动的肿块，有时在乳晕旁可触及放射状条索。按压乳晕处的肿块，可见血性溢液自相应的腺导管的乳头开口处流出，由于肿块主要是乳头状瘤出血淤积而成，肿块往往在按压后变小或消失。因此，在体检时应轻轻按压肿块，以便流出部分血液，在手术时可根据乳头出血的相应乳管做标记，行乳房区段切除。

（四）诊断

患者就诊时主诉乳头溢出血性或棕色浆液性液体，时有时无，具有间歇性。在乳房内可触及小肿块，可因挤压液体排出，肿块缩小或消失。体检时在乳晕内可扪及直径1cm左右的结节样肿块，伴有压痛，用示指缘沿乳管走行方向，自乳房基底部向乳头方向轻轻按压，按顺时针走行逐一按压，可避免症状、体征的遗漏。可在相应的乳头输乳孔处，见到有血性或浆液性液体流出。根据这些特点，临床诊断多不困难，对可疑病例可采用以下方法确定诊断。

1.X线乳房平片

对本病的定位准确率不到30%，但可排除隐匿性乳腺癌引起的出血。由于乳管内乳头状瘤体积较小，密度淡，故X线平片很难发现。当瘤体较大时，表现为导管扩张条索状阴影，或局部圆形致密影，边缘完整锐利，偶尔可见钙化。

2.乳腺导管造影

对乳管内的乳头状瘤具有较高的诊断及定位价值，尤其是对扪不到肿块的病例。肿瘤多位于1 ~ 2级乳腺导管内，表现为单发或多发的局限性圆形或椭圆形充盈缺损。可见远端导管扩张或梗阻现象，在主导管梗阻处可见杯口状肿块影，管壁光滑，无外浸现象。在分支导管主要为单个导管截断现象。导管造影可鉴别囊性增生或癌，亦能发现同一导管系统内的其他性质的病变，该检查方法简便，只用一钝头注射针头插入出血之乳管内，向内注射造影剂即可拍片诊断。

3.超声检查

具有无创性、无痛苦、简便易行的特点，有时可见导管内的乳头状瘤及充盈缺损。

4.乳管内镜检查

恶性乳头溢液的鉴别诊断具有十分重要的意义，对未触及肿块的乳头溢液病例可提高其诊断率。乳管内镜观察乳头状瘤为黄色或充血发红的实质性肿块，表面光滑呈桑椹状凸向腔内，或呈息肉样隆起而周围管壁光滑，无凸凹不平现象。

（五）治疗

导管内乳头状瘤有一定的恶变率。临床凡确诊为本病者，凡发现乳头有血性溢液者，应先明确出血导管的部位和性质。

1.局部切除术

手术治疗为其治疗原则。再根据具体情况确定手术，乳房导管内乳头瘤是一良性病变，恶变的概率不大。虽有部分学者认为本病为癌前病变，但大量的临床资料支持本病为良性病变。因此，局部切除范围充足者，理应获得满意的疗效，在定位难确的条件下，可作为乳头状瘤的首选术式。术前准确的定位是手术成功的关键。因为部分患者术前触不到肿块，部分即使术前摸到肿块，在术中因挤压而缩小或消失。因此，术前沿乳晕顺序轻压，当看到乳头有血性溢液溢出时，说明此处为病变部位所在，然后再用一钝性针头从溢液乳头导管开口插入，再沿着针的方向注入0.1mL的亚甲蓝注射液，在乳晕缘做弧形切开皮肤，游离皮肤至乳头，找到蓝染的乳腺管，将有着色的组织（包括导管）楔形切除，避免遗留病变。并在乳晕下游离导管，直到乳头处，用中号丝线结扎切断，沿乳腺导管做锐性分离，横行剪除有病变的导管组织。分层缝合切口如果要求哺乳者，仅游离出病变乳管，不要求哺乳者可行乳腺的楔形切除。

2.乳房区段切除术

避免损伤更多的乳管，单行病变乳管切除。临床上症状和体征符合乳头状瘤，病理也确定本病者，可行乳房区段切除，即将整个乳管连同肿瘤及部分周围正常乳房组织一并切除。如肿块不明显，临床上出现血性溢液者，可行乳房局部或区段的按压，如出现溢液，在乳晕区未探及肿块，指压无出血者或有多发性乳头状瘤者，也可行乳房区段切除术。

3.乳房腺体单纯切除术

本手术主要适应于：挤压乳房的多个区段，导致多乳管血性溢液；病理诊断有局限性上皮高度不典型增生，细胞生长活跃，有恶变趋势者；45岁以上乳头状瘤为多发性、病变范围广者。

4.乳房导管内乳头状瘤治疗过程中的注意事项

（1）以乳头溢液就诊者，术前应排除生理状态、内科疾病或其他因素引起的乳头溢液。

（2）明确病变部位可行局部或单纯乳管切除。

（3）无肿块发现而出血的乳管口不能明确者或压迫乳晕之外有出血者。

（4）35岁以下的仅有乳头挤压时有乳头溢液（非自溢者）而无肿块，可严密观察，定期复诊。排除乳房囊肿病及导管扩张症。

（5）术前2d禁止挤压乳房避免排净积液，导致术中定位困难。

（6）切除组织均应行病理学检查，如提示细胞恶变，应及早行乳腺癌根治术或改良根治术。

三、乳腺其他良性病变

（一）乳房脂肪瘤

同身体其他部位的脂肪瘤一样软，界限清楚，生长缓慢无特殊不适，很少恶变。

1.临床表现

本病可发生于任何年龄，但多见于40～60岁的妇女，好发于脂肪丰富的大乳房内。本病发病率低。根据肿瘤在乳房内的部位不同，可分为以下三种情况：①位于乳房皮下的脂肪瘤。②位于乳房腺体内的脂肪瘤，此类脂肪瘤周界不清。除乳房肿大外，无任何不适。本病常见乳房呈进行性缓慢的泛发性增大，柔韧，往往以其他疾病为诊断，在手术过程中发现。③乳腺外脂肪瘤发生在乳房后方者较多，生长多缓慢，但有时显著增大，须与寒性脓肿、囊状腺瘤、肉瘤等相鉴别。

2.病理改变

（1）大体所见：肿物质地软，有完整的包膜、呈结节状或分叶状，形不规则，多为圆形或椭圆形，瘤组织与正常乳腺内的脂肪极为相似，其颜色较正常脂肪黄，且脂肪瘤组织有包膜是与乳房皮下脂肪组织及乳房脂肪小叶的不同之处。

（2）镜下所见：瘤体由分化良好的成熟脂肪组织所构成。有时混有少许幼稚的脂肪细胞，细胞核小且位于细胞中央，细胞质内充有丰富的脂滴、瘤细胞间有少许纤维组织及小血管。根据肿瘤组织的所含成分，乳房脂肪瘤可分为以下三种：①乳腺单纯性脂肪瘤。②乳腺内血管型脂肪瘤。③乳腺纤维型脂肪瘤。乳腺腺脂肪瘤根据肿瘤成分中各组织所占比例不同，分别称为纤维性错构瘤、腺性错构瘤，而脂肪组织占绝对优势的肿瘤组织中散布着少数腺上皮小岛者，可称之为腺脂肪瘤。

3.X线表现

可行X线照片鉴别肿瘤的性质。恶性者，在肿块周围有毛刷状阴影出现；良性则无此现象。脂肪瘤的X线表现为境界清楚、密度较低的肿块阴影，呈圆形或卵圆形，也有呈分叶状的。有时病变位居皮下，其密度与脂肪组织相似，因此，往往不能在X线片上显示。位居乳房内的脂肪瘤，可显示乳腺内占位性病变边缘呈现薄层纤维脂肪包膜的透亮带，将邻近的乳腺条索状结缔组织推开，以此作为诊断参考。

4.治疗

乳房的脂肪瘤，与其他部位的脂肪瘤一样，为良性肿瘤，很少发生恶变，且生长缓慢，对机体的危害不大。若瘤体不大，无须处理。对于乳腺间脂肪瘤，因手术探查遇到本病可随时摘除。位于乳房后的脂肪瘤，如诊断清楚，瘤体又不大，不影响其乳房功能者，不必手术。而对瘤体较大，明显压迫周围组织，甚至影响乳腺功能者，或继发癌变者，以手术切除为原则。

（二）乳房血管瘤

乳房血管瘤发生在乳腺的很少，主要见于乳房皮肤或皮下，病变处皮肤呈青紫色，或皮肤正常少有隆起，以及皮肤的毛细血管样红色小结节。可单发也可多发，肿物大小、深浅不定，没有包膜，质地柔软有弹性可以压平。无明显症状。血管瘤大多数为先天性，生长缓慢，很少有恶变。依其组织结构、形态特点可分为毛细血管瘤和海绵状血管瘤。

1.临床表现

毛细血管型血管瘤是一种良性自限性病变，可发展为海绵状血管瘤。呈鲜红色，高出皮表，也可为紫红色或青紫色，界限清楚，压迫褪色，生长缓慢。有报道其发病率为乳房疾病的1.2%左右。

2.病理改变

（1）大体所见。毛细血管瘤多发生在乳腺的真皮内，大小不定软无包膜，呈暗紫红色，切面暗红有血液渗出。

（2）镜下所见。镜下见大量排列方向不一的细胞组织增生。

3.治疗

毛细血管瘤是一种自限性病变，一般无须治疗，但要密切观察。但幼儿时不宜手术。也可用X线或低电压X线超短距离照射。

（三）乳房海绵状血管瘤

1.临床表现

乳房海绵状血管瘤位于皮下，瘤组织软，多为稍隆起的圆形，边界不太清楚，状如海绵，有压缩性。病变处表皮正常，对于表浅的海绵状血管瘤，可以透过皮肤看到蓝色团块状瘤，亦可呈青紫色，常与毛细血管瘤并存，构成混合性血管网。

2.病理改变

（1）大体所见。海绵状血管瘤可见于乳腺皮下或深层组织。瘤组织大小不一，质地柔软，切面暗红色，可见有大小不等的血管腔，管壁厚薄不均，内含较多的血液。

（2）镜下所见。瘤组织由大小不等、形态不规则的血管构成，管腔内有较多的血液，管壁仅有一层内皮细胞，无平滑肌，血管间可见有不等量的纤维间隔。

3.治疗

因乳房血管瘤为良性肿瘤，可呈浸润性生长，但有的可停止生长或缩小，一些幼儿的血管瘤经过一段时间可以自行消退。故对婴幼儿的此病可以观察，不宜过早处理。血管瘤对放疗也很敏感，有些可以完全治愈，但对婴幼儿身体及乳腺都有损甚至乳腺终身不发育，故应慎重应用或不过早使用。海绵状血管瘤手术切除时，须小心谨慎逐一结扎外围血管以防出血过多。海绵状血管瘤须硬化治疗者，也宜在少年时为宜，但必须根据肿瘤生长状况而定。对生长迅速的血管瘤以尽早处理为宜，以手术切除为妥。

（四）乳房囊肿

1.病因病理

（1）病因：一般认为本病的发生与内分泌平衡失常有关。其主要表现为黄体酮分泌减少或缺乏，雌激素水平相对增高，使黄体酮与雌激素的比例失调。另外，乳腺细胞对激素的刺激敏感性异常增高。这两种激素在人体内的水平直接受垂体激素的影响，故垂体激素代谢失常更可引起雌激素和黄体酮分泌的失调，异常的激素刺激乳腺组织，使乳腺导管上皮增生，管内细胞增多，致使导管伸长、纤曲、折叠，折叠所形成的锐角处管壁坏死，管壁细胞停止繁殖，进而形成囊肿以及管壁萎缩。囊肿内容为上皮细胞残留及积血，可引起轻度炎症。另外有腋臭的患者往往好发双乳多发囊肿。

（2）病理：乳房单纯性囊肿在病理上一般指囊肿壁内衬一层扁平上皮而无明显增生表现的囊肿。囊肿的形成主要是末梢导管高度扩张所至。囊肿体积可大可小。临床病理可见孤立性的大囊，也可见大囊附近又有多个小囊。囊内常有淡黄色液体或棕褐色血性液体。若囊壁上皮有乳头状生长则称之为乳头状囊肿；乳头可为没有间质的简单乳头，也可发展为具有纤维脉管间质的复杂分支状乳头。

2.临床表现

发病高峰年龄多在35～50岁，35岁以前以及绝经以后均很少见。有文献报道其发病率为7%～10%，患者往往在无意中发现乳房肿块，大而单发的囊肿多数为圆形；小而多发的囊肿多为椭圆形，边缘光整，境界清楚，活动。囊肿小者直径数毫米，大者直径数厘米不等。月经来潮前，乳房胀痛，而乳房大小无变化。肿块逐渐增大、增多，多发囊肿及双侧为常见。多发与单发之比为3∶1。单发囊肿一般无血性液体，如有则为囊内肿瘤。穿刺检查液体性质已列为本病的常规检查项目。单发囊肿内多为浆液性或淡黄色液体，也可因囊内坏死有棕褐色血性液体。囊肿摘除后往往复发。在年龄较大、脂肪含量较多的乳房内，囊肿内容物为血性液体，可因含铁血黄素而在X线片上显示密度较高。

3.囊肿与月经的关系

囊肿随着月经周期的改变而逐渐增大。囊肿内液体少量增加者，则其张力不高，基于某些原因，有时短期内囊肿分泌较多的液体，张力明显升高。绝经后囊肿往往自行缩小，甚至可以消失。单发囊肿生长迅速，患者主诉在一夜之间发现乳房肿块，可与生长缓慢的实质性纤维腺瘤相鉴别。幼女乳房中偶尔亦可出现囊肿。

4.诊断

（1）病史短，乳房内可触及多发性囊性肿物，常位居外上象限。

（2）椭圆形乳内肿块，边界清楚。囊性感明显，活动好。

（3）穿刺有液体抽出即可确诊。

5.治疗

本病除少数患者在绝经后偶尔自行消失无须治疗外，绝大多数须行手术治疗。

（1）穿刺：抽尽囊液，向囊内注入碘水造影剂，刺激囊壁，促使囊壁自行封闭。约有95%的囊肿可以自行封闭。

（2）手术

切除适应证：①经囊肿充气造影或细胞学检查报告为囊肿内上皮增生或乳头状瘤者活检，排除恶性变可能。②囊肿内为血性液体，定性诊断不明者（不是由于穿刺损伤血管引起者）。③在囊肿内壁见星形阴影或局限性泥沙样钙化怀疑恶性者。④经多次穿刺囊肿仍不萎缩者。

手术原则：根据不同年龄，选择放射状或弧形切口做小的区段和区段乳腺肿块切除。切除组织做常规病理检查。

第四节　乳腺癌

乳腺癌是女性最常见的恶性肿瘤之一，主要包括乳腺浸润性癌和乳腺原位癌两大类，一般不包括乳房的间叶来源恶性肿瘤、恶性淋巴瘤与转移性肿瘤，在我国占全身各种恶性肿瘤的7%～10%。我国并不是女性乳腺癌高发国家，但近年来其发病趋势明显上升，成为发病率增速最快的国家之一。部分大城市报告乳腺癌占女性恶性肿瘤的首位。近年来随着医学科学的发展，乳腺癌的临床研究和诊断、治疗技术均取得了长足的进展。

一、乳腺癌相关病理类型

（一）非浸润性癌

包括导管内癌（癌细胞未突破导管壁基底膜）、小叶原位癌（癌细胞未突破末梢乳管或腺泡基底膜）及乳头湿疹样腺癌（伴发浸润性癌者，不在此列）。此型属早期，预后较好。

（二）早期浸润性癌

包括早期浸润性导管癌（癌细胞突破管壁基底膜，开始向间质浸润）、早期浸润性小叶癌（癌细胞突破末梢乳管或腺泡基底膜，开始向间质浸润，但仍局限于小叶内）。此型仍属早期，预后较好。

（三）浸润性特殊癌

包括乳头状癌、髓样癌（伴大量淋巴细胞浸润）、小管癌（高分化腺癌）、腺样囊性癌、黏液腺癌、大汗腺样癌、鳞状细胞癌等。此型分化一般较高，预后尚好。

（四）浸润性非特殊癌

包括浸润性小叶癌、浸润性导管癌、硬癌、髓样癌（无大量淋巴细胞浸润）、单纯癌、腺癌等。此型一般分化低，预后较上述类型差，且是乳腺癌中最常见的类型，占80%，但判断预后尚须结合疾病分期等因素。

二、转移途径

（一）局部扩展

乳腺癌大部分起源于腺管上皮细胞，癌细胞沿导管或筋膜间隙蔓延，其后浸润管壁并向四周浸润生长，可侵犯Cooper韧带、皮肤、胸肌和胸壁。

（二）淋巴转移

主要途径有：①癌细胞经胸大肌外侧缘淋巴管侵入同侧腋窝淋巴结，然后侵入锁骨下淋巴结以至锁骨上淋巴结，进而可经胸导管（左）或右淋巴管侵入静脉血流而向远处转移。②癌细胞向内侧淋巴管，沿着乳内血管的肋间穿支引流到胸骨旁淋巴结，继而达到锁骨上淋巴结，并可通过同样途径侵入血流。

（三）血运转移

以往认为血运转移多发生在晚期，这一概念已被否定。研究发现有些早期乳腺癌已有血运转移，乳腺癌是一全身性疾病已得到共识。癌细胞可经淋巴途径进入静脉，也可直接侵入血循环而致远处转移。最常见的远处转移依次为肺、骨、肝。

三、临床表现

（一）乳腺肿块

乳腺肿块是乳腺癌最常见的症状和体征，约80%的患者以此前来就诊。乳腺癌以单侧乳腺的单发肿块为多见，也可以有单侧或双侧的多发肿块。乳腺外上象限是乳腺癌的好发部位（因其腺体最为丰富），约占乳腺癌的50%，其次为内上象限，约占20%。

绝大多数呈浸润性生长，肿块不规则，边界欠清，肿块的大小常与就诊时间有关，有的可呈扁平状，表面不光滑，有结节感。肿块质地较硬，但富于细胞的髓样癌可稍软。肿块较小时，活动度较大，但这种活动是肿块与其周围组织一起活动，若肿瘤侵犯胸大肌筋膜，则活动度减弱；肿瘤进一步累及胸大肌，则活动消失。晚期乳腺癌可侵及胸壁，则完全固定，肿瘤周围淋巴受侵，皮肤水肿可以呈橘皮状，称"橘皮征"，肿瘤周围皮下出现结节称"卫星结节"。

（二）乳腺疼痛

乳腺疼痛是大部分患者自觉乳腺疾病而就诊的主要症状，但疼痛并不是乳腺癌的常见症状。乳腺良性肿瘤和乳腺癌通常是无痛性的肿块，当然，肿瘤伴有炎症时可以有胀痛或压痛。晚期肿瘤若侵及神经或腋淋巴结肿大压迫或侵犯臂丛神经时可有肩部胀痛。

（三）乳头溢液

乳头溢液可因多种乳腺疾病而引起，乳头溢液按其物理性状可分为：血性、血清样、浆液性、水样、脓性、乳汁样等。其中浆液性、水样和乳汁样溢液较为常见。尽管乳腺癌是血性溢液较为常见，但大多数血性溢液还是由于良性病变所引起。生理性乳头溢液多为双侧，呈乳汁样或水样液。

（四）乳头改变

乳腺癌患者若有乳头异常改变，通常表现为乳头糜烂或乳头内缩。

1.乳头糜烂

是乳腺Paget's病（又称湿疹样乳腺癌）的典型表现，常伴瘙痒，约2/3患者可伴有乳晕或乳房其他部位的肿块。早期可见乳头脱屑或乳头小裂隙，乳头脱屑常伴有少量分泌物并结痂，揭去痂皮可见鲜红糜烂面，经久不愈。进一步可发展成溃疡，逐步侵犯乳晕区皮肤。

2.乳头回缩

当肿瘤侵及乳头或乳晕时，乳腺的纤维组织和导管系统可因此缩短，牵拉乳头，使其凹陷、偏向，甚至完全缩入乳晕后方。可能出现在早期乳腺癌，但有时也是晚期体征，主要取决于肿瘤的生长部位。当肿瘤在乳头下或附近时，早期即可出现；若肿瘤位于乳腺深部组织中，距乳头较远时，出现这一体征通常已是晚期。当然，乳头回缩、凹陷并非均是恶性病变，也可因先天发育不良或慢性炎症引起，此时，乳头可用手指牵出，非固定。

（五）皮肤改变

乳腺肿瘤引起的皮肤改变，与肿瘤的部位、深浅和侵犯程度有关。

1.皮肤粘连：乳腺位于深浅两筋膜之间，浅筋膜的浅层与皮肤相连，深层附于胸大肌浅面。浅筋膜在乳腺组织内形成小叶间隔，即乳房悬韧带。当肿瘤侵及这些韧带时，可使之收缩，变短，牵拉皮肤形成凹陷，状如酒窝，故称"酒窝征"。

2.皮肤水肿：由于乳腺皮下淋巴管被肿瘤细胞阻塞或乳腺中央区被肿瘤细胞浸润，使乳腺淋巴管回流受阻，淋巴管内淋巴液积聚，皮肤变厚，毛囊口扩大、深陷而显示"橘皮样"改变。

3.晚期乳腺癌尚可直接侵犯皮肤引起溃疡，若合并细菌感染，气味难闻。

4.癌细胞若浸润到皮内并生长，可在主病灶的周围皮肤形成散在的硬质结节，即"皮肤卫星结节"。

（六）腋窝淋巴结肿大

乳腺癌逐步发展，可侵及淋巴管，向其淋巴引流区转移。其中，最常见的淋巴转移部位是同侧腋窝淋巴结。起初，肿大的淋巴结可以推动，最后相互融合固定。肿大的淋巴结如果侵犯、压迫腋静脉常可使同侧上肢水肿，如侵及臂丛神经时引起肩部酸痛。如果临床体格检查和乳腺影像学检查未发现乳房内肿块，而以腋窝淋巴结肿大为第一症状表现时，除要注意隐匿性乳腺癌的可能外，尚须排除肺、消化道及其他部位肿瘤转移，隐匿性乳腺癌占所有乳腺癌的0.3%～1%。乳腺癌可向同侧腋窝淋巴结转移，还可通过前胸壁和内乳淋巴管网的相互交通，向对侧腋窝淋巴结转移，发生率约为5%。此外，晚期乳腺癌尚可有同侧锁骨上淋巴结转移，甚至对侧锁骨上淋巴结转移。

四、诊断

（一）病史和体格检查

1.病史应听取患者的叙述，并详细记录，如何时、如何发现肿块，有无疼痛、红肿、乳头溢乳溢液，疼痛是否与月经有关，肿块的生长速度，颈部、腋下是否同时发现肿块，有无做过检查、治疗等。还需要注意是否存在乳腺癌家族史、乳腺不典型增生、长期服用雌激素等情况。

2.体格检查

应在光线良好的地方并充分显露患者的前胸和乳房，以免遗漏细微的皮肤变化。端坐或站立，双臂自然下垂；对于肥胖或乳房较大，或肿块位置较深的患者，在坐位检查后还可以取卧位检查。乳腺检查的最佳时间是月经来潮后第9～10天，此时雌激素对乳腺的影响最小，乳腺处于相对静止状态，容易发现病灶。

视诊：观察乳腺的发育情况，两侧乳房是否对称，大小是否相似，乳头是否在同一水平上，是否内陷、糜烂，有无溢液、溢血等。乳房皮肤色泽如何，有无水肿或橘皮样改变，是否有红肿，浅表静脉是曲张等。

触诊：触诊前应详细询问有无人工植入物的病史，以免将植入物误诊为"乳房肿块"，触诊应按先健侧后患侧的顺序进行，按顺时针或逆时针进行全面触诊的各个象限，用指腹而不是指尖进行扪诊。恶性肿瘤呈浸润性生长，肿块往往边界不清，质地硬，活动度差，有皮肤粘连或酒窝征。对于较大的肿块还须检查与深部组织的关系，同时还要检查腋窝及锁骨上淋巴结的情况。

腋窝触诊：采取站立位或坐位。检查患者右侧腋窝时，检查者用右手托起患者右臂，使胸大肌处于松弛状态，然后用左手触诊，检查患者左侧腋窝则用右手检查。检查要全面，勿遗漏，如触及肿大淋巴结，应明确大小、质地、活动度及与周围组织的关系。

（二）辅助检查

1.影像学检查

（1）X线诊断：是目前诊断乳腺疾病，特别是发现早期乳腺癌的一种最重要、最有效的检查方法，也是诊断T0期乳腺癌的首选的检查方法。钼靶片常规的投照体位包括头足位（CC）和内外侧斜位（MLO）。另外还可以利用钼靶进行造影、穿刺、病灶定位以及标本的摄片。

X线平片：对实质类型分为微密型（Ⅰa、Ⅰb）、透亮型（Ⅱa、Ⅱb）、索带型（Ⅲa、Ⅲb、Ⅲc）、混合型（Ⅳa、Ⅳb、ⅣC）。认为Ⅱa、Ⅲe、Ⅳc三型为危险类型。

乳腺癌的X线征象：①直接征象：肿块影，可以观察肿块的大小、形态、密度、边缘情况等；钙化，可能是由于瘤灶局部营养不良、坏死，坏死区细胞溶解，核酸分解出大量的磷酸根，与钙离子结合出现磷酸钙盐沉着而形成。乳腺癌的钙化灶常为泥沙样钙化成丛成簇。②间接征象：组织结构紊乱、乳房皮肤增厚、乳头内陷、导管扩张；、血管增粗增多异常改变、乳房外形改变等等。

乳腺导管造影：导管呈缺损或梗死者以导管内乳头状瘤或乳腺痛可能性大，小导管扩张或梗死者多系囊性增生性病变。

（2）超声显像检查：自20世纪50年代将超声应用于乳房检查，从黑白灰阶的静态扫描技术，到目前的实时及彩色多普勒超声。超声可以很好地鉴别肿块系囊性还是实性。对乳腺癌诊断的准确率为80%～85%。同时还可以引导对肿块或囊肿进行穿刺。

（3）近红外线扫描，图像归纳为：①血管异常相。②单发或多发灰色吸光影。③外围型深灰或黑色吸光团。④实性黑色吸光团。⑤血管型深灰色或黑色吸光团。后三项考虑为恶性，前两项同时出现者考虑为恶性。

（4）乳腺磁共振检查：当乳腺X线摄影或超声影像检查不能确定病变性质时，可以考虑采用MRI进一步检查。由于MRI对浸润性乳腺癌的高敏感性，有助于发现其他影像学检查所不能发现的多灶病变和多中心病变，有助于显示和评价癌肿对胸肌筋膜、胸大肌、前锯肌以及肋间肌的浸润等。在制订外科手术计划之前，考虑保乳治疗时可进行乳腺增强MRI检查。乳腺MRI还可用于新辅助化疗疗效的评估，腋窝淋巴结转移、原发灶不明者明确诊断，保乳术后复发的监测，乳房成形术后随访，高危人群的恶筛查，及乳腺MRI引导下的穿刺活检，因MRI检查费用较高，可综合考虑。

2.乳管内视镜

乳腺导管内视镜检查是20世纪90年代起新发展起来的一种检查乳腺导管内病变的方法。通过乳管内视镜检查可以清晰地观察乳腺导管壁及管腔分泌物的情况，如有新生物可描述其色泽、大小、形状、光滑程度等。乳腺导管癌、管内乳头状瘤、导管炎症分别有其特征性的乳管内视镜下表现，因而可据此做出诊断。

3.细胞学诊断

（1）细针穿刺细胞学检查（FNACD）：作为乳腺癌癌前疾病、癌前病变和癌细胞的诊断。

（2）流式细胞技术：主要用作细胞DNA分布与细胞周期的测定，以提示被测细胞的生物学行为，从而判断细胞的良恶性。

（3）自动图像分析：用于测定细胞核面积和DNA含量，是直接客观地反映细胞增殖能力的重要生物学指标。

（4）核仁组成区嗜银蛋白（AgNORs）测定：核仁组成区是细胞核中DNA（rDNA）的环，具RNA（rRNN）基因。AgNORs数目增加与细胞增殖、染色体的倍体数。转录活性增加有关。可做乳腺癌癌前疾病和良恶性肿瘤细胞判别的指标之一。

（5）体外基因扩增技术（PCR）：近年报道采用定量PCR技术测定周围血液中细胞角蛋白（CK-19、CK-20），以发现血液中乳腺癌细胞。

（6）细胞凋亡与增殖：乳腺增生、不典型增生和原位癌的发展与细胞凋亡及增殖有关。

（7）肿瘤标志物测定：如癌胚抗原（CEA）测定作为辅助诊断，尤对伴有骨、内脏转移者有帮助。此外，血清中催乳素、降钙素、乳酸脱氢酶同工酶等，可作为诊断参考。

4.病理组织学诊断

可通过以下方法取材病理学确诊：①切除活检。②空芯针穿刺活检。③影像学引导下的乳腺定位活检或切除活检。

五、治疗

近年来乳腺癌的治疗效果有了较大提高，这主要是由于采用合理的综合治疗的结果。在强调早期诊断、早期手术的同时，必须进行有计划的综合治疗，制订系统的术前、术中、术后化、放疗及内分泌治疗方案，适时地给予治疗。

（一）治疗前评估

早期乳腺癌的治疗是以手术为主的综合治疗。然而乳腺癌的手术治疗模式在近30年来发生了重大的变革，保乳手术、前哨淋巴结活检替代传统腋淋巴结清扫的术式、各种方式的一期乳房重建手术越来越为患者所接受，治疗前对病情的评估显得尤为重要。

1.病史和体检

乳房肿块时间、疼痛，记录肿块大小、部位、形态、质地，与皮肤、胸肌有无粘连；乳头凹陷及位置改变，乳头皮肤改变，是否溃破、糜烂，乳头溢液是否自发，溢液时间、颜色，单管或多管，是否伴发乳房肿块；乳房皮肤改变，是否存在增厚、水肿、红斑、溃破；腋窝淋巴结是否肿大、大小、与周围组织粘连情况；既往乳房手术史；婚育史；月经史；家族史，特别是乳腺癌、卵巢癌家族史。

2.术前常规的理化检查

血、尿、粪常规，肝、肾功能，心电图，胸正侧位片或胸部CT，腹壁超声。

3.双侧乳房钼靶检查以及MRI

术前（通常指术前3个月内）的乳腺钼靶X线片是决定患者是否适合做保乳治疗的必备条件。该项检查要求在高质量的钼靶机下进行，并按照规范进行分级报告。钼靶摄片有利于了解病变的程度，是否存在多中心病灶以及其他可能影响到治疗决策的因素，同时也可了解对侧乳房的情况。在钼靶片报告中须记录肿块大小，若肿块同时伴有微小钙化灶，则须报告钙化范围及其与肿块的位置关系；对于微小钙化灶，必要时可进行放大的钼靶摄片。乳房MRI在良性和恶性病变的鉴别诊断、乳房恶性病变范围评价、多中心病灶的评估中均显示出独特的优势。

4.病理诊断

对乳房原发灶的病理诊断已不再依赖于术中快速冷冻切片检查，肿块的空芯针活检、钙化灶的真空辅助活检已广泛应用于临床，术前明确的病理学诊断有利于医生与患者就手术方案进行充分沟通。如果病例已行手术活检，则应与病理医生充分沟通，了解原发肿块组织类型、切缘情况，是否存在广泛导管内癌成分，导管内癌患者应报告核分级，有无粉刺样坏死，手术切缘距离。

5.其他特殊的评估

采用曲妥珠单抗时需评价心功能，接受芳香化酶抑制剂治疗须进行骨密度测定，明确患者是否处于绝经状态须检测血清雌二醇、黄体释放激素、促卵泡生成激素等，对早期患者进行放射性核素骨扫描。患者自身的要求和愿望是影响治疗决策的一个极为重要的因素。患者与医生应就保乳治疗与根治术的优缺点、前哨淋巴结活检、乳房一期重建手术做详细的讨论。患者在对治疗做出选择时应考虑到自身对疾病控制的认识、术后机体的功能、性生活及其他方面的生活质量。

（二）手术治疗

根治性切除乳腺癌的手术疗法已有百年历史，目前仍是乳腺癌治疗的主要手段，对早期尚无腋窝淋巴结转移的乳腺癌疗效最为满意。并已从经典的Halsted根治术发展到现在广泛应用的改良根治术及保留乳房的乳腺癌切除术。无论选择何种术式，都必须严格遵循以根治为主和保留功能及外形为辅的基本原则。早期乳腺癌保留乳房手术和放射治疗的综合疗法，以及前哨淋巴结活检技术的开展，是近年来乳腺癌外科重视根治与功能兼顾的最好体现。手术治疗适应于符合国际临床分期0、Ⅰ、Ⅱ期及部分Ⅲ期无以下禁忌证的患者。

1.禁忌证

（1）有远处转移者。

（2）机体健康状态不佳，不能耐受根治性手术者。

（3）Ⅲ期患者有下列情况之一时：①橘皮样变范围超过乳房面积1/2。②皮肤上出现卫星结节。③肿瘤侵犯胸壁而固定者。④胸骨旁淋巴结被证实发生了转移。⑤锁骨上淋巴结肿大，病理证实为转移。⑥患侧上肢水肿。⑦炎性乳腺癌。

（4）出现以下情况中的任何两项以上者：①癌肿破溃。②橘皮样变超过全乳面积1/3。③癌肿与胸大肌固定。④腋窝淋巴结最大直径超过2.5cm。⑤腋窝淋巴结相互粘连或与周围组织粘连。

2.常见术式

（1）乳腺癌根治术（Halsted手术）：①原发灶及区域淋巴结应整块切除。②切除全部乳房组织及广泛切除其表面的皮肤（肿瘤切口边缘距正常皮肤不小于3cm）。③切除胸大肌、胸小肌。④腋窝及其周围皮下组织、腋静脉水平以下的脂肪淋巴组织整块切除。

（2）乳腺癌扩大根治术：乳腺癌的扩大根治术，实际是在Halsted经典式根治术的基础上，清除自1～4肋间内乳淋巴结，术中须切除第二、三、四肋软骨的方法。20世纪70年代后，对乳腺癌的进一步认识及综合治疗的开展，此术式临床已很少采用，仅在少数适合病例采用胸膜外扩大根治术。

（3）乳腺癌改良根治术：胸大肌筋膜淋巴结相对较少，或无淋巴结，因而手术时仅将胸大肌筋膜切除，保留胸肌，即为改良根治术。与乳腺癌根治术的主要区别是保留了胸大肌或同时保留胸小肌，对腋窝淋巴结的清除与一般根治术相同。该术式适用于乳腺癌Ⅰ期、Ⅱ期早的患者。改良根治有两种术式：保留胸大肌的改良治术及同时保留胸大、小肌的改良根治术。

（4）单纯乳房切除术

适应证：①原位癌及微小癌，尚未出现区域淋巴结转移者（术后视情况辅以放射治疗）。②患者年龄过高、全身情况不佳、难以接受根治者。③乳腺肉瘤及晚期乳腺癌的姑息治疗。④某些特殊型乳腺癌如乳头湿疹样癌、乳头状囊腺癌等。⑤乳腺多发性或弥漫性恶性病变者。⑥乳腺癌合并破溃、出血作为综合治疗的一部分。⑦Paget's病，腋淋巴结阴性。⑧重要脏器功能障碍。

（5）乳腺癌保留乳房术

适应证：①中等大小的乳房，原发肿瘤直径在3.0cm。②肿瘤不是多中心病灶。③肿瘤分期为Ⅰ、Ⅱ期。④肿瘤距乳晕＞2.0cm，乳腺区段切除或肿块扩大切除可获镜下切缘癌(−)者。⑤肿瘤组织学为高分化型癌或癌分级为Ⅰ～Ⅱ级者。⑥患者自愿保留乳房者。⑦无胶原性血管性疾病。⑧有条件进行放疗及长期随访者。

相对禁忌证：①过大而悬垂的乳房（如果放疗摆位的重复性和剂量分布的均匀性能够保证可施行BCT）。②原发瘤直径＜3cm而乳房过小。③单一孤立的肿瘤，但X线示区域性云雾状钙化灶。④组织学分化不良或核分化Ⅲ级者，伴周围淋巴管浸润或者其他组织学、分子生物学明显不利因素者，有乳腺癌家族史者。

绝对禁忌证：①原发癌灶为多发且位于不同象限，或乳腺钼靶显示广泛的癌性微小钙化灶者。②乳房区域曾行放疗。③多次合理的外科扩大切除后切缘仍阳性。④病理检查显示广泛管内癌。

（6）前哨淋巴结活检术：循证医学Ⅰ级证据证实，乳腺癌前哨淋巴结活检（SLNB）是一项腋窝准确分期的微创活检技术。SLNB可准确评估腋窝淋巴结病理学状态，对于腋窝淋巴结阴性的患者，可安全有效地替代腋窝淋巴结清扫术（ALND），显著降低并发症，改善生活质量。

乳腺癌SLNB的流程包括适应证的选择，示踪剂的注射和术前淋巴显像，术中SLN的检出，SLN的术中和术后组织学、细胞学和分子生物学诊断，SLN阳性患者的腋窝处理及SLN阴性替代ALND患者的术后随访等。

3.手术合并症

（1）皮下积液：常是皮片固定不佳或引流不畅所致。

（2）皮瓣坏死：皮瓣剥离过薄或皮肤缝合张力过大所致，故皮肤缺损较大时，宜行植皮。

（3）患肢抬举受限：为皮下疤痕牵引所致，应鼓励患者早期功能锻炼。

（4）患肢水肿功能受限：腋窝淋巴结清扫术后，机体代谢机制不能保证正常淋巴引流时，所致的患肢淋巴水肿，治疗尚困难。

第三章　胃肠外科疾病

第一节　胃十二指肠疾病

一、胃十二指肠溃疡

胃十二指肠溃疡是极为常见的疾病，其发病率为2%～5%，它的局部表现是位于胃十二指肠壁的局限性圆形或椭圆形缺损。多发于男性，十二指肠溃疡发病年龄多在30岁左右，而胃溃疡发病年龄略偏大，在40～50岁。

（一）病因与发病机制

1.胃酸："没有胃酸就没有溃疡"。胃液酸度过高，激活胃蛋白酶致胃十二指肠黏膜"自家消化"可能是溃疡发生的重要原因。

2.胃黏膜屏障受损：药物（阿司匹林、皮质激素等）、缺血、反流的胆汁等作用所致。

3.神经精神因素、内分泌腺肿瘤等。

4.近年来的研究证明，幽门螺杆菌感染肯定是慢性胃炎的致病菌，与溃疡病和胃癌关系也极为密切。60%～80%的胃溃疡和70%～100%的十二指肠溃疡患者的胃窦部可检出Hp，血清学检查证实，这些人血清Hp抗体滴度较高。

（二）诊断

1.病史体征

（1）节律性上腹疼痛：十二指肠溃疡的疼痛特点是节律性较明显，与饮食关系密切，表现为餐后延迟痛（餐后3～4小时发作）、饥饿痛和夜间痛，疼痛多为烧灼痛、钝痛、锥痛，也可为剧痛。胃溃疡的疼痛则多无明显节律性，多在餐后1～2小时内发作，疼痛性质多为胀痛。十二指肠溃疡的疼痛还具有周期性发作特点，一般秋至早春为好发季节，疼痛持续数周后好转，间歇1～2个月而再发。

（2）临床体征：常仅有上腹深压痛。

2.辅助检查

（1）胃镜检查：除罕见的胃底大弯侧溃疡及壶腹后溃疡外，大多数溃疡均在现代纤维胃镜的良好视角范围内。内镜下见溃疡呈圆形或椭圆形；周边规则光整；基底平坦，覆盖白色或灰黄色苔膜；周围黏膜有不同程度的水肿、充血；可见黏膜皱襞向溃疡的纠集。为避免漏诊胃癌，应常规活检。

（2）X线检查：上消化道钡餐诊断溃疡的直接征象包括龛影、残存锁点、壶腹部变形，间接征象为壶腹部激惹征。精细的气钡双重对比造影可发现小而浅表的溃疡。

3.鉴别诊断

胃、十二指肠溃疡病应注意与胆石症、慢性胰腺炎等上腹其他脏器的慢性疾病相鉴别。

（三）治疗

1.手术治疗适应证

（1）溃疡急性穿孔。

（2）溃疡急性大出血。

（3）瘢痕性幽门梗阻。

（4）胃溃疡恶变。

（5）内科治疗无效的顽固性溃疡

① 有多年溃疡病史，发作频繁，病情渐加重，影响生活及全身营养状况者。

② 至少经一次严格的内科治疗，未能控制发作或短期内又复发者。

③ 过去有过穿孔和多次大出血的病史，而溃疡仍为活动性者。

④ 钡餐或胃镜检查发现溃疡很大、很深，或有穿透征象者。

⑤ 复合性溃疡、壶腹后溃疡、胼胝性溃疡。

（6）胃溃疡的手术适应证可适当放宽。

（7）在确定手术指征时尚应考虑社会因素，如患者的工作性质、生活环境、经济状况、就医条件等。

2.手术方式选择

（1）胃大部切除术：经典的胃大部切除术的切除范围包括胃体的大部分、整个胃窦部、幽门及十二指肠壶腹部。其治疗溃疡病的机制在于以下几点：

① 切除了胃窦黏膜，消除了由促胃液素所引起的胃酸分泌。

② 切除了大部分胃体，使神经性胃酸分泌也有所减少。

③ 切除了溃疡的好发部位。

④ 切除了溃疡本身。

胃大部切除术的消化道再建应以胃十二指肠吻合（Billroth Ⅰ式）为首选，若受限于局部解剖条件必须做Billroth Ⅱ式胃空肠吻合时，应尽量选用结肠后逆蠕动半口吻合。输入襻的长度在无张力的条件下距Treitz韧带6～8cm。武汉同济医院外科创立的幽门再造式胃大部切除术利用胃浆肌层组织瓣环绕胃十二指肠吻合口，有效地减少了吻合口的张力，也防止吻合口瘘，从而将十二指肠溃疡的Billroth Ⅰ式再建率从10%提高到80%。此术式有一定的克服食物的重力性排空及十二指肠、胃反流的作用。

（2）迷走神经切断术：胃迷走神经切断术治疗溃疡病的机制在于以下两点：

① 切断了迷走神经，消除了神经性胃酸分泌。

② 消除了出迷走神经引起的促胃液素分泌。胃迷走神经切断术几经进展，现多采用高选择性迷走神经切断术（又称壁细胞迷走神经切断术）。该术仅切断胃近端支配胃体、胃底部壁细胞的迷走神经，而保留胃窦部的迷走神经，从而在消除神经性胃酸分泌的同时，不会引起胃潴留，无须附加引流性手术。

目前，胃迷走神经切断术一般适用于无并发症的十二指肠溃疡。

二、胃十二指肠溃疡急性穿孔

胃十二指肠溃疡急性穿孔是胃十二指肠溃疡常见的严重并发症，也是临床最常见的急腹症之一。

（一）病因、病理

穿孔多发生在慢性溃疡的活动期，但急性溃疡穿孔也可占20%以上。穿孔多位于幽门附近的胃十二指肠前壁，尤以十二指肠壶腹部前壁偏小弯侧为最多见，绝大多数为单个穿孔。

恶变的胃溃疡及胃癌发生急性游离穿孔的比率占穿孔病例的1%～5%。

溃疡穿孔后，立即表现为急性弥漫性腹膜炎，初期为化学性的，数小时后发展为化脓性的。临床症状及体征的严重程度与外漏入腹腔的胃肠内容量有关。

（二）临床表现

一是80%～90%的患者有溃疡病史，近期有溃疡病症状加重史。

二是突发上腹剧烈疼痛，很快扩散到全腹，常伴有恶心、呕吐。

三是常有面色苍白、出冷汗、肢端发冷等休克症状。

四是全腹压痛及反跳痛，以上腹最为明显，腹肌强直（板状腹）。

五是腹式呼吸消失。肝浊音界缩小或消失，肠鸣音减弱或消失。渗液达500mL以上时可有移动性浊音。

（三）辅助检查

一是白细胞计数总数增多，中性粒细胞比例升高；血淀粉酶可轻度升高。

二是站立位腹部X线透视或平片约80%患者可见单侧或双侧膈下线状、新月状游离气体影。

三是腹部B超可发现腹腔积液。

四是腹腔穿刺可获胆汁着色液或脓性液体。

（四）鉴别诊断

1.急性胰腺炎

主要从现病史、气腹征、腹膜刺激征的严重程度及血尿淀粉酶测定等方面鉴别。

2.急性阑尾炎

胃十二指肠穿孔外溢的内容物可循右结肠旁沟流聚于右下腹，引起与急性阑尾炎相似的右下腹疼痛和压痛。鉴别要点为现病史、腹部体征、气腹征等。

（五）治疗

1.非手术治疗

（1）适应证

①症状较轻，一般情况较好的单纯性空腹小穿孔。

②穿孔已超过48小时，症状较轻，腹膜炎较局限，估计穿孔已自行黏堵者。

（2）治疗措施

①禁食、胃肠减压。

②输液及应用抗生素。

③可配合针刺等中医药疗法。

④密切观察，若治疗6～8小时后，症状、体征不见好转反而加重，应立即改用手术治疗。

2.手术治疗

（1）单纯穿孔缝合术：适用于穿孔时间较长、腹腔污染重、继发感染重及一般情况差、不能耐受复杂手术者。

（2）胃大部切除术：适用于穿孔时间在12小时之内，腹腔内炎症及胃十二指肠壁水肿较轻，一般情况较好，且溃疡本身有较强的根除指征（如幽门梗阻、出血、恶变可能、胼胝性溃疡、顽固性溃疡等）者。

（3）迷走神经切断加胃窦切除、穿孔缝合加高选择性迷走神经切断术等术式可视术者经验选用。

术中将腹腔积液尽量清除干净，并用生理盐水做腹腔冲洗（积液较局限时可不冲洗）。一般无须放置引流，但腹腔感染严重或穿孔修补不满意时应放置引流。

3.术后处理

应视腹腔感染程度适当延长禁食及胃肠减压时间。

三、胃十二指肠溃疡瘢痕性幽门梗阻

十二指肠壶腹部溃疡和胃幽门管溃疡的反复发作及修复所形成的瘢痕收缩可致胃出口梗阻。本病为胃十二指肠手术治疗的绝对适应证，约占溃疡病手术的10%。

（一）病因、病理

梗阻的发生包括三种病理机制：

1.幽门痉挛

溃疡活动期幽门括约肌的反射性痉挛。

2.幽门水肿

溃疡活动期溃疡周围炎性充血水肿。

3.瘢痕收缩

溃疡修复过程中瘢痕的形成及其收缩，也可因前两种因素同时存在而加重。

十二指肠溃疡后所致的瘢痕性幽门梗阻远较胃溃疡为多见。

瘢痕性幽门梗阻的病理结果为胃壁的代偿性肥厚及胃腔的扩大，主要的病理生理后果为低氯低钾性碱中毒。

（二）临床表现

一是突出的症状为呕吐，呕吐的特点为朝食暮吐、呕吐宿食；呕吐量大，一次可达1～2L；呕吐物有酸臭味，吐后自觉舒适，常有患者自行诱吐以缓解上腹胀满之苦。

二是体征：胃潴留的体征为上腹膨隆，可见胃型及胃蠕动波，可引出胃振水音。长期梗阻者可有消瘦、乏力、皮肤干燥、弹性消失、便秘及尿少等营养不良及失水体征。

三是合并碱中毒、低钙时，耳前叩指试验（Chvostek征）和上臂压迫试验可为阳性。

（三）辅助检查

1.胃镜检查

胃腔于空腹时潴留液增多，甚至可见残存宿食；幽门变形及变窄，镜管不能通过。

2.X线钡餐检查

胃高度扩大，胃张力减低，钡剂入胃后即下沉。若数小时后胃内仍有25%以上的残留钡剂，诊断即可成立。

（四）鉴别诊断

1.胃癌所致胃出口梗阻

病程较短，胃扩张程度较轻，胃型、胃蠕动波少见；多可触及肿块；胃镜及钡餐检查可资鉴别。

2.十二指肠壶腹部以下梗阻性病变

十二指肠肿瘤、十二指肠淤滞症等所致的十二指肠梗阻，呕吐物中多含有胆汁。X线钡餐可确立梗阻部位。

（五）治疗

1.非手术疗法

非手术疗法适于因活动性溃疡并发幽门水肿及痉挛所致的幽门梗阻或为手术治疗做准备。

（1）禁食，胃肠减压，必要时以温生理盐水洗胃3～7天。

（2）抗酸、解痉及用胃动力药物。

（3）纠正水、电解质失衡。

（4）全肠外营养支持及适量输血。

2.手术疗法

（1）胃大部切除术：适于胃酸高、溃疡疼痛症状较重的年轻患者。

（2）胃窦切除加迷走神经切断术及幽门成形加迷走神经切断术：可按术者经验选用。

（3）胃空肠吻合术：适用于年老体弱、全身情况差者。

四、胃十二指肠溃疡大出血

胃十二指肠溃疡大出血系指有明显出血症状的大出血，即表现为大量呕血或柏油样大便，血红蛋白值明显下降，以致发生循环动力学改变者。胃十二指肠溃疡大出血为上消化道大出血最常见的原因。5%～10%的胃十二指肠溃疡大出血需要手术干预。

（一）病因、病理

发生大出血的溃疡多位于胃小弯或十二指肠后壁，并以十二指肠后壁溃疡为多见。出血是溃疡的侵蚀导致基底部血管破裂，大多数为中等动脉出血。胃小弯溃疡出血常来自胃右、左动脉的分支，而十二指肠后壁溃疡的出血则多来自胰十二指肠上动脉或胃十二指肠动脉及其分支。血管的侧壁破裂较之断端出血不易自止。有时由于大出血后血容量减少、血压降低，血管破裂处凝血块形成，出血能自行停止，但约有30%病例可出现第二次大出血。

（二）临床表现

1.症状

（1）急性大呕血和（或）柏油样便是胃十二指肠溃疡大出血的主要症状，多数患者可仅有柏油样便；大量迅猛的十二指肠溃疡出血者黑便的色泽可较鲜红。可伴有乏力、心慌甚至晕厥等失血症状。

（2）休克：当失血量超过800mL时，可出现明显休克现象，如出冷汗、脉搏细速、呼吸浅促、血压降低等。

2.体征

腹部常无明显体征，可能有轻度腹胀，上腹部相当于溃疡所在部位有轻度压痛，肠鸣音增多。

（三）实验室检查

持续检测血红蛋白、红细胞计数和血细胞比容均呈进行性下降趋势。

（四）鉴别诊断

无典型溃疡病史者，应与食管曲张静脉破裂所致的大出血、胃癌出血、应激性溃疡出血及急性胆道出血等鉴别。鉴别有困难时应尽力争取做急诊胃镜检查。

（五）治疗

1.非手术治疗

（1）保证胃管引流的通畅，便于准确估测出血量及向胃腔内给药。为此，有必要用多达1000mL的10℃的生理盐水反复冲洗胃腔，直至抽出的液体不含凝血块为止，并将胃管调节至最佳引流位置。

（2）可供胃腔内局部给予的止血药物的单一剂量为去甲肾上腺素8～10mg、凝血酶2000～5000U、云南白药3g。视情况可在3～4小时后重复给予。

（3）全身性用药除常规性止血药外，还可选用巴曲酶(立止血)、去氨加压素(弥凝)。

（4）常规给予质子泵抑制剂（PPI），必要时可应用奥曲肽以减少内脏血流量及胃腺的分泌，

（5）有条件及患者情况允许时，可考虑急诊胃镜止血和（或）超选择性动脉栓塞术止血。

2.手术治疗

（1）手术指征

① 出血甚剧，短期内即出现休克。

② 经短期（6～8小时）输血（600～900mL）后，血压、脉搏及一般情况未好转；或虽一度好转，但停止输血或输血速度减慢后，症状又迅速恶化；或在24小时内需要输血量超过1000mL才能维持血压和血细胞比容者，均说明出血仍在继续，应迅速手术。

③ 不久以前曾发生过类似的大出血。

④ 正在进行胃十二指肠溃疡药物治疗的患者，发生了大出血。

⑤ 患者年龄在60岁以上或伴有动脉硬化症的胃十二指肠溃疡的大出血。

⑥ 同时存在瘢痕性幽门梗阻或并发急性穿孔。

（2）手术方式

尽量采用包括溃疡在内的胃大部切除术。在切除溃疡有困难而予以旷置时，应贯穿缝扎溃疡底出血动脉或结扎其来源动脉（胰十二指肠动脉、胃十二指肠动脉等）。迷走神经切断加引流术（幽门成形或胃空肠吻合术）或迷走神经切断加胃窦切除术可按术者的经验选用，同样应注意对出血灶的贯穿缝扎。

五、急性胃黏膜病变

急性胃黏膜病变指位于胃和十二指肠的急性表浅性黏膜糜烂和溃疡。由于其定义一直存在争议，有多种不同的名称，如应激性溃疡综合征、急性消化性溃疡、糜烂性胃炎、出血性胃炎、Curling溃疡（继发于烧伤）、Cushing溃疡（继发于脑外伤）等。纤维胃镜广泛应用以来，发现急性胃黏膜病变并不少见，可占上消化道出血临床病例的20%～25%。

（一）病因病理

急性胃黏膜病变好发于严重创伤、大面积烧伤、全身性化脓性感染、持续性低血压、休克、慢性肺功能衰竭、多器官衰竭等危重病症，也常见于服用非激素性抗炎药，如阿司匹林、吲哚美辛，以及乙醇或大量、长期应用肾上腺皮质激素的患者。

急性胃黏膜病变的典型病理改变包括两类：病变未侵及黏膜肌层的黏膜缺损（糜烂）和病变深度超过黏膜肌层的急性溃疡。

继发于严重外伤、有并发症的大手术后、慢性严重疾病者，多发生在胃体和胃底部，呈多数黏膜糜烂或表浅溃疡；继发于脑外伤者，好发部位可从食管、胃到十二指肠；大面积烧伤者则多出现单个或多个的胃十二指肠急性溃疡；在服用非激素性抗炎药，如阿司匹林、吲哚美辛等之后的病变多位于胃小弯。溃疡一般较小，直径多在1.0cm以下。

发病机制与胃黏膜缺血、胃酸分泌过多、胆汁反流、药物等因素所致的胃黏膜屏障损害有关，多种神经、体液因素参与发病；不同诱因所致的发病及病变也不尽一致。

（二）诊断

突出的临床表现为在严重外伤、烧伤、大手术或严重疾病过程中，突然发生上消化道大出血或出现急性腹痛和腹膜炎症状。大出血较穿孔远为多见，此类出血常不伴有腹痛，且多呈间歇性。

由丁溃疡表浅，胃｜二指肠钡餐检查阳性率仅为5% ～ 10%。纤维胃镜可明确病变性质及范围，并可确定出血的部位。在纤维胃镜不能确诊的情况下，可考虑做选择性胃左动脉造影。

（三）治疗

1.非手术治疗

（1）积极治疗原发疾病，预防急性胃黏膜病变的发生：纠正缺水；纠正凝血机制紊乱；输新鲜血；常规应用质子泵抑制剂；抽空胃液和反流的胆汁，必要时应用抗酸药物以中和胃酸；慎用可以诱发急性胃黏膜病变的药物，如阿司匹林、肾上腺皮质激素等；应用大量的维生素A、生长抑素和全肠外营养治疗等。

（2）已经发生胃肠道出血时的治疗措施

① 输血。

② 持续胃肠吸引。

③ 给抗酸药物、质子泵抑制剂。

④ 用止血药。

⑤ 用冰盐水洗胃有较好的止血作用。

⑥ 有条件时，可采用选择性动脉插管（胃左动脉、肠系膜上动脉）行神经垂体升压素灌注疗法。

2.手术治疗

如经过积极非手术治疗出血仍不能止住和（或）并有消化道穿孔时，应迅速采用手术疗法。如溃疡位于胃近侧或十二指肠，可选用缝合止血后做迷走神经切断加胃空肠吻合术；如溃疡位于胃远侧，可选用迷走神经切断加胃窦切除术，也可做胃大部切除术。全胃切除术仅限于大片黏膜的广泛出血，而第一次手术又未能止血者。穿孔可采用单纯缝合手术。

六、复发性溃疡

溃疡复发是胃部分切除术的重要并发症，因其多见于吻合口之空肠侧，故多称为吻合口空肠溃疡或吻合口溃疡，也有称为边缘性溃疡者。

（一）病因病理

复发性溃疡可早于术后即期（一个月之内），亦可迟至术后10余年后；然多于术后两年之内出现。溃疡多为圆形或椭圆形，最多见于吻合口对侧的空肠壁，其次为吻合口边缘空肠侧，胃壁上的复发少见。

复发性溃疡易并发出血、穿孔，尤其是慢性穿透性多见，由此并发胃-空肠-结肠瘘，其或外瘘。

胃酸过多仍是溃疡复发的基本因素，其原因可为以下几点：

1.手术方法或技术上的欠缺

（1）单纯胃空肠吻合术。

（2）胃切除量不足。

（3）Bancroft溃疡旷置法残留胃窦黏膜。

（4）空肠输入襻过长、输入输出襻间的侧侧吻合（Braun吻合）、胃空肠Y式吻合。

（5）迷走神经切断术加胃空肠吻合或半胃切除术时迷走神经切断不完全。

2.患者的强溃疡素质。

3.促胃液素瘤（Zollinger-Ellison综合征）、多发性内分泌腺瘤病等。

（二）临床表现

1.上腹疼痛

疼痛较重（尤其是夜间），但部位与胃十二指肠溃疡不同，也多无节律性。

2.并发症多见

（1）出血：多表现为柏油样便或粪便潜血强阳性，多有贫血症状。

（2）穿孔：常见为慢性穿孔，与邻近器官包裹形成炎性肿块，甚或穿透形成内瘘或外瘘。急性游离穿孔偶见。

（3）胃-空肠-结肠瘘：腹泻，粪便中含未消化食物及脂肪滴增多，嗳气时有粪臭味，呕吐物可含粪渣，极度消瘦。

（三）辅助检查

1.X线检查

钡餐检查虽溃疡龛影的显现率不太高，但多数病例可见吻合口周边的缩窄、排空障碍等。钡剂灌肠是确诊胃-空肠-结肠瘘的最可靠方法，钡剂在外部压力的推送下，易于经小瘘孔由横结肠进入胃和（或）空肠。

2.胃镜检查

除可见吻合口周边的充血、水肿、糜烂等病变外，多数病例还可直接看到溃疡。

3.血清促胃液素测定

空腹血清促胃液素＞1000ng/L（1000pg/mL）可确诊为促胃液素瘤。可疑病例可进一步做胰泌素刺激试验。

4.胃放射性核素扫描

胃黏膜有浓集^{99m}Tc的特性。若原十二指肠残端部位有^{99m}Tc积聚，提示有胃窦黏膜的残留。

（四）治疗

1.非手术疗法

原手术方式方法无不当之处、症状较轻或年龄较大、无严重并发症者，可先行内科治疗（按胃十二指肠溃疡病治疗）。

2.手术治疗

（1）手术指征

① 原术式或操作方法有缺陷。

② 有出血、穿孔、内瘘等严重并发症。

③ 有其他致溃疡因素存在。

（2）手术方式：取决于前次手术方法、复发溃疡的范围及部位、有无致溃疡损害及患者的状况等。

① 原单纯胃空肠吻合术：可加做胃迷走神经切断术或改做胃大部切除术。

② 切除范围不足：再次胃部分切除术。

③ 胃窦黏膜残留：十二指肠残端胃窦黏膜切除。

④ 原迷走神经切断术：改做胃大部切除术或再次彻底的迷走神经切断术。

⑤ 促胃液素瘤：全胃切除术。

第二节　肠疾病

一、肠梗阻

肠梗阻指不同病因导致肠内容物在肠道中通过受阻，是常见的急腹症。肠管长度达6～7米，引起梗阻的原因也多种多样，因而肠梗阻的临床病象复杂多变，不仅表现为肠道局部病理及功能障碍，还继发全身一系列病理生理改变，甚而危及生命。

（一）分类

1.按发生的基本原因分类

（1）机械性肠梗阻：肠腔内外的机械性因素所致的阻塞。

① 肠腔堵塞：如蛔虫团、粪石、胃石、异物、大胆石、肠套叠、放射性损伤等所引起的肠腔狭窄。

② 肠管受压：如肠扭转、粘连带压迫、嵌顿疝、肠外肿瘤压迫等。

③ 肠壁病变：如肠道肿瘤、肠炎性疾病、先天性巨结肠等。

（2）动力性肠梗阻：神经反射或毒素刺激致肠壁平滑肌功能紊乱而导致的梗阻。

① 麻痹性肠梗阻：如急性腹膜炎、腹部大手术、腹膜后血肿或感染所致的肠麻痹。

② 痉挛性肠梗阻：如肠功能紊乱、慢性铅中毒时的肠痉挛。

（3）血运性肠梗阻：肠管血运障碍（肠系膜血管栓塞或血栓形成）所致的肠管失去功能。

2.按肠壁有无血运障碍分类

（1）单纯性肠梗阻：无肠管血运障碍。

（2）绞窄性肠梗阻：有肠壁血运障碍。

3.按梗阻部位高低分类

（1）高位肠梗阻：指空肠上段以上的梗阻。

（2）低位肠梗阻：指回肠末段和结肠的梗阻。

4.按发病的急缓分类

（1）急性肠梗阻：发病较急，进展较快。

（2）慢性肠梗阻：发病较缓，进展较慢；可呈反复发作。

5.按梗阻的程度分类

（1）完全性梗阻：梗阻为完全性。

（2）不完全性（部分性）梗阻：梗阻为不完全性。

6.其他

闭襻性梗阻是指某段肠管两端完全阻塞，称为闭襻性梗阻，如肠扭转、嵌顿疝、绞窄性内疝等所形成的肠梗阻。

上述分类在肠梗阻的病程中可因一定的条件而互为转化。

（二）病理

1.肠管的病理变化

梗阻上段肠管蠕动增强，肠腔积气、积液而膨胀；高度膨胀时，肠壁变薄并继而出现肠壁血运障碍，甚至坏死、穿孔。

2.全身性病理生理改变

（1）因呕吐、肠腔积液、腹膜渗出等致大量体液丧失而引起水、电解质紊乱和酸碱失衡。

（2）梗阻肠段细菌的大量繁殖及细菌移位造成感染（腹膜炎）及中毒。

（3）以上两大病理生理改变的进一步发展导致休克，急性呼吸、循环及肾功能不全，终致多器官系统功能衰竭。

（三）临床表现

肠梗阻的四大临床表现是腹痛、呕吐、腹胀、停止自肛门排气排便。这四大表现可因肠梗阻的原因、部位、是否为绞窄性、发病的急缓等而有程度的不同。

1.腹痛

机械性肠梗阻为阵发性绞痛。剧烈的持续性腹痛提示有绞窄性病变。与阵发性腹痛相伴随的体征有肠型、肠蠕动波及肠鸣音亢进（连续高亢的肠鸣音、气过水音、金属音）。麻痹性肠梗阻则腹痛不显著，肠鸣音减弱甚至消失。

2.呕吐

早期为反射性呕吐。后期则视梗阻部位的高低而有呕吐程度及呕出物的不同：梗阻部位越高，呕吐出现越早、越频繁，呕出物主要为胃和十二指肠内容物，味酸而苦；低位梗阻时呕吐出现较晚且少，呕出物可呈粪样，带甜味。麻痹性肠梗阻时的呕吐多呈溢出性；若呕吐物呈棕褐色或为血性，提示肠管血运障碍。

3.腹胀

腹胀的程度与梗阻的部位及病程的长短有关。高位肠梗阻无明显腹胀，腹胀不对称提示肠扭转等闭襻性梗阻。

4.停止自肛门排气排便

完全性肠梗阻发生后多无排气排便。但应注意，梗阻早期及高位梗阻者，肠内残余的粪便及气体可自行或在灌肠后排出。血性黏液便提示绞窄性肠梗阻及肠套叠、肠系膜血管栓塞等血运性肠梗阻。

5.直肠指诊

直肠肿瘤、极度发展的肠套叠的套头以及盆腔肿块可被触及；指套有脓、血性附着物提示肿瘤、肠套叠、肠扭转、肠管血运障碍等可能。

（四）辅助检查

1.实验室检查

（1）病程后期可有因缺水、血液浓缩所致的血红蛋白值及血细胞比容升高、尿比重升高。

（2）白细胞计数及中性粒细胞比例升高。

（3）血气分析可有酸中毒表现。

（4）呕吐物及粪便检查是否有血性成分。

2.X线检查

腹部X线透视或平片观察，积气肠襻及多个阶梯样液平面是肠梗阻的X线特征，一般梗阻形成后的4～6小时即可查出肠腔内积气。直立体位检查有困难时，也可取侧卧位。可疑低位梗阻（如回结型肠套叠、乙状结肠扭转、结肠肿瘤等）时，可考虑做钡剂灌肠检查。

（五）治疗

1.基本治疗

（1）禁食、胃肠减压：一般使用较粗口径的鼻胃管，若采用"M-A"管并能放置至梗阻部位则效果更好。有效的胃肠减压能减少肠腔内积液积气，降低肠腔内压，从而改善肠壁血循环，减轻腹胀，减少肠腔内细菌和毒素量。

（2）纠正水、电解质和酸碱平衡紊乱：输液的种类和容量应根据呕吐情况、缺水类型及程度、血液浓缩程度、尿量及尿比重、血电解质测定、血气分析及中心静脉压监测情况综合分析计算。不但要补充呕吐、胃肠减压等外丢失量，还要充分考虑到渗出至肠腔、腹腔等所谓"第三间隙"的内丢失量。要注重酸中毒的纠正及钾的补充。病程后期尚应注意血浆或全血的补给。

（3）防治感染和中毒：适时合理应用抗生素可防止因梗阻时间过长而继发的多种细菌感染（如大肠杆菌、芽孢杆菌、链球菌等）及细菌毒素的产生。一般选用以抗革兰阴性杆菌为主的广谱抗生素。

（4）对症处理：适当应用镇静剂、解痉剂，麻醉性止痛剂只能在确定手术治疗后使用。

2.手术治疗

对各种类型的绞窄性肠梗阻（如嵌顿疝、肠扭转、肠系膜血管阻塞等）、肿瘤、先天性肠道畸形等所致的肠梗阻以及非手术治疗无效者应手术治疗。具体手术方法要根据梗阻的病因、性质、部位及患者的全身情况而定。总的原则是在最短的时间内，以最简单的方法解除梗阻或恢复肠道通畅。

（1）解除梗阻因素：如粘连松解术，肠套叠、肠扭转复位术，肠切开异物取除术等。

（2）肠切除肠吻合术：肿瘤、坏死肠襻、炎性狭窄等应予切除。小肠肠段切除应同时吻合再建。

（3）肠襻坏死的判断

①肠壁已呈黑色。

②肠管塌陷，已失去张力和蠕动能力；或肠管麻痹扩张，对刺激无收缩反应。

③相应的肠系膜终末小动脉无搏动。

④可疑坏死肠襻经肠系膜根部普鲁卡因封闭、热敷等处理或回纳腹腔观察10～30分钟后无好转征象。

（4）旁路手术：对梗阻病因病变既不能简单解除又不能切除者，如已浸润固定的晚期肿瘤、黏结成团的肠襻等，可做梗阻近、远端肠襻的侧侧吻合术。

（5）肠造口或肠外置术：全身情况极差的急性结肠梗阻，特别是左半结肠梗阻，宜分期手术处理。一期手术先行梗阻近侧肠造口（盲肠、横结肠、乙状结肠造口）；病变若能简单切除，则可切除，远侧断端可予封闭（须确认其远侧无梗阻因素），也可同时提出做双口造口。全身情况一般尚可或经过适当准备者，可以考虑一期右半结肠切除。

3.非手术解除梗阻疗法

对单纯性、不全性、粘连性肠梗阻，可试行非手术疗法解除梗阻。

（1）经胃管注入生植物油脂。

（2）低压空气灌肠复位肠套叠。

（3）经乙状结肠镜插管复位乙状结肠扭转。

（4）腹部按摩或颠簸疗法等。

非手术疗法治疗期间，应密切观察，若症状休征无好转甚而加重，应中转手术治疗。对麻痹性或痉挛性肠梗阻，除基本治疗外，主要针对病因治疗。

二、肠结核

结核杆菌在肠道所引起的慢性特异性感染称肠结核，多见于青壮年，女性患病略多于男性。肠结核所致的肠管狭窄、炎性肿块以及肠穿孔须外科治疗。

（一）病理

肠结核多继发于肺结核，不少病例与腹腔结核、肠系膜淋巴结结核并存。肠结核好发部位为回肠末段和回盲部。肠结核在病理形态上可分为溃疡型和增生型两类，混合型则为这两型病变相互掺杂。

1.溃疡型肠结核

多发于回肠末段。病理特点为肠壁淋巴小结的干酪性坏死、脱落而形成沿肠管横轴发展的深浅不一、大小不等的溃疡。易引起局部粘连、狭窄、内外瘘等并发症。

2.增生型肠结核

多局限于回盲部。病理特点为黏膜下大量结核性肉芽肿和纤维组织增生而致肠管壁增厚及变硬，易形成局部包块。

（二）临床表现

1.症状

（1）全身症状：食欲缺乏、体弱、消瘦、午后低热、盗汗等。增生型者全身症状较轻。

（2）腹部症状：①以右下腹和脐周为甚的慢性腹部隐痛，常于进食后加重而排便后减轻。②腹泻或腹泻与便秘交替。③病变侵及结肠后大便含黏液及脓血。④发展至肠梗阻时，有阵发性绞痛。⑤肠穿孔时有相应的急性腹膜炎症状。

2.腹部体征

右下腹轻度压痛，肠鸣音活跃；增生型者多可在右下腹扪及固定的、有轻度压痛的包块；合并肠梗阻时右下腹可有肠型、肠鸣音高亢等体征。

（三）辅助检查

一是血常规示贫血，红细胞沉降率增快，可行痰及粪便的结核杆菌检查。

二是胸部X线片可示是否有肺结核。

三是钡餐小肠造影及钡剂灌肠见相应肠腔狭窄变形、黏膜紊乱、充盈缺损等征象。

四是结肠镜检查可明确回盲部或结肠结核的诊断。

（四）治疗

1.内科抗结核治疗

常用药物有异烟肼，日剂量0.3～0.4g；利福平，日剂量0.45～0.6g；乙胺丁醇，日剂量0.75～1.0g；对氨水杨酸（PAS），日剂量8～12g；链霉素，日剂量0.75～1.0g。采用二联或三联用药，除PAS宜分次口服外，其余口服药均可一次顿服。疗程6个月至1年，同时应注意支持疗法及护肝治疗。

2.外科治疗

（1）适应证

① 回盲部增生型结核包块。

② 肠梗阻。

③ 急性穿孔。

④ 保守治疗无效的大出血。

⑤ 肠外瘘。

（2）术前准备

对有活动性肺结核或其他肠外结核者应进行一定疗程的抗结核治疗；加强支持治疗，改善全身情况。

（3）手术原则

视病变部位及局部病理改变做相应的肠段切除、右半结肠切除或引流术等，并应继续抗结核治疗。

三、伤寒肠穿孔

肠穿孔是伤寒病的严重并发症，发生率为2% ～ 3%，病死率较高。

（一）病理

肠伤寒病变最显著部位为末段回肠，肠壁的淋巴结发生坏死，黏膜脱落形成与肠纵轴相平行的溃疡。穿孔与溃疡形成的期间一致，多在伤寒病程的2 ～ 3周。80%的穿孔发生在距回盲瓣50cm以内；多为单发，多发穿孔占10% ～ 20%。

（二）临床表现

1.伤寒病的临床表现

（1）持续性高热。

（2）表情淡漠。

（3）相对缓脉。

（4）脾大。

（5）皮肤玫瑰疹。

2.肠穿孔症状及体征

（1）病程2 ～ 3周后，突发右下腹痛，迅速弥散至全腹。

（2）右下腹及全腹明显压痛。

（3）肠鸣音消失。

（4）部分病例穿孔前有腹泻或便血史。

（三）辅助检查

1.实验室检查

白细胞计数迅速升高，血清肥达反应阳性，大便病原菌培养阳性。

2.X线检查

腹部平片或透视约2/3病例可发现气腹。

（四）治疗

伤寒肠穿孔确诊后应及时剖腹手术。手术原则为穿孔修补缝合术，并应对术中发现的其他肠壁很薄接近穿孔病变处做浆肌层缝合，以防术后新的穿孔。对病变严重或多发穿孔，可考虑缝合穿孔后加做病变近侧回肠插管造口术。肠切除应严格限制于穿孔过多、并发肠道大出血、患者全身情况允许等少数病例。术后均应放置引流并继续对伤寒病的治疗。

四、阿米巴病肠穿孔

严重的肠阿米巴病可发生较深的溃疡而引致肠穿孔，发生率为1%～4%，病死率较高。

（一）病理

肠阿米巴病的溃疡一般较浅，但有急剧痢疾症状者溃疡较深，易于穿孔。穿孔多位于盲肠、阑尾及升结肠，其次为直肠乙状结肠交界处。穿孔常很大，可为单发或多发，常伴有成片肠壁坏死；但也有的穿孔很小，或为慢性穿孔，以局限性腹腔感染和脓肿为病理表现。

（二）临床表现

1.肠阿米巴病表现

易发生肠穿孔的肠阿米巴病多为急重型（暴发型），表现有恶寒、高热；腹泻每日达10次以上，粪便为水样、奇臭；里急后重和腹部压痛明显；常伴有失水、脉速等毒血症症状。直肠指诊可扪及直肠黏膜溃疡病变及指套有脓血便附着。

2.肠穿孔表现

（1）突发右下或左下腹痛，迅速弥散至全腹。

（2）全腹明显压痛。

（3）肠鸣音消失。

（三）辅助检查

1.实验室检查

白细胞计数迅速升高，大便或直肠指诊指套附着物涂片阿米巴滋养体阳性。

2.X线检查

腹部平片或透视约1/2病例可发现气腹。

（四）治疗

急性阿米巴病肠穿孔应及时手术处理。若全身情况允许，应将病变明显的肠段切除，近、远两断端均做造口，不宜做一期吻合。若全身情况极差或局部病变不易切除，可将穿孔处结肠外置造口。腹腔均应放置引流。术后继续抗阿米巴及抗感染治疗。

五、急性出血坏死性小肠炎

急性出血坏死性小肠炎是一种好发于小肠的局限性急性出血性炎症，以急性腹泻、便血、发热、呕吐及腹胀为主要临床表现，重症者出现败血症、中毒性休克或肠穿孔等并发症。

（一）病因和发病机制

病因尚未完全清楚，有关因素如下：

1.感染

C型厌气性Welch梭状芽孢杆菌能产生一种蛋白质外毒素称β毒素，现认为与本病发病有关。该菌为一专性厌氧菌，其产生的β毒素影响肠壁微循环，使肠黏膜充血、水肿、坏死，甚至穿孔。

2.胰蛋白酶减少或活性降低

胰蛋白酶能降解Welch梭状芽孢杆菌产生的β毒素，对防止本病的发生起到重要的作用。长期低蛋白饮食，进食大量甘薯、大豆等含有耐热性胰蛋白酶抑制因子的食物，可使胰蛋白酶活性和浓度降低。

3.饮食不当

饮食不当使肠道生态学发生改变，有利于Welch梭状芽孢杆菌大量繁殖，并有利于β毒素致病。

4.变态反应

由于本病起病后迅速发生肠出血、坏死，病变肠组织血管壁内纤维素样坏死及嗜酸粒细胞浸润，有学者认为本病的发生与变态反应有关。

（二）病理

病变主要在空肠和回肠，有时可累及结肠。肠道病变范围可局限，亦可呈多发性，主要为坏死性炎性病变。肠黏膜广泛出血、斑片状或大片坏死、溃疡形成，表面覆盖灰绿色假膜，病灶周围有大量嗜酸粒细胞、中性粒细胞及单核细胞的浸润，自黏膜下层开始，随病变的扩大，可向肌层及浆膜层发展，甚至溃疡穿孔引起腹膜炎。肠外器官有时亦发生病变，如腹腔血性浑浊渗液、肺水肿、肺出血和颅内出血等。

（三）临床表现

1.症状

（1）骤起发病。

（2）急性腹痛，多呈持续性隐痛伴阵发性加剧，以上中腹和脐周为甚。

（3）腹泻和便血，腹泻每日数次至10余次，黄色水样便或血水便，甚至有鲜血便或暗红色血块；便中可混有糜烂组织，有腥臭味。

（4）恶心、呕吐，呕吐物可为胆汁或呈咖啡样、血水样。

（5）全身中毒症状：起病时可有寒战、发热，一般38 ~ 39℃，少数可更高。全身虚弱无力、面色苍白，重者神志不清、抽搐、昏迷，并有酸中毒和中毒性休克等。

2.腹部体征

腹胀显著，压痛明显，可有反跳痛。肠鸣音一般减弱，有腹水时可叩出移动性浊音。

（四）实验室检查

一是白细胞升高可达12×10^9 ~ 20×10^9/L，中性粒细胞增多伴核左移，甚至出现中毒颗粒。

二是粪便检查有血便或潜血强阳性，有脓细胞。

（五）X线检查

腹部平片可见肠腔明显充气、扩张及液平。动态观察可发现肠壁积气、门静脉积气及向肝内呈树枝状影像，以及腹腔积液或积气征象等。

（六）鉴别诊断

1.中毒性细菌性痢疾

流行季节多见，突然发热、腹痛、腹泻及脓血黏液便，大便涂片和细菌培养有助于确诊。

2. 急性克罗恩病

亚急性起病，高热、寒战，右下腹痛，腹泻，常无脓血黏液便，约 1/3 病例可出现右下腹或脐周腹块。诊断依靠胃肠钡餐、钡剂灌肠和内镜检查。

3. 肠套叠

一般情况较好，无频繁腹泻，常可触及腊肠样包块。

（七）治疗

1. 内科治疗

内科治疗主要是支持疗法、纠正水和电解质紊乱、控制感染和防治休克。

（1）一般治疗：卧床休息、禁食，腹胀明显者可行胃肠减压。

（2）纠正水电解质紊乱及肠外营养治疗：补液应以葡萄糖溶液为主，占 2/3 ~ 3/4，生理盐水占 1/4 ~ 1/3；肠外营养治疗可使胃肠分泌减少；大量便血者应补给全血。

（3）首先应用广谱抗生素、甲硝唑，再根据细菌培养结果选择相应抗生素。

（4）抗休克：有休克发生则应及时予抗休克治疗，迅速扩容，保持有效循环血量，改善微循环，并适当应用血管活性药物，酌情使用肾上腺皮质激素。

（5）抗血清治疗：采用 Welch 杆菌抗血清 42000 ~ 85000U 静脉注射，有较好疗效。

2. 手术治疗

（1）适应证

① 有明显腹膜炎表现，或腹腔穿刺有脓性或血性渗液、怀疑有肠坏死或肠穿孔。

② 反复大量肠出血，保守治疗无效。

③ 肠梗阻及腹膜炎表现经非手术治疗不能缓解，反而加重。

④ 不能排除其他以下几点手术解决的急腹症。

（2）手术方式

① 肠坏死、穿孔、大出血：若病变较集中或局限，可做病变肠段切除术；若病变过于广泛或全身情况太差，应避免做过多小肠切除，可将病变最严重部分切除并做肠造口，留待二期手术处理。

② 术中若无肠坏死、穿孔、大出血等病变发现，可用 0.5% 普鲁卡因做肠系膜根部封闭。

（3）术后应继续进行积极的内科治疗。

第三节　阑尾疾病

一、急性阑尾炎

（一）病因

阑尾为一细长而管腔狭小的盲管，阑尾腔的机械性梗阻是诱发阑尾急性炎症的主要病因。阑尾腔阻塞后，黏液分泌增多、腔内压力升高致血运发生障碍，阑尾壁充血、水肿，甚至坏死、穿孔。此外，胃肠道疾病（急性胃肠炎、炎性肠病、血吸虫病等）直接蔓延至阑尾，或引起阑尾管壁肌肉痉挛，使其血运障碍引起炎症。同时，在机体或局部抵抗力降低时，阑尾也可因细菌入侵而引起炎症。

（二）病理

1.急性单纯性阑尾炎

表现为黏膜充血、水肿，中性粒细胞浸润，黏膜面可能出现小的出血点和溃疡。浆膜面也可充血水肿。

2.急性化脓性阑尾炎

亦称蜂窝织炎阑尾炎，此时炎症加重。阑尾肿胀显著，浆膜面高度充血，有脓性渗出物附着，壁内可有小脓肿形成，腔内亦有积脓，阑尾周围肠腔内有稀薄脓液，形成局限性腹膜炎。

3.坏疽及穿孔性阑尾炎

病变进一步加重，阑尾壁坏死或部分坏死，呈暗紫色、灰黑色。穿孔的部位多在阑尾近端，若在穿孔前已被大网膜包裹，便形成阑尾周围脓肿，否则穿破至腹腔引起急性弥漫性腹膜炎。

（三）临床表现

1.症状

（1）腹痛：多起于上腹部或脐周，多为持续性钝痛，可有阵发性加重；数小时乃至24小时后，腹痛转移并固定在右下腹部。这种转移性右下腹痛是急性阑尾炎的典型症状。阑尾位置不同，其腹痛部位也有区别，如盲肠后位在侧腰部、盆腔位阑尾炎痛在耻骨上区、高位阑尾炎在右上腹部等。在急性腹痛过程中，一旦腹痛突然减轻，常为阑尾穿孔

（阑尾腔内压力锐减所致），但全身症状和局部体征并不减轻，并且疼痛减轻后不久又逐渐加剧。

（2）胃肠道症状：恶心、呕吐常出现在病程早期，盆腔位阑尾炎可刺激直肠、膀胱引起腹泻、尿痛症状。弥漫性腹膜炎时可致麻痹性肠梗阻。

（3）全身反应：早期可有乏力、头痛等。急性单纯性阑尾炎体温一般在37.5～38℃，化脓性常伴寒战、高热，体温在38.5～39℃以上。如并发门静脉炎可出现黄疸。老年人反应性低，体温可不太高，小儿体温多在38℃以上。体温升高一般发生在腹痛以后。

2.腹部体征

（1）右下腹压痛：炎症仅局限于阑尾本身时，压痛点通常位于McBurney点（髂前上棘与脐连线中外1/3交界处）或Lanz点（两侧髂前上棘右1/3点），一旦炎症扩散至阑尾以外部分，压痛范围随之扩大，但仍以阑尾部位压痛点为最剧。相应部位可有反跳痛。

（2）腹肌紧张：早期检查时有右下腹肌肉抵抗感，若有穿孔和腹膜炎，则出现右下腹肌强直，范围扩大。

3.其他体征

（1）间接压痛（Rovsing征）：左下腹部加压时，结肠内气体被挤入盲肠，刺激发炎的阑尾而引起右下腹痛。

（2）腰大肌试验：患者取左侧卧位，右腿伸直或过度后伸，在盲肠后位的急性阑尾炎时，腰大肌因受刺激而致痛。

（3）直腿抬高试验：用手按压在右腰部压痛点，患者的右腿伸直抬高时，若为盲肠后位阑尾则感疼痛加剧。

（4）闭孔内肌试验：患者平卧，右腿屈曲，转动髋关节，可引起下腹痛，见于阑尾盆腔位靠近闭孔内肌。

（5）右下腹三角形皮肤感觉过敏区（Sherren三角区）：急性阑尾炎早期，阑尾腔梗阻时，右下腹的胸10～12神经分布点范围内有皮肤过敏现象，通常在髂嵴最高点，右耻骨结节和脐孔构成的三角形内，称Sherren三角。在阑尾已穿孔或坏死后，皮肤过敏现象可随即消失。

（6）Deaver征：深呼吸或咳嗽时引起右下腹痛。

（7）直肠指诊：盆腔位阑尾时，直肠右前壁有触痛；如有盆腔脓肿时，可触及痛性肿块。

（四）辅助检查

1.实验室检查

白细胞总数及中性粒细胞数升高。单纯急性阑尾炎白细胞计数在 12×10^9/L左右，中性粒细胞在0.8以上；化脓坏疽性阑尾炎白细胞计数在 $15 \times 10^9 \sim 20 \times 10^9$/L左右，中性粒细胞在0.95以上。

2. X线检查

对不典型急性阑尾炎有一定帮助，可表现为以下几点：

（1）回肠末端反射性肠腔积气积液。

（2）阑尾区条索状气影。

（3）部分患者可发现阑尾结石。

（4）阑尾穿孔后部分患者可产生腹、肠管扩张、积气、积液明显。

3. B超检查

用加压超声探头检查可发现急性阑尾炎的阑尾呈低回声的管状结构，压之形态不改变、僵硬，横切面呈同心圆似的靶样结构图像，并以此特征作为急性阑尾炎的超声诊断标准。B超对坏疽及穿孔阑尾炎显示困难，但作为一种特异的、安全的辅助手段，尤其适用于可疑急性阑尾炎或诊断困难的患者，特别是儿童、妇女及老年患者。

（五）治疗

1. 手术治疗

急性阑尾炎诊断一经明确，应及早手术治疗。

（1）急性单纯性阑尾炎：阑尾切除术。

（2）急性化脓性或坏疽性阑尾炎：阑尾切除术。视术中情况可在腹腔或切口内留置引流物。

（3）阑尾周围脓肿：脓肿无局限趋势应做脓肿引流术，阑尾切除与否视局部病理状况而定。

2. 非手术治疗

（1）适应证

① 急性单纯性阑尾炎，有其他手术禁忌者。

② 阑尾周围脓肿已有局限趋势，并中毒症状不重者。待脓肿消散后3个月，再考虑阑尾切除。

（2）治疗方法

① 卧床休息，流质饮食或禁食、补液。

② 应用有效抗生素（庆大霉素、氨苄西林）及甲硝唑联合治疗。

③ 右下腹热敷或局部理疗，促进炎症消散和吸收。

④ 可辅以中医药、针灸等治疗。

二、几种特殊的急性阑尾炎

（一）老年人急性阑尾炎

1.特点

（1）老年人反应低下，发病时症状不典型，腹痛、压痛、肌紧张、体温升高等症状、体征均较轻。

（2）老年人防御能力弱，急性炎症易扩散，病情发展快，以急性炎症表现至阑尾化脓、坏疽、穿孔、阑尾脓肿形成，在数天内可发生。

（3）老年人常伴发动脉硬化、糖尿病、肾功能不全等，使病情更趋复杂、严重。

2.治疗

急性阑尾炎一般治疗原则也适用于老年人，力争早期诊断、早期手术，注意老年人伴发内科疾病的处理。术后防止肺部并发症及静脉内血栓形成。

（二）妊娠期急性阑尾炎

1.特点

（1）妊娠期阑尾和盲肠被胀大子宫推向外上方，妊娠3个月时阑尾基底部位于髂嵴下2横指，5个月时达髂嵴水平，8个月时达髂嵴上2横指，分娩10天后回到原处。阑尾因移位受压而发炎机会增多，发病多在妊娠后6个月内。

（2）妊娠早期急性阑尾炎：在妊娠最初3个月，急性阑尾炎的临床表现与一般急性阑尾炎相同。

（3）妊娠中晚期急性阑尾炎：随着子宫逐渐增大，盲肠与阑尾位置发生改变，触痛点也随之升高。妊娠晚期，阑尾被增大子宫覆盖，压痛常位于右侧腰部，腹前壁压痛不明显。当阑尾穿孔并发腹膜炎时，腹肌紧张也可不明显。由于阑尾刺激引起子宫收缩，可致早产，同时，妊娠子宫把大网膜、小肠推向一侧，大网膜难以包裹阑尾，阑尾穿孔后，引起弥漫性腹膜炎的危险增加。因此，早期诊断非常重要。

2.治疗

（1）妊娠早期（1～3个月）急性阑尾炎：与一般阑尾炎一样，症状轻可采用非手术治疗。症状重时在加强保胎基础上手术治疗，理由是手术可致流产。

（2）妊娠中期（4～7个月）急性阑尾炎：同上。症状轻可非手术治疗，症状重应手术治疗，理由是手术牵拉子宫可引起早产。

（3）妊娠晚期（8个月以上）阑尾炎：多数人主张一经确诊立即手术。

（4）尽量不用腹腔引流，加强术后护理，运用广谱抗生素，加强保胎以防流产、早产。

（三）异位急性阑尾炎

1.高位阑尾炎（肝下阑尾炎）

阑尾发炎时，患者感右侧脐旁及右上腹痛，腹部压痛与肌紧张也以右上腹最明显。临床上须与急性胆囊炎、十二指肠壶腹部溃疡相鉴别。

2.盲肠后（腹膜外）急性阑尾炎

腹痛开始在上腹部或脐周，继而转移到右下腹或右腰部。右侧腰部明显压痛，前腹壁检查只有轻微压痛，但反跳痛明显。腰大肌试验阳性，右输尿管受累，尿中有少量红、白细胞，髂腹股沟神经受累，在股前方阴囊部疼痛。

3.盆腔急性阑尾炎

开始亦为上腹部、脐周痛，转移至腹下部及两侧，往往局限于髂窝部，压痛点、肌紧张位于耻骨上方或腹膜间韧带以上。如阑尾靠近膀胱、直肠可引起尿痛、尿频、大便次数增加，直肠指诊及阴道指诊盆腔右壁有触痛。

4.右侧腹部、腹中部阑尾炎

少见，症状类似典型阑尾炎，但转移性痛位于右侧腹部或中腹部，压痛、反跳痛、肌紧张亦以右下腹明显。

三、慢性阑尾炎

（一）病因病理

大多数慢性阑尾炎是急性阑尾炎消退后留下来的病变，或由于阑尾腔内有粪石、虫卵等异物或扭曲、粘连等致管腔狭窄，发生慢性炎性变化。病理表现为在黏膜和浆膜层可见到小淋巴细胞、嗜酸粒细胞为主的慢性炎性细胞浸润及纤维组织增生，阑尾管腔狭窄或闭锁，周围有粘连形成。

（二）临床表现

1.腹痛

常为慢性右下腹痛，腹痛可为间歇性发作或持续性隐痛或不适。间歇性腹痛多见且常有典型的急性阑尾炎发作史，以后有多次右下腹痛发作。剧烈活动、饮食不节可诱发腹痛。

2.胃肠道功能障碍

上腹部不适、食欲缺乏、腹痛、便秘、大便次数增加等。

3.体征

右下腹局限性压痛，位置固定，经常存在。

4.X线钡餐

具有意义的表现为透视下显示阑尾有明显压痛，或阑尾未显示，但在盲肠一方有局限性压痛，且压痛点随盲肠位置的改变而移动。

（三）诊断

应认识到慢性阑尾炎的诊断相当困难。诊断上应从以下四点分析：

一是有过典型急性发作史。

二是右下腹有一经常存在和位置固定的压痛点。

三是有上述X线钡餐的有意义发现。

四是排除其他疾病可能。

（四）治疗

慢性阑尾炎的治疗是行阑尾切除术，但术前必须确诊，否则就不能保证疗效，甚至会加重病情而使病情复杂化。术中发现阑尾外观正常，应探查邻近脏器，以明确诊断。

四、阑尾黏液囊腺瘤

（一）病理

1.阑尾黏液囊肿

也称阑尾良性黏液瘤，在黏液囊腺瘤中80%属此型，其发生多由于阑尾先天异常或后天慢性炎症狭窄造成阑尾腔梗阻，梗阻腔内在无细菌生长、无异物存在和无炎性反应的情况下，黏膜细胞继续分泌黏液物质，积存腔内形成黏液囊肿，因此它不是肿瘤而是一种潴留性囊肿。按囊肿梗阻部位和囊肿形成位置可分为两型：全阑尾型和终端型。

2.原发性阑尾恶性黏液囊腺瘤

也称阑尾黏液囊腺癌，是阑尾源性真正肿瘤。其外观与良性黏液囊肿相似，组织病理上则为恶性表现。其破裂后可直接在腹腔内播散、种植形成腹膜假性黏液瘤。不过，腹膜假性黏液瘤也可由卵巢黏液瘤和黏液癌种植腹腔引起。

（二）诊断

临床上无特异表现，瘤体较小者可无任何症状、体征，可在腹部其他手术时偶然发现。较大者可诉右下腹部无痛性包块或右下腹不适。有症状者临床上酷似急、慢性阑尾炎或阑尾周围脓肿。恶性黏液囊腺瘤并发腹膜假性黏液瘤可有大量流动性腹水、腹胀、肠粘连、肠梗阻甚至肠瘘等症状。准确的术前诊断依赖于对本病有足够的认识和高度警惕性，遇到以下情况应考虑到本病可能性：

一是年龄在40岁以上。

二是右下腹长期隐痛、腹泻，抗炎及对症治疗无效而明显加重者。

三是持续存在右下腹无痛性肿块，药物抗炎治疗月余肿块无明显变化或有增大者，无恶病质及并发急性阑尾炎表现，女性排除妇科疾病者。

四是B超提示有下腹出现单发混合性或内容物黏稠的囊性占位病变，无肝、局部淋巴结转移。

五是下消化道气钡双重造影时阑尾不显影，回盲部黏膜无明显破坏，有壁外受压征象或回盲部移位情况者。

六是腹腔镜检查：回盲部无阑尾或阑尾尖端可见包膜完整，肿瘤呈膨胀性生长。或发现多个大小不等囊性肿物，排除腹腔棘球蚴病（包虫病）者。

（三）治疗

局限于阑尾的恶性黏液囊腺瘤且无血行或淋巴结转移者，只须切除阑尾，而无须做区域淋巴结清扫；如术中见病变累及盲肠或囊壁周围有浸润，或累及其他肠管、大网膜者，须行回盲部切除或右半结肠切除及受累脏器切除；术中切勿切开瘤体探查或穿刺瘤体，以防发生腹膜假性黏液瘤。对腹膜假性黏液瘤应尽量切除，同时切除大网膜、阑尾，甚至卵巢（如有可疑病变）。如术中黏液瘤破裂应尽量吸尽内容物，然后用2%碘酊烧灼，再用噻替哌冲洗，以预防发生腹膜假性黏液瘤。恶性黏液囊腺瘤未合并腹膜假性黏液瘤者，手术治疗预后较好，否则复发率很高。

五、阑尾类癌

（一）病理

典型的病变位于阑尾黏膜下，小而硬的灰黄色结节样肿块，可单发或多发，直径多小于2cm，可浸润肌层或浆膜。其一般累及阑尾远侧部分，可直接侵入邻近脂肪、淋巴组织，并可转移至肝脏、肺、脑和骨。

（二）诊断

阑尾类癌很难在术前诊断，多在阑尾炎手术中偶然发现。临床表现有以下三种类型：

一是急性阑尾炎：多因肿瘤增大发生机械性阻塞而表现出急性阑尾炎的症状、体征。

二是慢性右下腹痛。

三是类癌综合征：面部潮红、慢性水样泻、哮喘、呼吸困难。面部潮红通常表现在颊部、前额及颈部暴露区。这些症状与癌分泌血管活性物质5-HT、组胺、缓激肽有关。

（三）治疗

一般行阑尾切除术即可。如有下述适应证可行右半结肠切除术：

一是类癌直径大于2cm。

二是术中发现淋巴结转移。

三是阑尾切除残端仍有瘤细胞。如出现转移灶则做相应治疗。

类癌临床病程发展较慢，预后比腺癌好。

六、阑尾腺癌

阑尾壁与结肠壁相似，故其腺癌在组织学、生物学行为上均与之相似，又称阑尾结肠型腺癌。腺癌可有区域淋巴结转移，但血行转移少。

（一）病理

大体上依肿瘤生长方式可分为息肉型、浸润型、溃疡型。临床上可仿照Dukes分期法分为四期。

A期：癌组织局限于阑尾壁内。

B期：癌组织浸出阑尾壁。

C期：阑尾周围淋巴结转移。

D期：远隔脏器或组织转移。

腺癌以淋巴转移为主，其次是血行转移。

（二）诊断

无特异临床表现。可无症状，也可因阑尾腔梗阻而引发急性阑尾炎、阑尾脓肿、慢性阑尾炎等感染症状或为右下腹包块、急性肠梗阻表现；也可因广泛转移才被发现，甚至在剖腹手术时才发现。

（三）治疗

本病主要是手术治疗。手术方式有单纯阑尾切除术、右半结肠切除术、姑息性肿瘤切除术三种。以下是右半结肠切除术手术适应证：

一是病变已超过黏膜下层。

二是阑尾切缘有癌组织残留。

三是有肠系膜淋巴结转移。

本病预后与癌细胞分化程度、浸润深度及有无淋巴结转移有关，但总的预后不良。

第四节 直肠肛管疾病

一、肛裂

肛裂是指齿状线以下肛管皮肤裂开性溃疡，多见于青壮年。

（一）病因

1.解剖因素

肛管后方系外括约肌浅部形成的尾骨韧带，伸缩性差。肛提肌大部分附着肛管两侧，对肛管两侧有较坚强的支持作用，且肛管与直肠末端相连形成了一定的曲度。排便时肛管后方承受压力最大，故易损伤。

2.慢性炎症

肛门皮炎、慢性湿疹、肛窦炎、乳头炎、直肠炎等反复发作，导致肛管皮肤弹性减弱，易于撕裂破损。

3.损伤

干结粪块、分娩、排便过度用力、肛管直肠检查操作不妥均可造成肛管皮肤直接损伤，继发感染则可形成肛裂。

（二）病理

急性肛裂因病期短，裂口新鲜，底浅、整齐，无瘢痕形成。慢性肛裂常见一深达内括约肌的慢性溃疡，上端有肥大的乳头，下端有结缔组织外痔（前哨痔），即称三联征；并存肛周脓肿即四联征，或有肛瘘为五联征等。

（三）检查与诊断

肛门视诊、触诊，两手拇指轻轻分开肛门口，即可看到溃疡。一般不做指检、肛镜检查，如有必要，应在局部麻醉下进行。

（四）诊断标准

一是病史常有肛痛、出血、便秘、肛门瘙痒等症状。

二是肛门视诊。必要时取组织病检鉴别诊断。

（五）治疗

1.非手术治疗

（1）保持排便通畅。养成排便的良好习惯，使大便软化，可服缓泻剂，多食含纤维素丰富的食物。

（2）保持肛门局部清洁。每晚或排便后可用1：5000高锰酸钾溶液或3%温盐水坐浴。

（3）局部麻醉下扩肛，解除肛门括约肌痉挛。

2.手术治疗

（1）内括约肌切断术：局部麻醉下在肛管侧位的内、外括约肌间沟处做1.5cm长纵行切口，用有槽探针或血管钳进入内外括约肌间挑起内括约肌下缘将其切断，断端结扎止血，切口缝合。术后肛门坐浴（1：5000高锰酸钾溶液），一周后拆线。

（2）肛裂切除术：局部麻醉或腰麻下全部切除前哨痔、肥大的肛乳头、肛裂，必要时切断部分内括约肌。术后换药、坐浴、保持大便通畅。

（六）疗效与预后

一是创面愈合，无并发症。

二是症状缓解或消失。

二、肛窦炎、肛乳头炎

肛窦炎是肛窦和肛瓣发生感染的炎症，肛乳头炎则是乳头红肿肥大，前者又称隐窝炎。两者因解剖关系，其病因、症状相似。

（一）病因

肛窦是肛瓣与直肠之间形成的一个底在下、口向上的小袋。深3～5mm，袋内有肛腺的开口。干结粪块可直接损伤肛窦，稀粪便可存留其中，均能引起炎症。肛窦炎常并发肛乳头炎，肛裂、肛瘘也最易并发肛乳头炎。

（二）病理

急性肛窦炎肛窦肿胀，有大量分泌物。慢性肛窦炎肛窦深，纤维增生，肛瓣、乳头受刺激水肿，窦内分泌物受阻不能排出，炎症重可继发形成脓肿和肛瘘。肛乳头慢性炎症、纤维组织增生，即形成乳头肥大。

（三）检查与诊断

肛管指诊可检查乳头的硬度、大小、数目和部位以及是否有触痛，窦边缘的肿胀范围于炎症时有敏感性触痛。镜检可见肛瓣充血、水肿、撕裂、糜烂、溃疡、脓疡等病理改变。取分泌物进行细菌学检查、药敏试验，或局部取活组织行病理检查。肛镜下用钩状探针探查隐窝深度、有无脓肿或肛瘘形成。

（四）诊断标准

一是肛门有"烧灼"感，排便时为重，便后缓解。粪便带黏液，含有血或脓水，肛门潮湿不洁、瘙痒。乳头炎慢性期，肛门常有异物感及排便不净感。急性时，肛门灼热刺痛，肿胀脱出肛外。如不还入肛内则胀痛重，常有便意。

二是直肠指诊及肛镜检查取分泌物做细菌学检查和组织病理检查确诊。

（五）治疗

1.非手术治疗

（1）定时排便，避免大便秘结或腹泻。大便秘结者可适量服用缓泻剂，如麻仁丸、便乃通等。腹泻者可服用小檗碱、诺氟沙星等。

（2）1∶5000高锰酸钾溶液或温盐水坐浴。

（3）肛管内局部涂用马应龙软膏或痔安素软膏。

2.手术治疗

经非手术治疗无效，反复发作，可行肛窦切开引流和乳头切除术，术后坐浴。

（六）疗效标准与预后

一是痊愈者症状缓解，体征消失。

二是慢性肛窦炎反复感染发作可形成脓肿或肛瘘。

三是治愈率达80%～90%。

三、肛管直肠周围脓肿

发生于肛管直肠周围软组织及其间隙的急性化脓性感染，称为肛管直肠周围脓肿，简称肛周脓肿。

（一）病因

肛管直肠周围为丰富的蜂窝组织，容易感染形成脓肿，其病因如下：

1.感染因素

（1）肛腺感染。

（2）肛门周围皮肤损伤，如肛裂、直肠异物、肛管直肠手术不恰当操作、内痔注射等损伤后的继发感染。

2.全身因素

糖尿病、白血病、再生障碍性贫血等，致使患者全身虚弱、抗感染力下降，易诱发肛周感染、脓肿的发生。

（二）病理

肛腺感染，炎症扩散，可至括约肌间隙或直接蔓延，沿淋巴扩散或沿联合纵肌的纤维扩散，因而可导致肛管直肠周围各部位发生脓肿。

（三）诊断

1.症状与体征

（1）肛周脓肿位于肛门旁皮下，局部红、肿、热、痛，可扪及波动感。全身症状较轻。

（2）坐骨直肠窝脓肿：有高热、寒战、乏力、纳差，肛管直肠疼痛，为跳痛，排便时疼痛加剧。指检患处有触痛，并可触及包块。B超可探及液性包块，穿刺肿块可抽出脓液。

（3）骨盆直肠窝脓肿：患者有高热、寒战、头痛等较重的全身中毒症状，直肠肛管坠胀，排尿不畅致尿潴留。指检有深压痛。B超探及盆腔可发现液性包块。

（4）直肠后窝脓肿：全身中毒症状较重，骶尾部胀痛，尾骨处压痛明显。直肠后壁触压痛，有波动感，穿刺可抽出脓液。

（5）直肠黏膜下脓肿：全身症状较轻，直肠局部刺激症状明显。有便频、里急后重、肛坠、黏液便等。指检可触及肿块，有波动感。穿刺可抽吸出脓液。

2.实验检查

X线检查及B超检查结果均为确诊的主要依据。MRI可以了解肛周脓肿的位置、范围、有无瘘管及瘘管的具体信息。

3.诊断性穿刺检查

简而易行，但不适用于结核性感染和恶性肿瘤继发脓肿。

（四）诊断标准

一是病史有全身发热、畏寒、乏力或头痛。局部有肛痛、肛坠胀，有排便刺激症状，如便频、里急后重等，有的可发生尿潴留。

二是肛诊、直肠指诊、肛镜检查可了解病灶部位、大小、范围。

三是实验室检查、X线及B超检查有助于诊断和鉴别诊断。

四是诊断性穿刺检查简易可行。

（五）治疗

1.非手术治疗

（1）全身应用抗生素，如青霉素、庆大霉素、喹诺酮类药氟哌利多，或磺胺类、甲硝唑等。

（2）局部理疗：温水坐浴可促进炎症吸收。

2.手术治疗

原则是尽早手术，切开引流。

（1）深部脓肿：穿刺定位，切开脓肿，放置引流条。引流要通畅。术后坐浴、换药，保持大便通畅。

（2）肛旁皮下脓肿：应做放射状切口，切口敞开，以利引流。

（3）坐骨直肠窝脓肿：一般在距肛门3cm处做一前后纵行切口，手指分离纤维直达脓腔。切口应宽大，防止过早闭合影响引流。

（4）直肠后窝脓肿：切口应距肛缘1.5cm，在后正中稍偏波动明显的一侧，做前后纵行的切口，不会损伤尾骨韧带。

（5）直肠黏膜下脓肿：在双叶肛门镜下显露黏膜下脓肿，纵行切开黏膜，并切除部分黏膜，引流管由肛门引出。

（6）脓肿切开一期挂线：适于肛提肌以下但有内口在肛管直肠环之上的脓肿。切开脓肿后，按肛瘘挂线操作进行挂线术。术后坐浴、换药。此法避免了二次手术。

（六）疗效与预后

一是治愈率达85%～90%。

二是慢性期可并发肛瘘。

四、肛瘘

肛管直肠与肛门周围皮肤相通的感染管道称为肛瘘，多发生于青壮年。

（一）病因

多系肛管直肠周围脓肿转变为慢性感染的结果。此外，少数可由结核感染、溃疡性结肠炎、克罗恩病等引起。

（二）病理

肛瘘有原发内口、瘘管、支管和继发性外口。内口是感染源的入口，90%为原发性，多位于肛窦内及其附近。其中80%左右又处在肛管后正中线的两侧。继发性内口多为医源性，如探针检查或手术操作不当造成。也有少数因为脓肿向直肠肛管内破溃所引起的。瘘管有直有曲；有时有主管道，也有分支。外口即为脓肿破溃处或是引流部位，多位于肛管周围的皮肤。因感染、粪便不断地流入管道引起炎性反应，管壁组织增生，管内填充炎性肉芽组织，可使其经久不愈。瘘管引流不畅可再发生脓肿向周围扩散，又形成新的脓肿。脓肿破溃产生另一个新的外口，故外口可有多个。

根据瘘管的病理变化、瘘内口的位置、瘘管的行经途径按Parkes分为四类：

一是括约肌间肛瘘（低位肛瘘）。

二是经括约肌肛瘘（低位或高位肛瘘）。

三是括约肌上肛瘘（高位肛瘘）。

四是括约肌外肛瘘（高位肛瘘）。

（三）检查与诊断

1.肛缘

肛缘周围皮肤可见一个或几个外口，呈乳头状凸起或肉芽组织隆起，按压有脓液溢出。低位肛瘘皮下可触及一索状物，自外口通向肛管。高位肛瘘外口有时可有多个，如肛管左右侧均有外口，应考虑为"马蹄铁"形肛瘘。将肛门正中横行画一直线，外口在此线前方多为直型瘘；若外口在此线后方，则多为弯型瘘，且内口多在肛管后正中处。

2.肛镜检查

内口充血、水肿、凹陷或有脓液流出。指检内口处压痛，为硬结。探针由外口探入内口，另一手示指在肛内以助确定内口部位。此法多用于单纯瘘管。

3.染色法检查

肛内置一块白纱布，从外口注入亚甲蓝，取出纱布看染色，以确定内口的大致部位。

4.X线造影

自外口注入造影剂后摄片，可了解瘘管行经途径及内口数目、位置。

（四）诊断标准

一是有肛周感染、脓肿病史。肛门周围皮肤伤口反复流脓或红肿、破溃、经久不愈。

二是肛门周围皮肤有外口，经探针检查或染色法可发现内口，必要时做X线瘘管造影。

三是组织病理检查可确诊瘘管性质。

（五）治疗

肛瘘必须手术治疗，能否治愈的关键是准确找到内口，并将其完全切开或切除。

1.挂线疗法

是一种简单而易行的慢行切割法。方法是在局部麻醉下，探针由外口探入内口穿出。将橡皮筋系在探针头上，然后退回探针，橡皮筋则由内口经瘘管被牵至外口。切开内外口间的皮肤层，收紧橡皮筋结扎。术后坐浴、换药。

2.瘘管切开术

若对于低位肛瘘，原则是将瘘管全部切开，并切除部分皮肤，刮除管壁内肉芽组织。若内口在肛管直肠环上方（括约肌上瘘或括约肌外瘘），则瘘管不可全部切开。应切除瘘管肛缘外的部分，经肛管直肠环部采用挂线疗法。术后坐浴、换药。

3."马蹄铁"形肛瘘的治疗

亦多用切开加挂线疗法。先用有槽探针由两侧外口探入，分别切开两侧瘘管至后中线处会合。然后根据探查内口与肛管直肠环关系来决定是否加挂线疗法。如果内口在肛管直肠环以上，则应加挂线疗法；如果内口在肛管直肠环以下，则可一次性全部切开瘘管、括约肌浅部和皮下部，不会导致肛门排便节制功能受到影响。术后坐浴、换药。

第四章　腹部外科疾病

第一节　急腹症

急腹症是指腹腔内、盆腔和腹膜后组织和脏器发生了急剧的病理变化，从而产生以腹部为主要症状和体征，同时伴有全身反应的临床综合征。常见的急腹症包括：急性阑尾炎、溃疡病急性穿孔、急性肠梗阻、急性胆道感染及胆石症、急性胰腺炎、腹部外伤、泌尿系结石及异位妊娠子宫破裂等。

一、病因

（一）外科急腹症

一是感染与炎症：急性阑尾炎、急性胆囊炎、急性胆管炎、急性胰腺炎、急性肠憩室炎等。

二是空腔器官穿孔：胃、十二指肠溃疡穿孔，胃癌穿孔，伤寒肠穿孔，坏疽性胆囊炎穿孔，腹部外伤致肠破裂等。

三是腹部出血：创伤所致肝、脾破裂或肠系膜血管破裂，自发性肝癌破裂，腹或腰部创伤致腹膜后血肿等。

四是梗阻：胃肠道、胆道、泌尿道梗阻等。

五是绞窄：胃肠道梗阻或卵巢肿瘤扭转致血循环障碍，甚至缺血坏死，常导致腹膜炎、休克等。

六是血管病变：血管栓塞，如心房纤颤、亚急性细菌性心内膜炎、心脏附壁血栓脱落致肠系膜动脉栓塞、肾栓塞等。血栓形成，如急性门静脉炎伴肠系膜静脉血栓形成。动脉瘤破裂，如腹主动脉、肝、肾、脾动脉瘤破裂出血等。

（二）内科疾病

一是急性胃肠炎、急性肠系膜淋巴结炎、急性病毒性肝炎、原发性腹膜炎、腹型紫癜、镰状细胞贫血危象、铅中毒、糖尿病、尿毒症。

二是由于神经牵涉致放射性腹痛，常见有急性肺炎、急性胸膜炎、心绞痛、心肌梗死、肺动脉栓塞。

三是脊椎增生性骨关节炎，脊柱结核、肿瘤、损伤致脊神经受压迫或刺激等。

（三）妇产科疾病

急性附件炎、急性盆腔炎、卵巢黄体破裂、卵巢肿瘤扭转、异位妊娠破裂。

二、临床表现

（一）腹痛的部位

最先发生的部位可能是病变的原发部位。如胃、十二指肠溃疡穿孔开始在上腹部痛，当穿孔后消化液流向下腹，此时腹痛扩展至右下腹乃至全腹，易与阑尾炎穿孔相混。急性阑尾炎为转移性腹痛，开始在脐周或上腹部，为炎症刺激性内脏痛，当炎症波及浆膜或阑尾周围壁层腹膜时，则表现为右下腹痛。腹痛最明显的部位，常是病变最严重的部位，如有腹膜刺激征，则常提示该部位有腹膜炎。

（二）腹痛的性质

持续性剧烈钝痛，病人为了减轻腹痛采用侧卧屈膝体位，咳嗽、深呼吸和大声说话均加重疼痛，定位准确，提示该部位壁层腹膜炎症刺激——急性腹膜炎。持续性胀痛常为脏层腹膜受扩张牵拉所致，按压腹部疼痛加重，如麻痹性肠梗阻、肝脏肿瘤等。阵发性绞痛，为空腔脏器平滑肌阵发性痉挛所致，常提示消化道、胆道或输尿管存在梗阻因素，如机械性肠梗性、胆道结石、蛔虫、肿瘤，输尿管结石等。持续性疼痛阵发性加剧，表现梗阻与炎症并存，常见于绞窄性肠梗阻早期、胆道结石合并胆管炎、胆囊结石合并胆囊炎等。

（三）腹痛的程度

分轻度（隐痛）、中度和重度（剧痛），表示病变的轻、中、重，但也因个人耐受程度有所差异。

三、体格检查

（一）全身检查

对外科急腹症患者，行全身体格检查时，应注意以下几个问题：

1.生命体征

注意检查患者血压、脉搏、呼吸等生命体征，如生命体征不稳定提示病情严重，应迅速抢救。

2.营养状况

营养较差者常常病程较长，如腹腔脓肿、不全性肠梗阻等，或在内科疾病基础上伴发了外科急腹症。

3.神志

如神志淡漠、烦躁不安或昏迷，多提示病情危重。

4.皮肤、巩膜

皮肤、巩膜黄染多提示肝、胆或胰脏部分疾病。如皮肤苍白提示患者可能休克或严重贫血。

5.体位

腹膜炎患者多双下肢屈曲静卧，以减轻疼痛，机械性肠梗阻、胆石症、输尿管结石患者发作时辗转不安，发作间期可无明显症状。

（二）视诊

1.腹式呼吸

注意腹式呼吸是否存在、减弱或消失。急性腹膜炎患者腹式呼吸减弱或消失。但腹胀亦可影响腹式呼吸，应注意。

2.腹胀

弥漫性腹胀见于低位肠梗阻、急性腹膜炎晚期等，局部隆起常见于腹内肿瘤、肠套叠、肠扭转等。

3.胃肠蠕动波

胃肠蠕动波明显，提示胃肠蠕动增强，可能有梗阻存在。

4.腹壁陈旧性手术切口瘢痕，详细了解既往手术史

有腹部既往手术史，应考虑粘连性肠梗阻可能。

5.两侧腹股沟及两侧阴囊肿大包块多提示嵌顿性疝或急性睾丸炎等。

（三）听诊

听诊主要了解患者的肠鸣音及有无振水音。肠鸣音反映肠蠕动情况。听诊时应注意其强弱、频率和音调，并在多部位听，听诊时间应够长，以免遗漏有价值的肠鸣音。肠鸣音亢进常见于肠梗阻、肠痉挛等。机械性肠梗阻时，肠鸣音亢进的同时常伴有气过水声或高调金属音；肠鸣音减弱常见于急性腹膜炎、肠麻痹等；严重时肠鸣音消失，如溃疡病急性穿孔、绞窄性肠梗阻等。振水音多见于幽门梗阻、急性胃扩张等。

（四）触诊

触诊应从健侧到患侧，从浅到深，手法轻柔，同时观察患者的表情反应。

1.腹膜刺激征

压痛、腹肌紧张和反跳痛，三者构成腹膜刺激征，特别是前二者意义更为重要。腹膜刺激征是诊断急性腹膜炎最重要的临床表现。局限性腹膜刺激征提示病变较局限，广泛的腹膜刺激征提示腹腔内病变广泛。观察过程中，腹膜刺激征由局限变为广泛，提示病变范围在发展、扩散；相反，腹膜刺激征由广泛变为局限，提示疾病在好转。一般以原发疾病部位压痛最明显。病情严重或年老体弱者，因反应能力差，腹膜刺激征可能不明显；婴幼儿因体检不配合，腹膜刺激征不准确，应全面了解病情，综合判断。

2.腹部包块

根据包块的部位、大小、硬度、活动度、边界压痛等情况，来判断肿块的来源和性质。右上腹囊性肿块提示急性胆囊炎，右下腹压痛性肿块提示阑尾脓肿；盆腔或下腹部压痛性肿块提示卵巢肿瘤扭转等。

3.肝脾

肝肿大提示有无肝脓肿、肝脏肿瘤破裂等，脾肿大考虑有无脾脓肿等。

（五）叩诊

叩诊检查应了解患者有无腹胀、有无叩击痛、有无移动性浊音及肝浊音界变化等情况。叩诊呈鼓音，提示胃肠道胀气或者气腹，常见于肠梗阻、重型急性腹膜炎等；肝脾区叩击痛多提示肝脾部位病变，如肝脾外伤、肝脓肿、膈下脓肿等；肾区叩痛提示肾脏或输尿管病变；移动性浊音提示腹腔内有腹水或积血；肝浊音界缩小提示腹腔内有游离气体，多见于胃肠道穿孔等。

（六）直肠指诊及妇科检查

外科急腹症病人诊断不明时，应做直肠指诊检查。通过指诊，可以发现直肠病变、某些盆腔疾病涉及盆腔的某些腹部疾患。盆腔急性阑尾炎、盆腔积液、盆腔脓肿、盆腔肿块等，常在直肠指诊时有触痛或包块等征象；绞窄性肠梗阻患者指套可有血染；肠套叠患者指套大便呈果酱色。

四、辅助检查

根据病史、病状和体征，大部分急腹症患者可得到初步诊断，然后，依患者需要选择性地进行一些辅助检查。需要强调的是：应重视普通检查，如血、尿、粪、肝功、生化、心电图、X线、B超等检查，常能提示有价值的诊断。昂贵的检查项目如CT、MRI等，不可过分依赖，因为：一是增加患者费用；二是对诊断不一定有多大帮助；三是过多搬动患者，有可能延误或加重病情，延误治疗。应根据病人的具体情况，有针对性地选择应用。

（一）实验室检查

1.血常规

①血红蛋白及红细胞计数：腹腔脏器出血者，血红蛋白及红细胞计数可降低。②白细胞计数及分类：急腹症患者常伴有白细胞计数及中性粒细胞分类升高，对于诊断及病情程度的判断有一定帮助。然而，老年人及病情危重者因反应能力差，急腹症时白细胞计数及中性粒细胞分类可以不升高。

2.尿常规

尿路结石患者尿中可见红细胞，尿路感染或腹、盆腔炎症波及输尿管时，尿内可见大量脓细胞、白细胞等。老年人应重视尿糖检查。

3.大便常规：消化道出血患者大便隐血试验呈阳性，绞窄性肠梗阻常呈血便，肠套叠患者大便呈果酱样。

4.肝功能

进行肝功能检查，对肝、胆等疾病诊断有重要价值。总胆红素及结合胆红素升高，提示胆总管结石或胰头部病变等；ALT升高提示肝功能受损。

5.肾功能急腹症患者如伴有尿素氮及肌酐升高，提示肾功能受损，应分析是肾前性因素、肾脏本身因素，还是肾后梗阻因素。

6.生化检查

测定钾、钠、二氧化碳结合力等，以了解患者水、电解质及酸碱紊乱情况。

7.淀粉酶

对疑有急性胰腺炎者应行血尿淀粉酶检查。急性胰腺炎患者，3d内血、尿淀粉酶常有明显升高。但胃十二指肠溃疡穿孔、小肠梗阻、急性腹膜炎等其他非急性胰腺炎疾病也可致血清淀粉酶升高，应注意。

（二）X线检查

X线检查简单易行，不需要特殊设备，对急腹症诊断有重要帮助。一般说来摄片显示的图像较透视更为清晰。

1.胸部透视或摄片

疑为肺炎或胸膜炎所致腹痛者可进行该项检查，以了解胸部疾患情况。

2.腹部透视或摄片

急腹症时，X线检查常见的征象有。①膈下游离气体，多提示胃肠道穿孔，但亦见于间位结肠、腹腔内产气菌感染、近期腹部手术后等。②膈下局限性气液平，常伴有膈肌抬高、活动受限及同侧胸膜有反应，多提示膈下脓肿。③胃肠道扩张积气、积液，多见于肠梗阻患者。但某些绞窄性肠梗阻早期，小肠积气不多，甚至可无积气，X线下看不到肠管扩张、积气、积液，应警惕。④泌尿系结石，因其密度较高，一般常能显示。⑤胆石，约有20%的胆囊结石可显影；胆总管结石因含钙质较少，一般多不显影。⑥其他钙化灶，如胰腺钙化、胰管结石等，大多能显示。

3.胃肠道造影

①钡餐：某些肠梗阻诊断不十分明确者，可口服稀钡或碘油，以显示有无梗阻、梗阻的程度及部位。②钡灌肠或充气造影：显示结肠梗阻部位。肠套叠患者可见杯口征，部分病人可随继续加压灌肠而复位。

（三）B超检查

B超检查无损伤、无痛苦、简便、迅速、准确，在急腹症的诊断中，日益显得重要。目前，急腹症行超声检查，主要了解以下疾病情况：

一是胆道疾病：急性胆囊炎、胆总管结石、化脓性胆管炎等。

二是肝脏疾病：肝脓肿、肝内胆管结石等。

三是胰腺疾病：急性胰腺炎、胰腺囊肿等。

四是泌尿系结石。

五是妇科疾病：如宫外孕、卵巢肿瘤等。

六是炎症包块：如阑尾炎症包块等。

七是积液或积脓：如腹腔积液、膈下脓肿、肠间脓肿、盆腔脓肿等。

八是腹水或腹腔积血：如各种原因引起的腹水、腹部闭合伤时肝脾等实质性脏器损伤引起的腹腔内积血等。

九是对引起急腹症某些肿瘤的诊断：如肝癌破裂出血、卵巢囊肿扭转、大网膜囊肿扭转等。

十是彩超对腹主动脉瘤破裂诊断有重要价值。

（四）诊断性腹腔穿刺及灌洗术

诊断性腹腔穿刺及腹腔灌洗技术在急腹症的诊断中具有重要意义，在诊断不明时，可行该项检查。

1.注意事项

①如患者腹胀严重，应避免穿刺，以防损伤肠管。②穿刺点一般选择在锁骨中线的右

下、右中，或左下、左中腹部。穿刺前首先让患者向穿刺侧侧卧2～3min。③穿刺点施局部麻醉。④穿刺动作应轻细，注意勿损伤腹腔内脏器。⑤穿刺先选用细针进行，如细针穿刺为阴性，可用18号针穿刺。⑥腹腔灌洗置管时，注意套管尖端割断导管。导管应多开侧孔。

2.各种腹液的意义

穿刺腹腔灌洗引出的腹液，应进行观察分析，或进一步化验检查。根据引出液的颜色、性质及化验结果，判断所损伤的器官。

（五）CT 或 MRI

可提供高清晰度的图像，对于某些急腹症的诊断有重要价值，如急性胰腺炎、肝脓肿、腹盆腔脓肿、外伤性实质脏器破裂等。在诊断中应根据具体情况，合理选择应用。如患者用简单的方法已明确诊断，则不须行过多而昂贵的检查；如诊断不明，病情又允许者，可选择性应用。

五、诊断分析和鉴别诊断

外科急腹症的诊断是一个辩证思维、分析归纳的过程。通过对病史、症状的了解，通过体格检查及一些辅助检查，外科医师获得了全面而丰富的第一手资料。然而，这些第一手资料是粗糙的，有些甚至可能存在假象，所以必须对这些资料进行分析整理，去粗取精，去伪存真，归纳整理，通过哲学推理，最后得出正确诊断。在外科急腹症诊断的辩证思维过程中，应考虑四个主要问题：①有无急腹症？②是外科急腹症还是其他科急腹症？③是哪一类型的外科急腹症？④是哪个脏器引起的急腹症？

（一）急腹症询证

回答有无急腹症的问题并不困难，根据患者就诊时提供的病史和症状及初步的体格检查，一般不难做出判断。

（二）外科急腹症鉴别

1.外科急腹症的特点

①先有腹痛，而后出现其他症状；②腹痛作为主要症状，持续于病程的始终；③腹痛伴有恶心呕吐，停止排气排便或伴有黄疸；④腹痛部位固定；⑤腹部有固定性压痛或有腹部包块；⑥出现腹膜刺激征；⑦腹部有异常浊音区或短期出现移动性浊音并不断加重；⑧肠鸣音亢进、气过水声或肠鸣音减弱或消失；⑨腹痛伴休克或进行性贫血；⑩腹腔穿刺有阳性发现；⑪X线提示膈下游离气体、肠梗阻等征象；⑫B超提示胆结石、腹腔肿块、腹

腔内脏破裂出血等征象。

根据症状、体征及辅助检查，通过分析多能做出外科急腹症的诊断。然而，有些患者症状、体征不典型，即使做了辅助检查，一时仍难以确诊。对这些病人应严密观察，反复检查，以防漏诊。同时，应与其他急腹症进行鉴别。

2.内科急腹症特点

①一般先有发热或腹泻，而后出现腹痛；②腹痛部位不明确，往往无固定性压痛，一般无腹肌紧张；③通过对症治疗，腹痛多能缓解。

3.妇科急腹症的特点

妇科常见急腹症有异位妊娠破裂、急性盆腔炎、卵巢卵泡或黄体破裂、卵巢囊肿扭转等。其特点如下：①腹痛多在中下腹、盆部，疼痛常向会阴、骶尾部放射；②腹痛多与月经紊乱或生产史有关；③可伴有腹腔内出血或阴道出血；④妇科检查常有阳性发现。

4.小儿内科

常见小儿内科急腹症有急性肠系膜淋巴结炎、急性胃肠炎、肠痉挛等。另外大叶性肺炎、过敏性紫癜、流行性腮腺炎等亦常伴有腹痛，诊断时应注意。小儿内科急腹症的特点为：①热先于腹痛；②腹痛范围广，不固定；③可伴有呕吐、腹泻；④无固定压痛，无腹膜刺激征；⑤腹部外疾病引起腹痛者，有原发病部位表现。

然而，小儿不能准确诉说病史，需要医生的经验和家长的观察来推测患儿的病情，诊断上增加了一定难度。而且，小儿病情变化发展快，如为外科急腹症，可很快导致水、电解质、酸碱平衡紊乱，甚至休克。因此，小儿外科急腹症的诊断对医生提出了更高的要求。

（三）外科急腹症类型

常见的外科急腹症有炎症性、穿孔性、出血性和梗阻性。各类型外科急腹症特点如下：

1.炎症性急腹症

①腹痛呈持续性，并由轻转重，由模糊到明确，如急性阑尾炎等；②常有腹膜刺激征；③可有全身中毒症状；④腹腔穿刺、X线及B超检查可提供诊断依据。

2.穿孔性急腹症

①突发性腹痛，呈持续性，并由局部逐渐蔓延至全腹，如胃十二指肠溃疡急性穿孔等。如在炎症发作的基础上发生穿孔，则原来的腹痛可能突然加重，范围迅速扩大，如急性阑尾炎并发穿孔等；②有明显的腹膜刺激征；③肠鸣音减弱或消失；④腹腔穿刺、X线检查有助于诊断。

3.出血性急腹症

①常有外伤或停经史，如外伤内脏破裂、宫外孕破裂等；②腹膜刺激征不明显，可有移动性浊音、腹部膨隆、休克；③腹腔穿刺可抽出不凝血；④B超可探及腹腔内液性暗区及受损伤的脏器。

4.梗阻性急腹症

①腹痛呈阵发性，多呈绞痛样。如急性机械性肠梗阻、尿路结石、胆石嵌顿等。②腹膜刺激征不明显。如为肠梗阻可有肠鸣音亢进、气过水声，如胆管梗阻可出现胆囊肿大、梗阻性黄疸等。尿路结石可有血尿。③化验检查、X线、B超等检查对诊断有帮助。

（四）外科急腹症病因

根据主要症状、体征和辅助检查，通过分析归纳，大多数外科急腹症多能明确原发病脏器。然而有时临床原发病表现不典型，给诊断带来了一定困难，有时甚至很难明确原发病是哪一脏器，甚至至剖腹探查时才能明确。遇到这种情况，应掌握有无手术指征，如手术指征明确，应当机立断剖腹探查，避免进行过多而不必要的辅助检查延误治疗。常见的急腹症原发病特点如下：

1.急性阑尾炎

①转移性右下腹痛，常有恶心、呕吐；②右下腹固定性压痛及腹肌紧张；③白细胞总数及中性粒细胞增多。

2.急性胆囊炎、胆囊结石

①常在进油腻食物后发作，并有反复发作史。②右上腹绞痛，阵发性发作，疼痛可放射至右肩部。可有发热。③右上腹压痛，腹肌紧张，常可触及肿大的胆囊。④B超检查对确诊有帮助。

3.急性化脓性胆管炎

①反复发作右上腹部绞痛，寒战，高热，黄疸，重者可有休克；②右上腹压痛，可有腹肌紧张；③白细胞总数及中性粒细胞明显升高；④B超检查可见胆总管增粗，或发现有结石。

4.胃十二指肠溃疡急性穿孔

①多有溃疡病史；②突发性上腹部剧痛，以后疼痛逐渐扩散到全腹；③腹膜刺激征明显；④白细胞总数及中性粒细胞增多；⑤X线检查多见膈下有游离气体。

5.急性胰腺炎

①发病前多有过饱餐、饮酒史；②突然发作上腹部剧痛，疼痛区域呈"腰带状"分布，并向背部放射；③腹膜刺激征可显著（出血坏死性胰腺炎），可轻微（水肿型胰腺炎）；④血清淀粉酶、尿淀粉酶明显升高，腹腔穿刺可抽出血性腹水（出血坏死性胰腺炎），腹

水淀粉酶升高；⑤B超、CT检查对诊断有重要帮助。

7.机械性肠梗阻

①腹部阵发性绞痛，恶心，呕吐，腹胀，停止排气排便；②腹部膨隆，可见肠型蠕动波，肠鸣音亢进并有气过水声；③腹部X线检查可见肠管扩张、气液平面。

7.尿路结石

①突发性一侧腹部或腰部绞痛，间歇性发作，痛向会阴部、大腿内侧放射；②腰背部可有叩击痛，同侧腹部可有压痛，无腹膜刺激征；③肉眼或镜下血尿；④X线、B超检查对诊断有帮助。

8.异位妊娠破裂

①有停经史；②急性下腹部痛，短时间可发展为全腹痛，重者可出现休克；③有腹膜刺激征，妇科检查对诊断有帮助；④腹腔或阴道后穹隆穿刺可抽出不凝血液。

9.卵巢卵泡或黄体破裂

①黄体破裂多在月经前，卵泡破裂多在月经中期。多见于未婚女子。②一侧下腹部突发性剧痛，有时伴休克。③有局限性腹膜刺激征。④B超检查对诊断有一定帮助。

10.卵巢囊肿扭转

①常有下腹部包块史；②下腹部突然剧痛，伴恶心呕吐；③下腹部或盆腔可触及包块，并有腹膜刺激征；④B超、CT检查，可发现肿块。

11.急性盆腔炎

①两侧下腹部隐痛或坠痛，并有发热；②下腹部有腹膜刺激征；③妇科检查对诊断有帮助。

12.腹内恶性肿瘤所致急腹症

①可表现为穿孔、梗阻、破裂出血等；②年纪多偏大，根据肿瘤部位及肿瘤急症情况可出现腹膜刺激征或内出血表现；③X线、B超、CT等对诊断可提供帮助。

六、治疗

外科急腹症的处理包括手术治疗和非手术治疗。应该强调，手术治疗和非手术治疗两种方法不是对立的，是相互联系、相互补充、相互支持的。一位急腹症患者，一开始可能无手术治疗指征，则给予非手术治疗。在非手术治疗过程中，病情发生了变化，手术指征变得明显，此时则须转为手术治疗。有些患者一开始手术指征即非常明显，遂即进行手术治疗。然而，对这些患者的术前准备，术后处理仍需要非手术治疗的措施来支持。因此，两种治疗方法不可割裂。

（一）手术治疗

1.适应证

①急性剧烈腹痛经非手术治疗无效或病情进一步加重；②腹腔内活动性出血并进行性加重；③腹膜刺激征明显；④腹部闭合性损伤伴有休克；⑤空腔脏器穿孔较大，漏出较多；⑥绞窄性肠梗阻；⑦必须手术纠正和先天畸形引起的小儿外科急腹症。

2.切口选择

原则上靠近原发病灶处。诊断不明者，可选择右中腹经腹直肌切口，根据探查情况决定向上、下延长或附加另外切口。

3.原发灶的处理

根据原发灶的种类及病变性质，可选择如下方法处理：①切除原发灶：如急性胆囊炎、急性阑尾炎、绞窄性肠梗阻等。②修补原发灶：如胃肠道穿孔或破裂、脏器破裂等。③松解原发灶：如粘连性肠梗阻等。④引流原发灶：如出血坏死性胰腺炎、阑尾脓肿、肝脓肿、胆囊造瘘等。⑤其他：如肠管坏死，患者不能耐受手术者应行肠外置等。

4.冲洗腹腔

如渗出不多，原发灶处理后，仅用敷料擦干即可，可不冲洗。如腹腔脓性渗出多，污染重，应用大量生理盐水彻底冲洗。

5.腹腔引流

原发灶病变轻，手术处理满意，可不做引流。遇有下列情况，可行腹腔引流：①病灶不能或不宜切除，或切除不彻底者；②腹腔内有继续渗血者；③缝合条件差，有消化道、胆道渗漏可能者；④脓液黏稠无法吸净或局限性脓肿切开后；⑤病灶为肝、胆、胰、泌尿系等损伤，为防止术后渗漏，应放置引流。

（二）非手术治疗

1.适应证

①病程较早，腹膜刺激征不明显者；②就诊较晚，经治疗腹膜炎局限，腹膜刺激征减轻者；③腹腔内出血患者，血压稳定，无继续出血征象者；④病情危重，全身情况极差，并有其他脏器严重疾病不能耐受手术者。

2.严密观察病情变化

包括以下内容：①生命体征：血压、脉搏、呼吸、体温、神志等。②腹部情况：腹痛的部位、性质、范围、程度及腹膜刺激征的变化等。③全身情况变化。④辅助检查：直肠指诊、腹腔穿刺，血、尿常规，血生化、X线、B超检查等。这些观察和检查要多次重复进行，注意动态变化，特别是对较轻的肝脾破裂，不典型的急性胃肠道穿孔，机械性肠梗阻，嵌顿疝还纳后、老、幼、孕妇患者异位阑尾炎，多发性创伤以及休克、昏迷患者等更为重要。

3.体位

取斜坡卧位，使腹腔内炎性渗出物或漏出物引流至盆腔。盆腔腹膜吸收功能较弱，减少毒素吸收，减轻全身中毒反应；同时，渗出物引流入盆腔后便于处理。如病人有休克，按休克体位要求。

4.禁食

大多数急腹症患者均应禁食。对于诊断不明者，进食可能加重病情，延误诊断。对于决定行手术治疗者，为了麻醉安全和手术需要，术前及术后胃肠功能恢复前亦应禁食。

5.胃肠减压

有效的胃肠减压，可以减轻腹胀，有利于呼吸，改善胃肠血运；减少胃肠穿孔消化液的漏出，促进肠蠕动的恢复；有利于麻醉和手术的安全；减少术后并发症；减轻病人痛苦，促进疾病恢复。

6.抑制胃肠道分泌

如胃十二指肠穿孔、急性胰腺炎等，须应用胃肠道分泌抑制剂，减少分泌。常用的制剂有信法丁、善得定等。

7.维持水、电解质、酸碱平衡

急腹症患者常因禁食、呕吐、腹泻、肠瘘、胃肠减压等，造成水、电解质平衡和酸碱平衡紊乱。应根据患者具体情况进行补充和纠正。

8.抗生素

多数外科急腹症均需要用抗生素预防或控制感染，应尽早采取措施合理选用抗生素。

9.纠正休克

外科急腹症有时可导致休克，应全力抢救。根据发病原因不同，常见到的有感染性休克、低血容量性休克、创伤性休克等，应根据引起休克的原因积极抗休克。

10.止痛

凡诊断不明的外科急腹症患者原则上应禁用麻醉性止痛剂，以免掩盖症状，延误诊断，造成严重后果。如需要，可用一些解痉剂，必要时用少量镇静剂。麻醉性镇痛药仅用于诊断明确、已决定手术或已妥善处理了病灶的手术后患者。

11.加强营养

有的外科急腹症患者，因从胃肠道补充营养困难，应从外周静脉补充营养。必要时深静脉置管，行TPN治疗。

第二节　腹部肿块

腹部肿块是指在腹部检查时可触及的异常包块。常见的原因有脏器肿大、空腔脏器膨胀、组织增生、炎症粘连及良恶性肿瘤等。腹部肿块主要依靠触诊检查。触诊如果发现肿块应注意肿块的位置、大小、形态、质度、有无压痛及移动度。借此来鉴别肿块的来源和性质。

一、一般资料

（一）年龄

婴幼儿的腹部肿块多与胚胎发育异常有关，如先天性肥厚性幽门狭窄、先天性胆管囊性扩张、先天性巨结肠、畸胎瘤等；青少年以结核性炎症、肠蛔虫团块为多见；中老年人以恶性肿瘤为多见。

（二）性别

女性病人除了考虑一般疾病外，还要考虑子宫和附件的病变，如子宫肌瘤、子宫外妊娠、卵巢肿瘤等。

（三）地区

在牧区或从事畜牧工作人员，要注意包囊虫病；在血吸虫病流行地区，要注意肝脾肿大和结肠肉芽肿等。

二、病史

问病史要注意以下几点：

一是肿块发生的部位、时间和伴随的症状，如腹痛、发热、局部不适等，以及有无外伤史、肿瘤家族史等。肿块发生前有短暂的腹痛、局部腹膜刺激征和全身感染性症状者，应疑为炎性肿块。病人曾患肺结核、长期低热、食欲不振、伴有腹痛，则腹内肿块可能为结核性。肿块出现很久，生长缓慢，无其他不适，多为良性肿瘤；反之，若生长迅速、病人显著消瘦，多为恶性肿瘤。故有炎性肿块的变化以日计算、恶性肿瘤以月计算、良性肿瘤以年计算之说。这虽不完全精确，却有助于做出初步判断。

二是有无消化道症状。因消化系统在腹部占有很大的空间，有此类症状者多为消化道本身肿瘤或肠道外肿块压迫引起。例如反复呕吐，提示胃窦部或十二指肠病变；呕吐咖啡样残渣多见于胃癌；结肠肿块可引起便血和排便习惯改变；右上腹肿块伴有黄疸，多为肝脏或胆道附近的病变。

三是其他伴随症状。泌尿系的肿块多有尿血、尿频等症状，如肾癌常伴有腰痛和肉眼血尿。女性生殖系肿块多伴月经改变或阴道出血，如子宫肌瘤病人可有月经量增多或不孕的症状。

三、体格检查

（一）全身检查

应注意全身其他部位有无与腹部肿块相似的肿块以及肿大的淋巴结，以区别是否为恶性肿瘤转移或淋巴瘤有关的体征；有无贫血、消瘦、恶病质等与恶性肿瘤有关的体征；有无与其他性质的肿块相关体征，如炎性肿块多有发热，结核性肿块多有低热、颜面潮红及肺部变化等。

（二）腹部检查

腹部检查应注意肿块部位、大小、多少、形状、质地、压痛、边界活动度、有无搏动以及与周围器官的关系等。

1.部位：腹部肿块虽不能完全根据部位判断其来源，但多数与该解剖部位的组织、器官有关，应首先考虑来源于该部位的组织或器官。

2.大小

如为较大肿块应考虑巨脾、先天性巨结肠、腹膜后脂肪瘤、黏液瘤、卵巢囊肿、肠系膜囊肿、胰腺囊肿等。肿块巨大、表面光滑、无明显疼痛或肠道梗阻症状者，病变多属于良性，但亦有恶变的可能。

3.数目

腹部肿块大多为单一的，多发性常有肠系膜淋巴结核、肠系膜多发性囊肿、结核性腹膜炎、腹腔内转移癌、粪块等。

4.形状和质地

腹腔内长形肿块见于肠套叠、肠蛔虫团块、慢性结肠壁炎性增厚、小肠淋巴瘤等；囊肿多为圆形和椭圆形，边界明显，触诊有紧张感或有波动感；良性边界清楚；炎性肿块表现光滑，边界不清，常有触痛；癌肿多为坚实性肿块，肉瘤次之；膨大的空腔脏器触之多柔软。

5.压痛

有明显压痛者，多为炎症性肿块。肿瘤一般无痛或仅有深部较轻压痛。

6.活动度

肝和脾的肿块随呼吸而上下移动；胃、肠、横结肠、大网膜的肿块亦可活动，但如肿块已侵及周围的固定器官，其活动度即受限制，有长蒂的脾脏可以移至中腹部，有长蒂的卵巢囊肿可以移至上腹部。

7.边界

边界清晰、表面光滑者多为良性，边界不清、表面呈结节状者多为恶性肿瘤，表面不光滑、质地坚硬的肿块多为实质性肿瘤。

8.搏动

如肿块有搏动应考虑腹主动脉瘤、血管瘤等，血供丰富的肉瘤亦可有膨胀性搏动。腹主动脉前方的实质性肿块可有膨胀性搏动。

9.叩诊

叩诊呈鼓音常提示为膨大的空腔脏器如巨结肠症等，实质性肿块和囊肿叩诊为浊音。

10.直肠指诊

对下腹部及盆腔肿块，不要忽视直肠指诊，通过该项检查，可以获得许多有价值的资料。

11.妇科检查

对于女性腹部肿块患者，应行妇科检查。

四、辅助检查

（一）实验室检查

腹部炎症性肿块时，白细胞总数及中性粒细胞均常增高；泌尿系统的肿块，尿中常有红、白细胞增多及其他异常情况；胃肠道肿瘤所致的肿块，有些呈黑便，隐血试验呈阳性反应或大便带血；炎性、结核性或癌性肿块，常发生血红细胞沉降率加快；在十二指肠引流的胆汁中发现有炎症细胞、结石结晶等，常提示肿块与胆道疾患有关；而胃脱落细胞检查发现有癌细胞，如肿块也系来自胃部者，则应想到有胃癌存在；甲胎蛋白阳性应考虑原发性肝癌；CA19-9值升高，应考虑有无胰腺癌的可能；妊娠试验阳性应考虑妊娠子宫、宫外孕或绒毛膜上皮癌等。

（二）内镜检查

根据怀疑肿瘤部位的不同，可选择不同类型的内镜进行检查。如疑为胃、十二指肠肿瘤,可行纤维胃镜检查;如疑为胰头肿瘤或胆道肿瘤,应行逆行胰胆管造影检查;疑为结、直肠肿瘤可行纤维结肠镜检查;疑为膀胱病变可行膀胱镜检查。

腹腔镜是近年来发展起来的一项新技术,有创伤小、操作简单等优点,目前在临床上有广泛用途。在腹部肿块的诊断上,腹腔镜有重要价值,可以在直视下观察肿瘤的部位、大小、性质以及与周围的关系等。而且,利用腹腔镜技术还可以将一些简单的肿块切除,而无须行常规的剖腹手术。目前发展起来的小直径腹腔镜,直径仅有2mm,被称为"针镜",对病人创伤更小,在腹部肿块的诊断方面有着广阔的应用前景。

各种内镜检查,除能直视观察肿瘤的情况外,还可以钳取活组织进行病理检查,为诊断提供病理学依据。

(三)X线检查

一是X线腹部平片检查可确定肿块有无钙化阴影。对胆道及泌尿系统的梗阻性肿块,可明确有无阳性结石存在;腹部侧位片,有助于鉴别肿块在腹腔内或腹膜后。

二是胃肠道钡剂检查,为胃肠道病变(肿瘤、炎症、囊肿、畸形等)的重要辅助诊断方法。疑为胰头部癌肿、十二指肠肿瘤及胆管癌时,尚可采用十二指肠低张性检查;如疑为肠套叠或结肠病变,则用钡灌肠以显示其病变。

三是肿块伴有黄疸疑为肝、胆、胰、脾疾病者,可行经皮肤肝穿刺胆道造影检查;无黄疸者,可行口服或静脉胆道造影检查。

四是疑为肾、肾上腺等腹膜后脏器或组织的增生或肿瘤所致的肿块,可行腹膜后充气造影检查。来自子宫、卵巢等盆腔内的肿块,则可行盆腔充气造影检查。

五是由淋巴系统的梗阻、扩张、畸形或肿瘤转移形成的肿块,可用淋巴管造影检查以显示其病变。

六是选择性腹部动脉造影检查,可应用于胃肠道、肝、脾、胰的肿瘤性肿块或与血管有关的肿块。对胃、肝及脾可单独用腹腔动脉造影;对空回肠及升结肠肿块可选用肠系膜上动脉造影;对胰十二指肠病变可同时用腹腔动脉及肠系膜上动脉造影,以显示与肿块有关的血管是否有屈曲、变形、折断及移位等变化,有助于肿块性质的判断。

(四)放射性核素显像

对于肝脏、胆道、胰腺的肿块,核素扫描有诊断意义。另外,对腹腔内癌肿或脓肿的诊断也有帮助。

(五)CT检查

CT检查简单、迅速、安全无痛苦。CT图像是断层图像,密度分辨高,解剖关系清楚，病变显示良好。对病变的检出率和诊断的准确率均较高，此外，还可以获得不同正常组织和病变组织的X线吸收系数，进行定量分析。因此，CT检查对于腹部肿块的诊断有十分重要的价值。

（六）B超检查

B超检查简单易行，无损伤，已成为腹部肿块的常规检查方法。根据肿块的声像图形，肿块的直径、大小、界限、轮廓的完整性、圆滑或不规则、肿块切面与周围组织的解剖关系，以及体位变换时肿块的变化，均可显示出来。并可探查肿块有无液体性病变，有无立体感实质性肿块形态，肿块内有无暗区、光点、光团及光带的数量与分布。对于触诊不清、体积太小与位置太深的肿块，则可两侧对比探查，从而对肿块的来源、性质以及与周围组织的关系等做出判断。

（七）肿块监测

对囊性肿块进行穿刺，根据获得的液体有助于判断肿块的性质与来源。血性液体表明有出血；混浊性或脓性液体表明有化脓性感染；清亮性液体表明液体的潴留，多见于肝囊肿、胰腺囊肿等。实体性肿块也可行活体组织穿刺病理检查。

（八）MRI检查

MRI是利用原子核在磁场中受到一种特定的射频脉冲激励所发生的无线电信号而成像的。它对于体内各种组织有很高的分辨能力，且对身体无害，在腹部肿块的诊断中，像CT一样，有很高的应用价值。

由于磁场和射频的影响，对于下列病人不宜行MRI检查：①装有心脏起搏器者；②体内有铁磁性金属植入者；③铁磁性夹用于动脉瘤夹闭术后的患者，由于磁场可能引起夹子移动而致大出血；④早孕者；⑤特别危重需要监护的病人。另外，由于MRI成像时间较长，呼吸、心跳、肠蠕动等均可能形成干扰，影响图像质量。因此，腹部可移动性肿块的MRI检查，有时可能出现移动伪影，使图像不清，影响对肿块的判断。

五、诊断

腹部肿块的诊断及鉴别诊断重点解决如下几个问题：是否腹部肿块？是腹腔内还是腹腔外肿块？肿块来源于什么脏器？肿块的性质如何？

（一）腹部肿块鉴别

防止将正常的组织或器官误认为腹部肿块。常被误认为肿块的正常组织或器官有如下几种：

1.腰椎

瘦弱体形的腹部，可在脐周部触摸到腰椎。表现为较硬之肿物，深压可有疼痛，不活动，亦不增大。

2.肝脏

个别消瘦内脏下垂患者有下垂感。位于腹膜后间隙时，大部分肝肿大患者可在右上腹肋缘下触摸到肝脏。

3.乙状结肠

左下腹可摸到一段斜行肠管，向左右有一定的活动度，排便后缩小。

4.肠道积气或结肠积粪

幼儿及老年患者可有此现象，多与饮食及排便习惯有关。"肿块"可移动，排气排便后缩小或消失。

5.妊娠子宫

妇女怀孕时，逐月增大妊娠子宫，可被误诊为"肿块"。

6.充盈膀胱

长期卧床、昏迷、前列腺肥大和手术后患者，可因尿潴留而触到充盈的膀胱。排尿或导尿后"肿块"消失。

7.其他

正常结构还可有搏动的腹主动脉、发达的腹直肌等。

（二）腹腔内肿块与腹腔外肿块的区别

腹部肿块可来源于腹壁、腹腔及腹膜后，大多数来源于腹腔。然而，临床上常将腹壁肿块如囊肿、脓肿、硬纤维瘤、滑膜囊肿、炎性肉芽肿等误认为腹腔内肿块，应加以鉴别。鉴别方法用腹肌紧张法，即屏气抬头试验。肿块位于腹壁时，腹肌紧张，肿块显示越加明显；松弛时，肿块则不明显。对肿块在腹腔内或腹膜后间隙的鉴别，可用肘膝位及仰卧位检查进行对比区别之。如肿块在腹腔内，肘膝位扪诊时肿块可扪及得更清楚，活动度增加，且固定于腹膜后壁，常不易推动，也无下垂感觉。

（三）肿块的来源

通常将腹部划分为9个区域，即右上腹区、中上腹区、左上腹区、右中腹区、脐周区、左中腹区、右下腹区、耻骨上区和左下腹区。根据各区内正常器官的所在位置，判断肿块来源于哪一器官。一般来说，与肿块关系最密切的器官为肿块来源的器官可能性最大。

根据伴发的症状与体征，亦常可推测肿块发生的器官。如肿块伴有恶心、呕吐、腹胀、腹泻或便秘等症状，多来自消化道器官；肿块伴有黄疸，多为肝、胆、胰腺疾患；伴有呕血，可能为胃癌、脾疾患及门脉高压症；伴有黑便，常有上胃肠道疾患；鲜血便可能系结肠、直肠或肛门疾患所引起；伴发血尿、脓尿及尿潴留者，应想到泌尿系疾患；伴阴道出血或闭经，则可能为子宫或卵巢病变等。

（四）肿块的性质

腹部肿块的性质大致可分为先天性、炎症性、损伤性、潴留性和肿瘤性，肿瘤性肿块又有良恶性之分。应根据病史、体格检查及辅助检查所得到的资料进行认真归纳分析。

腹膜后肿块主要来自腹后间隙的脂肪、疏松结缔组织、筋膜肌肉、血管、神经、淋巴组织以及胚胎残留组织，约80%为恶性。良性肿瘤中最常见的为纤维瘤、神经纤维瘤、囊性畸胎瘤，恶性肿瘤以纤维肉瘤、神经纤维肉瘤、恶性神经鞘瘤及恶性淋巴瘤为多见。

六、注意事项

（一）充分收集资料

腹部肿块的类型很多，各类肿块有很多共性特征，但每一类肿块又有自己的特点。一定要充分收集资料，详细询问病史，认真体格检查，并进行必要的辅助检查，使资料全面、系统、丰富，这是确立正确诊断的基础。

（二）认真细致分析

由于腹部肿块的来源多，涉及的器官范围广，病变性质较复杂，同一器官可出现不同的肿块，同样的肿块可来自不同的组织，即使同一性质的肿块也可因病人体质变异、发现时间早晚等而不同。只有认真细致地分析，才不致引起误诊、漏诊。

（三）充分重视阳性病史及体征

阳性病史及体征是诊断腹部肿块的主线，应在询问病史、体格检查时就十分重视；把阳性病史问深问透，把阳性体征进行全面的检查。在分析问题时，以阳性病史、体征为依据，兼顾重要的阴性病史及体征，方可做出正确诊断。

（四）不为假阳性发现所迷惑

腹中脏器互相毗邻甚多，在某一脏器发生病变性肿块时，每可波及其邻近的多个器官，产生不同的症状与体征，不仔细加以分析检查就易发生误诊。如有一例病人在上腹正中偏左处有痛不适。胃钡剂检查证明有巨大胃憩室存在。但手术中见胆囊肿大，胆囊底部与胃前壁发生粘连，将胃壁牵拉成假性憩室样改变。分离其粘连后，胃憩室即行消失。

（五）有正常器官和组织变异的概念

各种组织某种程度的变异在临床上并不少见，如不注意，对腹部肿块的诊断易发生错误。如将肝脏下垂误认为是肝肿瘤、将下垂于右下腹部的肿块或囊肿误为阑尾脓肿等，还有将游动于脐部的盲肠误诊为小肠淋巴肉瘤的报道。

（六）重视并不过分依赖辅助检查

辅助检查虽能对腹部肿块的诊断提供有效依据，但也有假阳性或假阴性的误差存在。不假思索地采用各种检查，以为检查项目越多、方法越新就会使确诊率越高的想法和做法都是错误的。对辅助检查过分依赖或分析错误均可能导致误诊或漏诊。应结合病史、体征，有选择地应用辅助检查，并对其检查结果进行客观分析，才能得出正确结论。

第三节　黄疸

黄疸是常见症状与体征，其发生是胆红素代谢障碍而引起血清内胆红素浓度升高所致。临床上表现为巩膜、黏膜、皮肤及其他组织被染成黄色。因巩膜含有较多的弹性硬蛋白，与胆红素有较强的亲和力，故黄疸患者巩膜黄染常先于黏膜、皮肤而首先被察觉。当血清总胆红素在 $17.1 \sim 34.2\mu mol/L$，而肉眼看不出黄疸时，称隐性黄疸或亚临床黄疸；当血渍总胆红素浓度超过 $34.2\mu mol/L$ 时，临床上即可发现黄疸，也称为显性黄疸。

一、发病机制

造成黄疸的重要环节是胆红素的产生增加、胆红素的结合或排泄发生障碍。

（一）胆红素产生增加

严重溶血性贫血时，因所产生的非结合胆红素量超过了肝脏处理胆红素的能力而表现为非结合胆红素明显升高的黄疸。

（二）胆红素结合障碍

其特征是非结合胆红素不能由尿中排出，故尿胆红素为阴性或含量极低；血中结合胆红素/总胆红素＜60%。其原因有下列两种：

一是胆红素结合所需要的各种酶合成障碍或酶的活性被抑制、破坏。葡萄糖醛酸转移酶和微粒体催化酶为胆红素结合所需的重要酶类。若肝细胞内有大量非结合胆红素沉积，则可抑制上述酶的活性；有大块或亚大块肝组织坏死时，则可破坏酶的活性或使酶的合成减少而产生胆红素结合障碍性黄疸。

二是肾上腺皮质激素的影响。动物实验证明，激素能促进肝细胞摄取非结合胆红素，但不能促进胆红素的结合，胆红素的结合需要ATP供给能量。激素可抑制微粒体呼吸链中的电子转移而使ATP合成减少。胆红素代谢需要细胞色素P450，而激素代谢可消耗大量P450，因而可导致胆红素结合障碍。

（三）胆红素排泄障碍

结合胆红素通过胆汁分泌器进入毛细胆管这一过程为主动过程，除肝外胆道梗阻外，尚有下列因素可以影响这一过程。

1.微丝损伤

胆汁在毛细胆管中，由胆汁酸依存性部分和非依存性部分的共同作用而使之流动，这一过程有赖于毛细胆管的结构完整和健全的生理功能。胆汁成分以分子形式排入毛细胆管内。与这种毛细胆管内相连接的部分有为数众多的微丝，微丝对于保持毛细胆管的结构和功能完整起着重要作用。微丝有两种，其直径分别为5nm和10nm。5nm的细纤丝称为微丝，10nm的细纤丝称为中间丝，前者与大量肌球蛋白结合，具有肌动蛋白的性质，后者与接合体的关系密切。微丝受损时，肌动蛋白也受损，结果造成毛细胆管的作用麻痹而引起胆汁排泄障碍。

2.毛细胆管堵塞

各种原因引起的胆管上皮脱落、胆栓形成及胆管增生、肝纤维化使毛细胆管扭曲变形等，均可使之堵塞而影响胆汁排泄。

3.毛细胆管通透性改变

任何导致毛细胆管损伤的因素均可改变毛细胆管膜及其上皮细胞的通透性。通透性改变可以影响胆汁分泌的全过程，尤其是使排泄过程严重受损害。

4.胆汁反流

由于结合胆红素同Y蛋白的结合率比非结合胆红素低，而且比较容易与血液中的白蛋白结合，因而容易反流到窦状（Disse）间隙。此外，毛细胆管直接与Disse间隙相通或通过肝细胞膜反流入血，均可成为胆汁排泄障碍的原因。

5.血栓素B2（TXB2）增加

肝内胆管黏膜含有丰富的前列腺素，当其受损时，可产生大量TXB2，TXB2为强烈的胆管收缩剂，故TXB2增加也是胆汁排泄障碍的一个重要因素。

二、分类

黄疸不是一个独立的疾病，而是许多疾病的一种症状，它的分类方法较多，按病变发生的部位可做如下分类：

（一）肝前性黄疸

由于未结合胆红素产生过多，使肝细胞负荷过重而引起。

1.先天性溶血黄疸

它的发生常为家族性的。由于红细胞膜结构异常，抵抗力减弱，容易引起溶血，使血中未结合胆红素明显增加而出现黄疸。

2.旁路性高胆红素血症

可能是一种遗传性疾病。原发性的是在非造血过程中有胆红素的异常形成，继发性的见于恶性贫血和地中海性贫血。红细胞和骨髓内幼红细胞在尚未到达血液循环以前即被破坏所致，周围血液中可见到球形红细胞和网织红细胞，它们都不伴有溶血。

（二）肝原性黄疸

1.肝细胞从血中摄取胆红素和运输至平滑内织网的过程中发生障碍

例如Gilbert病（体质性肝功能不良症），血中未结合胆红素升高，一般不超过5mg/dL，而胆汁酸正常、肝功能正常。

2.胆红素的结合发生障碍

胆红素与葡萄糖醛酸结合所需要的葡萄糖醛酸转移酶受到抑制或缺乏是其原因，血中未结合胆红素增加。此见于Crigler-Najjar综合征（伴有核黄疸的先天性非溶血性黄疸）和LuceyDriscoll综合征（家族性新生儿高胆红素血症）。

3.竞争性结合

偶尔见到一些药物，如利福平、新生霉素、放射线造影剂等，在运输和接合部位与胆红素发生竞争性结合，使血中未结合胆红素增加。

4.胆红素的排泄发生障碍

由于结合胆红素往毛细胆管排泄发生障碍，使血中结合胆红素升高。血中胆汁酸正常，偶见轻度增加。肝实质细胞内，有的可见有棕色的色素颗粒沉着。这种情况在先天性原因中见于Dubin-johnson综合征（慢性特发性黄疸）和Rotor综合征（慢性家族性非溶血性黄疸），前者在肝实质细胞内有色素颗粒沉着，后者则无色素颗粒沉着，血清胆汁酸中度增加，后天性原因见于肝炎和肝硬化。

5.肝内胆汁淤积

肝实质损害不严重，肝细胞、毛细胆管和小胆管内有胆汁淤积，肝外胆道通畅。由于胆汁排泄发生障碍，血中结合胆红素升高。急性肝内胆汁淤积的病因主要为肝炎病毒、药物损害、乙醇中毒和妊娠等。慢性肝内胆汁淤积的病因有原发性胆汁性肝硬化、原发性硬化性胆管炎和胆管细胞癌等。

（三）肝后胆汁淤积性黄疸

也称阻塞性黄疸或肝外胆汁淤积。由于肝外胆道存在梗阻，胆汁排入肠道发生障碍，黄疸多较严重，血中结合胆红素显著增加。常见原因有胆石症，胆管狭窄，胆道其他良、恶性病变和壶腹周围癌等。因胆道内压力升高，胆汁从肝细胞和毛细胆管逆流入血窦、窦周间隙或肝内淋巴管而引起黄疸。

三、诊断

（一）年龄、性别和家族史

我国成年人黄疸仍以胆石症较多见。先天性溶血性黄疸大多在20岁以前发病。先天性溶血性黄疸和体质性黄疸男性较多，胆石症女性较多。应详细询问家族中有无黄疸病人，以便了解是否存在先天性和遗传性黄疸的可能。

（二）发病情况和症状

黄疸发生很快者应考虑病毒性肝炎、药物性肝炎或胆石症。胆石症患者常有绞痛发作史。壶腹周围癌引起的黄疸发病隐袭，一旦黄疸出现之后，常不断加深，大便可呈陶土色，黄疸不像胆石症那样带有波动性。突然出现食欲不振、恶心、呕吐、乏力等症状，在病毒性肝炎时最为明显。肝外阻塞性黄疸时，这类症状较轻。胆石症常合并寒战、高热，而病毒性肝炎一般都为低热。药物性肝炎大多伴有发热、皮疹和关节痛。恶性病变引起的黄疸大多不发热或发热不高，这种黄疸突出的临床表现是：伴有体重减轻、消瘦、疲乏等全身情况的衰退，不一定全无腹痛。肝原性黄疸的腹痛不明显，偶尔感觉有上腹饱胀或刺痛。溶血性黄疸患者约5%合并有胆石症，可引起胆石症样腹痛。皮肤瘙痒是胆汁淤积的重要表现，病毒性肝炎的20%、良性肝后性黄疸的50%、恶性黄疸和原发性胆汁性肝硬化的70%有此症状。瘙痒以手心、足心为甚，夜间或温暖时加重。目前认为，瘙痒与皮肤胆汁酸浓度的增加有密切关系。

（三）体格检查

病毒性肝炎时，往往可触及肿大肝脏，边缘大多不锐，质不硬，有轻度可触及肿大的脾脏，并常以脾大和贫血为主诉。胆石症时，在剑突下或右上腹常有明显压痛，肝脏可稍肿大。恶性病变引起的黄疸患者在胆汁淤积较严重时，大多可触及肿大肝脏，质偏硬。壶腹周围癌患者约有48%可触及肿大胆囊，多无压痛。黄疸合并腹水以肝硬化最常见，亦可见于广泛性肝坏死和肿瘤腹腔转移。血性腹水或血腹提示癌肿腹腔广泛转移或原发性肝癌破裂。肝原性黄疸患者常有蜘蛛痣、肝掌和男性乳房发育症等体征。

（四）实验室检查

1.一般化验检查

胆石性黄疸因常合并胆道炎症或感染，多有白细胞增加。病毒性肝炎和肝内胆汁淤积时，白细胞常在正常范围内。嗜酸性白细胞增多时，应想到药物性肝脏损害的可能性。溶血性黄疸时，有红细胞变形、网织红细胞增加（常在5%～20%，甚至达90%以上）、脆性增加和血红蛋白下降，并有血红蛋白尿。Coombs试验阳性，尿中胆红素阴性而尿胆原增加则是溶血性黄疸的一个特点。胆道梗阻性黄疸时，尿中胆红素常阳性，尿胆原可阴性。尿胆原阴性持续一周以上，应高度怀疑肿瘤所致的黄疸。胆道梗阻严重的病例，粪便可呈陶土色。

2.胆红素代谢试验

血清总胆红素正常不超过17.1μmol/L（1.0mg/dL），这是结合胆红素（3.4μmol/L）和非结合胆红素（13.7μmol/L）的总和，溶血性黄疸时，血清总胆红素升高，但一般很少超过85μmol/L，其中非结合胆红素明显增加，占80%以上。直接胆红素（D）与总胆红素（T）之比＜20%。肝细胞性黄疸时，结合、非结合胆红素均增高，常在2～3d内达17μmol/L，以结合胆红素增高为主，D/T＞35%。胆汁淤积性黄疸时，血清总胆红素明显增高，可达513μmol/L（30mg/dL）以上，以结合胆红素为主，占50%或更多。通常，肝外阻塞（也称肝外肝汁淤积）比肝内胆汁淤积时增加更为明显，D/T＞60%。如果血清胆红素持续升高，提示恶性肿瘤引起的肝外胆汁淤积。结石引起的黄疸呈波动性，常先高后低，而壶腹周围癌因癌肿溃疡破溃，胆红素可有短暂下降而呈起伏状。

3.血清结合胆酸试验

正常人胆酸（CA）/鹅去氧胆酸（CDCA）为0.5～1.0。肝外胆汁淤积时，胆酸合成不受影响，但排泄受阻，故血清CA/CDCA＞1；肝细胞性黄疸时，因肝细胞受损，胆汁合成减少CA/CDCA比值＜1。

4.血清蛋白测定与蛋白电泳

肝细胞性黄疸，尤其在慢性肝细胞性黄疸后期，血清总蛋白和白蛋白减少，球蛋白增高，白、球蛋白比值低于正常或倒置；血清蛋白电泳显示，白蛋白轻度降低，β及γ球蛋白轻度升高。胆汁淤积性黄疸早期，血清总蛋白正常，γ白电泳无明显改变，后期球蛋白增高；而原发性胆汁性肝硬化时则白蛋白降低，α、β和γ球蛋白均增高。

5.血清酶学检查

（1）血液转氨酶：丙氨酸氨基转移酶（ALT，SGPT）和门冬氨酸氨基转移酶（AST，SGOT）为急性肝损害时首选的最敏感指标。肝细胞性黄疸时，ALT、AST明显升高，当肝细胞坏死明显时，AST比ALT增高更明显，两者之比为1.20 ~ 2.26（正常ALT/AST > 1）。但当重症肝坏死时，有时ALT活力反而降低，血清胆红素反而上升，呈"酶胆"分离现象，常提示预后不良。而胆汁淤积性黄疸的ALT仅轻度升高。若不伴有肝细胞损害，ALT增高很少超过3倍。早期ALT正常，病程超过两周时可增高，且AST > ALT，一旦胆汁淤积解除，可很快恢复正常。如长期不恢复，提示肝细胞受累。

（2）γ-谷氨酰转肽酶（γ-GT）及其同工酶：肝细胞性黄疸时，IGT仅轻度至中度升高，不如ALT敏感，常为γ-GT/ALTC1；胆汁淤积性黄疸的γ-GT明显升高。有报道称，γ-GTVALT > 5倍，甚至达10倍以上。其同工酶γ-GTI肝外比肝内胆汁淤积高1倍，而γ-GTH对原发性肝癌诊断阳性率较高。

（3）血清腺苷脱氨酶（ADA）：ADA是核酸分解酶，正常值为18 ~ 25U，肝细胞性黄疸时升高，尤其是慢性黄疸性肝病时，其升高阳性率高于ALT，多在40U以上；胆汁淤积性黄疸时很少升高，即使升高也属轻度，故ADA有助于两者的鉴别诊断。

（4）碱性磷酸酶（ALP）及其同工酶：ALP是胆汁淤积的重要标志，是鉴别肝细胞性和胆汁淤积性黄疸的酶类之一，胆汁淤积性黄疸时，由于肝内胆道胆汁排泄受阻反流入血，使血清中ALP明显升高，且常先于黄疸出现，一般可达30金氏U〔0.48μmol/（S·L）〕以上，尤其在完全性胆汁淤积时。肝外胆汁淤积常高于肝内胆汁淤积，癌肿（完全梗阻）较结石（不完全梗阻）增高更显著。肝细胞性黄疸的ALP正常或轻度升高，常在30金氏U以下。一般认为，血清ALP持续低值时胆汁淤积性黄疸可能性很小，而升高的病例不全部都是胆汁淤积性黄疸，且ALP升降不一定与胆红素相平行。如胆红素显著增高而ALP轻度增高可能是肝炎伴肝内胆汁淤积。

在聚丙烯酰胺凝胶电泳上ALP可出现7条活性带，肝外胆汁淤积性黄疸时ALP活性增强（高分子ALP），而肝内胆汁淤积性黄疸则ALPn活性增强，且ALPW阴性，有助于两者的鉴别。

（5）谷胱甘肽-S转移酶（GST）：肝细胞性黄疸时GST明显升高，且与ALT呈正相关，如果GST > 正常近10倍而ALT下降时，提示严重肝坏死，预后凶险，而在胆汁淤积性黄疸时则此酶不高。

（6）凝血酶原时间（PT）测定：凝血酶原由肝脏制造，在肝实质有损害时（肝细胞性黄疸），凝血酶原合成减少，使凝血酶原时间延长。胆汁淤积性黄疸时由于维生素K吸收障碍，凝血酶原时间也延长，但注射维生素K后可以纠正，而肝细胞黄疸时则不易纠正。

（7）血清胆固醇、胆固醇酯测定：肝脏是合成和分泌胆固醇的主要器官。肝细胞性黄疸时胆固醇降低，胆汁淤积性黄疸时则总胆固醇含量增加〔（7.76 ~ 25.86mmol/L）300 ~ 1000mg/dL〕。由于肝细胞病变会使卵磷脂胆固醇酰基转换酶（IXΛT）产生减少，随之游离胆固醇酯化减少，致血中胆固醇酯所占比例下降，常少于0.7，肝细胞损害越重，胆固醇酯降低越明显。有人观察正常人磷脂质与胆固醇之比值大致相等，即为1，癌性肝外胆汁淤积性黄疸时，磷脂质/胆固醇＞1，而胆石症两者之比则＜1。

（8）脂蛋白-X（LP-X）：胆汁淤积性黄疸患者的血清中可出现一种特殊的脂蛋白，它存在于低密度脂蛋白部分，但其化学结构和性质却不同于低密度脂蛋白，称为LP-X。正常人血清中不出现LP-X，胆汁淤积性黄疸绝大部分呈LP-X阳性，肝细胞性黄疸极少阳性。有人提出LP-X超过3000mg/L多为肝外胆汁淤积性黄疸（占91.2%），同时在病程中往往持续上升，而肝内胆汁淤积的LP-X大部分低于3000mg/L，且在病程中有不断下降趋势，可作为两者鉴别的参考。

（9）血清铁和铜含量测定：正常人血清铁（Fe）为10.7 ~ 27.0μmol/L，血清铜（Cu）为14.0 ~ 20.0μmol/L，Fe/Cu为0.8 ~ 1.0。胆汁淤积性黄疸时血清铜明显增高，血清铁正常或正常值下降，Fe/Cu＜0.5；肝细胞性黄疸急性期血清铁明显增高而血清铜正常或稍增加，Fe/Cu＞1，其中癌肿引起的胆汁淤积性黄疸与结石引起者相比，血清铜在前者更高，铁含量更低，Fe/Cu前者低于后者。原发性胆汁性肝硬化时，血清铜蓝蛋白升高，肝豆状核变性（Wilson病）时血清铜总量降低，日尿排铜量增加，血清铜氧化酶活性降低，铜蓝蛋白减少。

（10）免疫学检查：肝细胞性黄疸时，免疫球蛋白IgG明显增高，肝后胆汁淤积性黄疸的IgG则属正常。原发性胆汁性肝硬化时IgG明显升高，而且抗线粒体抗体（AMA）阳性；肝外胆汁淤积性黄疸时仅5%为阳性。

肝炎的抗原、抗体系统检查对查找黄疸的病因系属甲、乙、丙、丁、戊型病毒性肝炎的诊断可有帮助。

甲胎蛋白（AFP）是诊断原发性肝细胞癌的特异指标。如AFP阴性，应再查AFP异质体。联合检测AFP、AFP异质体、γ-GTH、ALPI等肝癌标志物，对原发性肝癌诊断的阳性率可提高到97%。

综上所述，实验室检查对黄疸的鉴别诊断相当重要，但要更确切查找黄疸的病因，尤其是肝内、外胆汁淤积性黄疸以及良、恶性病变的鉴别诊断，还有赖于影像学检查（包括B超、CT、MRI、ERCP和PTC等）和病理学检查来确诊。

（五）影像学检查

1.超声扫描（USG）

超声扫描是近年来对黄疸鉴别诊断常用的一种辅助诊断方法。它是一种无损伤检查，能显示扩张的胆管、胆道结石和肿块影，从而帮助鉴别黄疸的性质，判断胆道梗阻的部位和原因。约有90%的病例用超声扫描可正确区分肝原性和肝后阻塞性黄疸。前者通常无肝内、外胆管扩张，后者常有肝内、外胆管扩张。一般来说，胆总管直径<6mm视为正常，>10mm应考虑为扩张。

2.逆行胰胆管造影（ERCP）

目前已成为鉴别黄疸原因的重要手段之一，对无肝内、外胆管扩张的病例尤其适用。方法是自口腔插入纤维十二指肠镜至十二指肠降部，先观察乳头部有无异常情况，再经乳头部进行插管，插管成功后，即缓慢注入造影剂。胰管造影一般往乳头内插入5～6mm，胆管造影一般插入10～15mm。常用50%～70%泛影葡胺、胆影葡胺或泛影钠造影剂。胰管造影时注入造影剂2～5mL，胆管造影一般须注入造影剂15～30mL。然后在不同位置进行摄片。必要时，在注入造影剂前还可收集胰液和胆汁做生化细胞学或基因检查。正常胰管呈细条状，管腔光滑，从胰头部至胰尾部分布均匀，一般主胰管直径在2mm左右。正常肝外胆管光滑完整，肝内胆管自肝门走向周围呈树枝状分布，管腔逐渐变细，分支对称均匀。如有结石、肿瘤或狭窄，则见胆管有充盈缺损、管壁毛糙、管腔狭窄变细及其近侧胆管的扩张。

3.经皮肝穿刺胆道造影（PTC）

这是诊断黄疸较有帮助的一种方法。近年来，采用千叶细针穿刺之后，成功率显著提高而并发症则明显减少。有肝内胆管扩张者，成功率可达95%以上，肝内胆管无扩张者，成功率为25%～65%，操作步骤如下：患者平卧X线台上，于局麻下在右腋肋部第8或第9肋进针，针头与台面平行，对准12胸椎上缘在前胸壁的投影方向刺入，当进针至8～10cm时，拔除针芯，边缓慢进针，边负压抽吸。如抽出胆汁（也可能是白胆汁）说明针已在胆管内。注入少量造影剂，以便正确判断针头位置。如针头误入血管内，则造影剂被迅速稀释而流走；当针头在肝实质内时，造影剂停留不动，如造影剂进入胆管支内，则可见造影剂缓慢流向肝门。造影毕，应抽尽造影剂和胆汁，并用宽胶布粘贴右下胸壁，以限制胸部活动，从而减少胆汁漏出和出血等并发症。近年来，多应用超声导向发送穿刺针，使穿刺更加方便、正确。经皮肝穿刺胆道造影能清楚显示胆管的影像，确定有无胆道梗阻及梗阻的位置、范围和性质。黄疸严重病例，可在这一操作基础上改成经皮经肝穿刺胆道引流术（PTCD），以达到减轻症状延长生命效果的目的。

4.电子计算机体层扫描（CT）

也是一种无损伤的诊断方法，对鉴别肝原性和阻塞性黄疸有帮助，尤其对黄疸较深或肝功能较差而难于进行常规X线造影的病例更有意义，它可以显示肿大或萎缩的胆囊、胆道结石、胆管肿块影和扩张的肝内、外胆管（表现为条状或圆形密度减低区，自肝门区向四周呈树枝状分布。肝原性黄疸的肝胆系统图像大多正常，不太肯定时，可静脉注射造影剂，使图像能更好地显示出来。它能显示胆管结石、胆管扩张的程度，远端胆管阻塞部形态以及梗阻平面等，均有助于确定阻塞性黄疸的原因。

5.磁共振成像（MRI）

其对胆管系统病变的诊断意义与CT相仿。由于MRI能做冠状扫描和它有独特的信号变化，因此无须注射造影剂即可区别胆管与血管；较满意的磁共振胰胆管造影（MRCP）可以做出与ER-CP基本一致的诊断，有时，ERCP仅显示胰管而未能显示胆管，这种情况皮下做MRCP往往可显示胆管下端有结石等造成的梗阻；对肝门部转移淋巴结压迫胆管以及对周围淋巴结和血管的受侵情况可提供更多的信息。MRCP的缺点是成像的细微处不及ERCP。

6.（^{99m}TC锝）HIDA扫描

黄疸较深，血清胆红素在85.5μmol/L（5mg/dL）以上，不能采用一般造影检查，或患者对碘有过敏者，用此法检查，可以获得满意的胆道系统图像，以便说明胆管是否通畅，有利于黄疸的鉴别。静脉注射锝HIDA 10mL后用γ照相机连续摄影，20min左右出现肝内胆管、胆囊及胆总管影像，30min左右锝HIDA已出现于肠道。阻塞性黄疸时，肾脏持续显影，不见胆管、肠管显影。肝细胞性黄疸的5min肝显影不良，血中放射性较高，可出现心脏血池影像。放射性核素检查安全、简便，即使严重黄疸患者也可施行。

第四节　消化道出血

一、上消化道出血

上消化道出血是指屈氏韧带以上的消化道，包括食管、胃、十二指肠或胰胆等病变引起的出血，胃空肠吻合术后的空肠病变出血亦属这一范围。大量出血是指在数小时内失血量超出1000mL或循环血容量的20%，其临床主要表现为呕血和（或）黑粪，往往伴有血容量减少引起的急性周围循环衰竭，是常见的急症，病死率高达8%～13.7%。

（一）病因

上消化道大量出血的病因很多，常见者有消化性溃疡、急性胃黏膜损害、食管胃底静脉曲张和胃癌。上消化道大量出血的病因可归纳如下：

1.上胃肠道疾病

（1）食管疾病，如食管炎、食管癌、食管消化性溃疡、食管损伤等。

（2）胃十二指肠疾病，如消化性溃疡、急性胃炎、慢性胃炎、胃黏膜脱垂、胃癌、急性胃扩张、十二指肠炎、卓－艾综合征、胃手术后病变等。

（3）空肠疾病，如空肠克隆病、胃肠吻合术后空肠溃疡。

2.门静脉高压

（1）各种肝硬化失代偿期。

（2）门静脉阻塞，门静脉炎、门静脉血栓形成、门静脉受邻近肿块压迫。

（3）肝静脉阻塞综合征。

3.上胃肠道邻近器官或组织的疾病

（1）胆道出血、胆管或胆囊结石、胆囊或胆管癌、术后胆总管引流管造成的胆道受压坏死、肝癌或肝动脉瘤破入胆道。

（2）胰腺疾病累及十二指肠胰腺癌、急性胰腺炎并发脓肿溃破。

（3）动脉瘤破入食管、胃或十二指肠，主动脉瘤、肝或脾动脉瘤破裂。

（4）纵隔肿瘤或脓肿破入食管。

4.全身性疾病

（1）血液病：白血病、血小板减少性紫癜、血友病、弥散性血管内凝血及其他凝血机制障碍。

（2）尿毒症。

（3）血管性疾病：动脉粥样硬化、过敏性紫癜、遗传性出血性毛细血管扩张、弹性假黄瘤等。

（4）结节性多动脉系统性红斑性狼疮或其他血管炎。

（5）应激性溃疡败血症创伤、烧伤或大手术后休克，肾上腺糖皮质激素治疗后，脑血管意外或其他颅脑病变，肺气肿与肺源性心脏病等引起的应激状态。

（二）临床表现

1.病史和体征

溃疡病引起出血的病人大部分有溃疡病史，出血前溃疡病症状加重，出血后症状有所减轻，在上腹和右上腹有轻度局限性压痛。食管胃底曲张静脉破裂出血病人大多有肝病史和肝脾肿大体征，出血后脾脏往往明显缩小。出血性胃炎病人常有应用某些药物，如酒精、水杨酸盐、消炎痛、氯化钾药片、肾上腺皮质激素、利血平、抗凝药等，或进食不洁食物的历史。在严重烧伤或感染等应激情况下出现的上消化道出血，应想到应激性溃疡的可能性。伴有右上腹绞痛、发热和黄疸的上消化道出血，应考虑胆道出血。剧烈呕吐之后发生的上消化道出血，应怀疑贲门黏膜撕裂综合征。血液病患者常有家族史和反复发作出血史。肿瘤病例往往有腹胀、腹痛或黑便史，有的在腹部可触及肿块，有的在做血液检查时有关肿瘤指标阳性。

2. 不同程度的周围循环障碍

病人常有脸色苍白、脉搏细快和血压下降等周围循环障碍表现。收缩压低于10.7kPa（80mmHg），脉搏每分钟超过90次，估计失血量在1500mL左右；收缩压低于8kPa（60mmHg），脉搏每分钟超过110次，估计失血量在2000mL左右。一般来说，出血量不到300～500mL者，血压往往可保持在正常范围。

3. 发热

消化道出血病人一般伴发低热或中等度发热，大多于出血停止后一周内恢复正常。发热可能是血液分解、体内蛋白破坏和体温调节功能紊乱所致。出血合并感染或肿瘤并发出血时也可有发热。例如，胆道出血病人的发热往往较高，可达39～40℃，恶性淋巴瘤和恶性组织细胞瘤病时也可伴发高热，而且应用抗生素等药物对发热并无明显效果。

（三）辅助检查

1. 化验检查

出血病例的红细胞、血红蛋白和血细胞比容值均下降。可出现氮质血症，如在出血后4d氮质血症仍不减轻，常常表示出血量较大或出血尚未停止。怀疑由肝硬化、门脉高压、食管胃底曲张静脉破裂引起的出血病例，应做转氨酶等肝功能检查。考虑有血液病可能者应做凝血功能测定。

2. X线钡剂检查

出血本身对X线钡剂检查并非绝对禁忌，但在急诊情况下，X线检查的诊断阳性率不太高（不到50%），不易检查出黏膜浅表的微小病变，也不能确定所发现的病变就是出血的来源。近年来，有用气钡双重对比造影检查胃黏膜浅表溃疡的报道。X线钡剂检查不应安排在内镜或血管造影检查之前进行，以免影响后两者检查的结果。

3. 急诊内镜检查

这是指在上消化道出血发生后24～48h内进行的内镜检查，它既能做出迅速诊断，又有助于进行正确处理，是上消化道出血的首选诊断方法。检查时应以看到活动性或近期出血的病变作为病因诊断的可靠依据。活动性出血是指病变处有新鲜出血或渗血，近期出血则包括病变区有黑褐色底部和附近有凝血块或伴有黑褐色潴留液，或见到隆起、凸出的小动脉等（Dieulafoy病）。这种检查方法对出血来源诊断的阳性率可达94%。大量实践证明，只要做好检查前准备工作，在急性出血期内进行内镜检查是基本上安全的。检查距出血时间愈近，诊断阳性率愈高。除呕吐血块较多者在检查前须考虑用冰水洗胃外，空腹呕血者，通常都无须洗胃。为了防止由于心肌缺血而引起的严重并发症，受检查者的血红蛋白应不低于50g/L。检查期间应给患者吸氧，操作应轻巧，并尽量缩短检查时间。纤维十二指肠镜检查对发现胆道出血有帮助。

二、下消化道出血

消化道出血是临床常见症候群，可由多种疾病所致。消化道是指从食管到肛门的管道，包括食管、胃、十二指肠、空肠、回肠、盲肠、结肠及直肠。上消化道出血是指十二指肠悬韧带（Treitz韧带，译为屈氏韧带）以上的食管、胃、十二指肠、上段空肠以及胰管和胆管的出血。十二指肠悬韧带以下的肠道出血统称为下消化道出血。随着内镜技术的发展，新名词"中消化道"改变了对消化道的传统分段概念的认识。新定义以十二指肠乳头、回盲瓣为标志，将消化道分为"上消化道"（十二指肠乳头以上）、"中消化道"（十二指肠乳头至回盲瓣）和"下消化道"（盲肠、结肠、直肠）。

（一）病因

1.常见病因

（1）肠道恶性与良性肿瘤：我国资料表明，半数的便血病例由肠道恶性肿瘤引起，故在遇到便血病例时，应对恶性肿瘤保持高度警惕。导致便血的恶性肿瘤绝大部分为大肠癌，并以腺癌为主。除肠本身的恶性肿瘤可引起出血外，偶尔有因邻近肿瘤侵入肠道而引起出血者，例如肝癌侵及结肠肝曲，子宫颈癌侵及直肠而引起大量便血。引起便血的其他恶性肿瘤尚有恶性淋巴瘤、平滑肌肉瘤、黑色素瘤等，但远较癌肿为少见。良性肿瘤如平滑肌瘤，当其体积较大，表面有溃疡形成时，也可引起便血，且常伴有腹痛、腹胀等肠梗阻症状，以往诊断比较困难，近代应用型超声、纤维结肠镜等检查，常能及早发现肿瘤并明确诊断。

（2）肠道息肉：息肉也是引起便血的常见原因。息肉病理类型较多，且有一定癌变率。国内息肉以大肠息肉为主，包括结肠息肉、直肠息肉、家族性结肠息肉病和Peutz-Jegher综合征等。家族性结肠息肉病和大肠绒毛状息肉有高度恶变趋势。Peutz-Jegher综合征多数人认为是错构瘤性质的良性息肉，但也有人认为是癌前病变。

（3）肠道炎性病变：此类疾患在下消化道出血病例中占有相当比重，其中以慢性溃疡性结肠炎、克隆病、放射性肠炎、急性坏死性小肠炎、阿米巴痢疾等较多见。肠结核并发出血者目前已较少见，由于结核性溃疡基底部的小动脉壁常增厚，内腔往往闭塞，因此，很少引起出血，但若病理上伴有炎性息肉形成，则也可引起便血。

（4）肠套叠：大多发生在2岁以下幼儿，成人肠套叠较少见，约1/4的病例可发生便血，成人肠套叠大多继发于肠道肿瘤、肉芽肿、多发性息肉和美克尔憩室等。

（5）美克尔憩室：65% ~ 75%的患者可无症状，若憩室内含有异位胃黏膜和有消化性溃疡形成，则可并发下消化道出血。

2.罕见病因

（1）肠系膜血管供血不足

包括肠系膜动脉闭塞、静脉闭塞和非闭塞性肠系膜动脉供血不足。临床表现为剧烈腹痛、腹胀和胃肠道出血，大便隐血试验阳性者达75%。病人的痛苦表情和剧烈腹痛的程度往往超过腹部体检的发现，腹部柔软，有轻度压痛，肠鸣音减弱，甚至消失。

（2）肠道血管异常

肠道血管异常可分为三种类型：①小肠动静脉畸形（AVM），呈多发性、黄豆大小的点状血管灶；②毛细血管扩张症，可以是遗传性疾病Osler-Weber'Rendu综合征的一部分，或为真正的血管瘤，可呈弥漫性生长而侵犯肠壁全层，或呈海绵状或息肉状血管病变；③静脉扩张症，这是老年人胃肠道隐匿性出血很常见的原因，这种病变是后天获得的，多见于盲肠和右侧结肠部位。其病理基础是，胃肠道黏膜下静脉进入肌层时，受到肠壁肌层收缩的影响，使静脉血流呈慢性部分性间歇性阻断，致小静脉纡曲扩张，并逆向地累及黏膜下静脉和毛细血管，逐渐发展成黏膜毛细血管扩张。由于盲肠及右半结肠腔内的压力较其他肠道为高，所以这里已成为老年人肠道毛细血管和小静脉扩张的好发部位。表面黏膜发生糜烂或溃疡时即可引起出血。

（3）缺血性结肠炎

常见原因为腹主动脉手术时阻断了肠系膜下动脉，其他原因有动脉栓塞、血栓形成、腹主动脉瘤等。主要临床表现为痉挛性腹痛和血便，有时可伴发热、恶心和呕吐。纤维结肠镜检查时在距肛门15cm以上可见肠黏膜水肿、充血、有溃疡形成和组织脆性增加等改变，活检显示有含铁血黄素沉着，此为本病诊断的依据。钡剂灌肠可有指压痕特征。

（4）结肠静脉曲张

常见病因是门脉高压症，其他如充血性心力衰竭、肠系膜静脉血栓形成、脾静脉血栓伴慢性胰腺炎。病变部位多在乙直肠区域及近侧结肠区。分布在肠系膜下静脉区占66%，分布在肠系膜上静脉区占26%，其余为全部结肠。主要临床表现为鲜血便，也可出现黑便，均为间歇性发作。腹部动脉造影诊断结肠静脉曲张可达95%，由于造影剂在静脉期已被稀释，造影难于显示静脉出血部位。纤维结肠镜检查可以发现静脉曲张。

（5）血管炎

血管炎可累及口径大小不同的各种血管，血管发生炎症与坏死为其特征，例如结节性多发性动脉炎可累及中、小血管，由于血管闭塞、缺血，临床上可出现腹痛、腹泻和消化道出血。过敏性紫癜、系统性红斑狼疮、类风湿性关节炎等也可累及胃肠道血管而引起缺血性溃疡，出现胃肠道出血。

（6）肠道溃疡

本病比较少见，可以出现腹痛、穿孔、肠梗阻和胃肠道出血等并发症。溃疡可分为孤立性和弥漫性两种，前者在溃疡之间有正常的小肠黏膜，后者在溃疡之间无正常黏膜。孤立性溃疡可以是原发性的，但更多的是继发于感染、克隆病、异位胃黏膜性溃疡、Behcet病、放射性损伤、胃泌素瘤、服用肠衣钾片或非激素抗炎药物等。内镜检查或血管造影是有效的诊断方法。弥漫性溃疡常继发于小肠恶性淋巴瘤、伤寒、结核、霉菌感染等，原发性弥漫性溃疡的原因尚不明确。

通常累及空肠、回肠及结肠，表现为脂肪泻、吸收不良和体重减轻，绝大多数病人有便血、肠梗阻、穿孔等并发症，往往在出现并发症后方来就诊，常在剖腹探查术后方获诊断。

（7）主动脉小肠瘘

有原发性和继发性两类，前者是由于动脉壁的糜烂、破溃，穿破邻近消化道所致，较罕见；后者继发于使用人造血管行腹主动脉重建术后，多在近端吻合口与肠道之间形成瘘。术后发生出血的时间早晚不一，从术后24h到3个月以上。临床表观特点往往是先有隐匿性出血，后来才有明显出血，甚至并发休克导致死亡。任何病人以前行过主动脉手术，术后出现各种形式的胃肠道出血时，都应该想到主动脉小肠瘘的可能性。该病应及早诊断并积极处理，否则病死率可高达100%。

（8）子宫内膜异位症

患者有与月经有关的周期性便血史，常见于生育年龄的女性，也可发生在绝经期后。乙状结肠与直肠常受累（75%～90%），累及小肠者少见（7%）。临床上表现为痉挛性腹痛、大便习惯改变、里急后重和便血。直肠腔内超声和阴道内超声可确定盆腔内病灶的大小和范围。

（二）临床表现

各种疾病引起的便血往往有各自的特点，例如直肠癌早期为鲜血便，后来因继发感染成为脓血便，常伴有下垂感。左半结肠癌多数为少量脓血便或黏液便，常伴有大便习惯改变和腹痛、腹胀等慢性肠梗阻症状。右半结肠癌多伴有腹痛和腹部肿块，血便常呈咖啡色或紫红色果酱样，有的呈青灰色或柏油样，特别是盲肠及升结肠癌，贫血较明显。肠息肉一般是少量或中等量出血，反复发作，个别病例出血量可较大，血色鲜红，血液多附在大便表面。溃疡性结肠炎主要是脓血黏液便，多有腹痛－排便－便后腹痛缓解的规律，可伴发热。急性坏死性肠炎有急性腹痛、腹泻、便血和毒血症表现，腹泻常随腹鸣同时发生，早期为黄色水样便，继而出现相当严重的血便。小肠良性肿瘤很少出血，恶性肿瘤可有便血，大部分患者的便血呈黑色或紫红色，量不多。肠系膜动脉栓塞或供血不足多见于老年患者。肠系膜动脉供血不足而引起的缺血性结肠炎患者常有血性腹泻伴随腹鸣，可解出暗红色血水或鲜血及血块。肠道动静脉畸形也多发生在中、老年人，便血可以是反复发生的黑便，也可因大出血而引起休克。肝硬化患者发生下消化道出血，若食管与胃未发现特殊，应想到少见的异位曲张静脉破裂、出血的可能性，出血量常较大。

（三）辅助检查

除了上述这些重要临床表现外，为了进一步明确诊断，可以做下列检查。

1. B超、CT、MRI检查

对直径＞2cm的肠道良恶性肿瘤做这些影像学检查，有可能发现有意义的肿块影，并根据肿块影的各自特点推断肿瘤的性质。

2. 钡餐和气钡双重对比造影

通过钡检可以发现肠道良、恶性肿瘤，息肉，憩室及几种肠道炎性病变。钡检对隆起性和凹陷性病变的发现率较高，对低平病变的发现率较低。

3. 选择性腹腔内脏动脉造影

（1）造影方法：按Seldinger法经皮穿刺股动脉逆行插管造影。中国人群腹主动脉及其腹腔动脉分支均比西方人细，故造影用导管的弯度和外径均须根据我国的经验来确定。

（2）适应证：急性及慢性下消化道出血，如出血部位不明，经其他检查方法不能发现病变时可采用此法。由肠系膜下动脉支配部位的出血，用纤维结肠镜检查更为方便，常不须做选择性动脉造影。

（3）摄片条件：照片应包括动脉相、静脉相及毛细血管相。开始2～10s每秒钟照1张，以后每3s照1张，到20～24s即可。造影剂以60%～70%泛影葡胺或非离子型造影剂iotrolan等较好，每秒钟用10mL，3s内注入30mL。为了避免发生动脉痉挛，可经导管往动脉内注入罂粟碱30mg。

（4）造影可有的阳性发现：①见有造影剂溢入肠腔：也可经导管注入少量亚甲蓝（4mL），观察10min，正常黏膜的染色很快消失，而病变部黏膜消退延迟，半小时后可仍呈蓝色，有利于术中辨认出血部位。②血管病变：如动静脉畸形时，可见到扩张的小动脉，有小的动静脉瘘时，可见到静脉早期充盈（6～8s内）。毛细血管扩张症时往往可见到异常的成簇小动脉，多位于肠系膜对侧缘。血管发育不良时，常可见造影剂在静脉相时有滞留。③肿瘤：常可见到异常的肿瘤血管影，其特点是血管丰富，分布异常，呈现肿瘤的轮廓，实质相时瘤影浓染。④肠道炎症：如克隆病、溃疡性结肠炎等，病变范围比较广泛，血管的改变为血管增多或减少，因炎性充血而使造影剂外溢入肠壁，肠系膜小动脉管腔不规则，动脉血管僵直，部分闭塞。

只要积极补充和维持血容量，大出血时做血管造影检查并不完全禁忌。国外报道，大出血时做急诊血管造影发现出血部位的阳性率可达77%以上，不出血时造影结果的阳性率较低。

4.纤维结肠镜检查

纤维结肠镜检查对下消化道出血病因诊断的正常率比乙状结肠镜和钡剂灌肠X线检查都高，对息肉和癌的误诊率仅为3.4%和4.5%。它不仅可直接观察息肉和肿瘤的大小、数目、形态和部位，同时还可以做病理活检，对部分息肉还可行电灼切除术。对一些少见病变，如先天性毛细血管扩张症、结肠静脉曲张等也有重要诊断意义。

5.肠镜检查

通过上述各项检查尚未获得可靠诊断时，行术中肠镜检查显得十分必要，它一方面可以观察肠腔及黏膜面有无出血病变，同时通过内镜的明亮彻照，还可以发现肠壁内存在的动静脉畸形等血管病变。

6.核素显像诊断

核素显像是一种很灵敏的诊断胃肠道出血的方法，对急性活动性胃肠道出血具有较高的特异性，一般当出血量＞0.1mL/min时，该法就能检测到放射性核素从血管内溢入肠腔中。锝与碘属同族元素，可为胃黏膜所浓聚，异位或迷走的胃黏膜也具有浓聚-Tc的功能，故借助Tc扫描可以发现美克尔憩室等引起消化道出血的病变。由于^{99m}Tc标记红细胞（^{99m}Tc RBC）在血液循环中滞留时间较长，对间歇性胃肠道出血的检查较合适。当怀疑为急性活动性出血时，宜选用^{99m}Tc 植酸钠显像，这种检查的腹部图像清晰，且可缩短检查时间。怀疑为美克尔憩室出血时应选用过锝酸盐（^{99m}TcO$_4^-$）检查。核素显像诊断消化道出血的阳性率约为74%，定位诊断符合率约为82%。由于肠管的蠕动较快，可使溢入肠腔的核素在远离病灶处浓聚，因此在剖腹探查术中，须做仔细检查，力求很快发现确切的出血病变。

7.肠道分段隔离检查术

对可疑有出血的小肠段，每隔30cm左右，上、下方各夹一把肠钳，观察此段有无出血，逐段检查，寻找出血肠段。找到出血部位后，行病变肠段（包括出血的憩室）切除术。

（四）诊断

详细了解病史和做仔细的体格检查是诊断过程中的重要步骤。病史中应着重了解粪便的特点，包括便血量、颜色和血与粪便的关系以及有无黏液混存等。若有可能，就观察一次排出的全部粪便。此外，还应注意患者年龄，有无腹痛和其他全身症状与疾病等。体检应特别注意直肠指检，粪便常规检查也不可忽视。

三、少见原因消化道出血的诊断方法和治疗原则

少见原因消化道出血大多来源于十二指肠空肠曲以下的小肠或近侧结肠，少数位于胃、十二指肠。诊断困难之处在于这种出血常间歇发作，出血部位离口腔和肛门大多较远，一般内镜检查很难发现或达到，小肠镜的广泛应用目前尚受到一定限制，血管造影和核素扫描需要一定条件。剖腹探查也非诊治本病的较好选择，因为有些病例的出血病变是肉眼看不见、手摸不清的。为了及时明确诊断，应该有针对性地选用各种现代检查方法，避免盲目使用现有的一切方法，以达到高效、准确的目的。

第五节　腹壁疾病

腹壁疾病，腹壁切口疝是腹内脏器或组织经腹壁切口凸出的疝。病因与原手术时患有的全身和局部因素有关，切口感染是切口疝最主要的病因。

一、腹壁良性肿瘤

腹壁良性肿瘤有脂肪瘤、纤维瘤、神经纤维瘤。为全身多发性良性肿瘤的一部分，常同时全身其他部位皮肤和皮下组织均有同样肿瘤发生，也有单独存在者。一般纤维瘤和神经纤维瘤多在数毫米。脂肪瘤1cm左右，少数有2～5cm甚至更大者。

（一）病理

脂肪瘤质软，椭圆或圆形，色黄，呈分叶状，在腹壁皮下脂肪中常呈多个散在，小到数毫米，大至10cm，但大都较小，切面见为黄色，中央为纤维分隔，有完整的包膜。

纤维瘤和神经纤维瘤，多为数毫米，质硬，散在，可在皮内与皮下有纤维组织的部位。

（二）诊断

一是病史病人多在无意中发现腹壁有多个肿块，不痛，散在。

二是触诊脂肪瘤质软，无压痛；纤维瘤质硬，神经纤维瘤有压痛。

三是活检如腹壁多处肿块，常有全身散在同样肿块者可取其最大的一个切除活检，以除外猪囊虫病。

（三）治疗

如为多发性，无须做全身多处切除，可择其较大者切除一两个活检，病理切片为良性者，即可告诉病人并无危险，可长期观察。

二、韧带样纤维瘤

韧带样型纤维瘤病是成纤维细胞克隆性增生性病变，位于深部软组织，以浸润性生长和易于局部复发为特征，但不转移。本病可发生于全身各处，多见于腹壁，也可发生于腹内及骨骼肌内。多发生于30～50岁，以女性多见。也可见于青少年。本病病因包括遗传、内分泌和物理因素等。所有病变均以一致长形纤细的梭形细胞增生为特征，周围有胶原性间质和数量不等的明显血管，细胞核无异型性。病变内细胞Vimentin强阳性，MSA和SMA阳性程度不等。局部切除是否充分关系到是否局部复发，某些特殊部位的韧带样瘤具有致命性，尤其位于头颈部。

（一）病理

原发于腹壁筋膜，广泛侵犯深及肌肉，无包膜，因此边缘不十分清楚，质硬。镜下见有丰富的胶质纤维。

（二）诊断

1.腹壁肿块

肌组织内无意中发现肿块，质硬，主诉多无疼痛，仅少数有轻微疼痛，无体重减轻，发现肿块到就诊时间不定。生长缓慢，肿块大小与病史长短有关，一般为2～3cm，大则10cm。

2.体检

腹壁肌组织内可触及肿块，表面光滑，质坚韧，无压痛，不活动与筋膜粘连，呈单发性、长条状或椭圆形。

3.超声检查

为腹壁实质性肿块。

（三）治疗

1.手术切除

对肿瘤＜3cm者，切除周围正常肌肉或筋膜2cm，对较大肿瘤则须切除受累肌肉外3cm。

2.放射治疗

对肿瘤切除不够彻底或无法切除的患者，可用放射治疗，以使肿瘤缩小、消退，停止发展或疼痛减轻。

三、隆凸性皮肤纤维肉瘤

隆凸性皮肤纤维肉瘤（DSFP）系源于成纤维细胞或组织细胞，起源于真皮，缓慢生长的肿瘤，目前肿瘤起源不明。

（一）病理

为单个圆形结节，临床多见为3～5cm，但大至12cm以上，小到0.5cm，质硬，切面为灰白，有光泽，无包膜，部分为黏液样。镜检：无包膜，瘤细胞为梭形（幼稚的纤维母细胞），大小形态一致，核分裂少，异型性，具有特别的车辐状或花瓣状结构。瘤细胞向邻近组织如皮下组织浸润、肌肉与筋膜少数受侵。

（二）临床表现

患者通常为中年人。该瘤可发生于身体任何部位，但多发于躯干及四肢，腹侧多于背侧，近心端多于远心端，少见于头面部、颈部，掌跖不受累。10%～20%病人诉发病前曾有创伤史。病程缓慢进展，开始为硬性斑块，肤色或暗红色，皮面微凹似萎缩状，而瘤周围皮肤淡蓝红，以后出现淡红、暗红或紫蓝色单结节或大小不一的相邻性多结节生长，呈隆凸性外观，大小0.5～2cm，且可突然加速生长而表面破溃。少数瘤体见有点状色素，被称为色素性隆凸性皮肤纤维肉瘤或Bednar瘤。随着肿瘤增大而疼痛明显。该病呈局部侵袭，偶有广泛播散，但罕见转移。

（三）诊断

一是腹部皮肤先多个后融合成单个结节，较硬。

二是主要在术中冰冻切片及术后病检确诊。

（四）治疗

以手术切除为佳，手术切除应距瘤缘3～5cm。挤压或切除不彻底，极易复发。手术时应做冷冻切片。此瘤为低度恶性，少数从血行转移。复发间隔从3个月至7年不等，故在肿瘤切除时，距瘤缘3～5cm认为较彻底，手术中避免直接接触和挤压肿瘤，瘤下从筋膜表面电灼切除，如肿瘤较大而切除范围大，应在创面做中厚皮片移植覆盖创面，术后应告诉病人病理结果，并长期随访，复发者再手术切除。

四、腹膜转移癌

腹膜转移癌是癌细胞经血路腹膜转移或腹膜直接种植生长所致。多继发于腹腔内肝、胃、结肠、胰腺和卵巢、子宫的癌肿和腹膜后的恶性肿瘤，也可继发于肺、脑、骨骼、鼻咽部的肿瘤以及皮肤黑色素瘤等。患者病情发展快、预后差，多须采用联合治疗措施。

（一）病因

原发部位主要为腹腔内器官，以卵巢癌和胰腺癌最多，其次为胃、子宫、结肠及淋巴系统。肺癌和乳腺癌亦可转移到腹膜，30%的白血病病人可有腹膜累及。腹腔内游离癌细胞和残余微小病灶的存在，是腹腔内恶性肿瘤术后复发和腹膜转移的关键因素。

（二）临床表现

1.腹胀及腹水

腹水为腹腔转移性肿瘤最常见且较早出现的临床症状，腹水量常不大，但若同时伴有门静脉转移或肝转移，则也可表现为大量腹水。体检可发现移动性浊音。腹水常为无色或淡黄色微混液体，若伴肿瘤坏死出血，则可为血性。为渗出液，蛋白含量较高，腹水病理检查可发现肿瘤细胞。

2.腹部包块

腹腔转移癌所致的腹部包块常为多发性，常有一定的活动度，肿块质地因肿瘤病理性质而异。有时肿瘤侵及腹壁可表现为腹壁固定性包块，质地常较硬，压痛明显。

3.消化系症状

常表现为食欲不振，有时伴恶心、呕吐、腹痛及腹泻。若肿瘤侵及肝脏或胆管，可有黄疸。当肿块压迫胃肠道或因肿块致肠扭转、肠套叠时，则可出现肠梗阻症状。

4.全身症状

常表现为乏力、消瘦、贫血、恶病质。另须注意原发病症状。

（三）诊断

一是有腹腔器官癌肿、前列腺癌手术病史。

二是腹壁皮下或切口处触及圆形硬块；常为多个，如切口肿块则为单个或椭圆形。

三是检查原发病手术后有无复发胃镜、肠镜、B超及CT检查各可疑原发部位，以进一步确诊。

（四）治疗

如腹内原发灶可以姑息性切除，也可在切除原发灶同时切除转移灶。如果切口种植性移植，原发灶未复发，可彻底切除皮下转移癌，以提高生存质量，延长寿命。如已有腹内广泛转移、癌性腹水的极晚期癌，不宜再做原发灶手术探查者，对转移癌的局部治疗也无帮助。

第六节　腹膜炎

腹膜炎是由细菌感染、化学刺激或损伤所引起的外科常见的一种严重疾病。多数是继发性腹膜炎，源于腹腔的脏器感染，坏死穿孔、外伤等。其主要临床表现为腹痛、腹肌紧张，以及恶心、呕吐、发热，严重时可致血压下降和全身中毒性反应，如未能及时治疗可死于中毒性休克。部分病人可并发盆腔脓肿、肠间脓肿和膈下脓肿、髂窝脓肿及粘连性肠梗阻等。

一、继发性腹膜炎

继发性腹膜炎是腹腔内脏器的炎症、穿孔、外伤血运障碍，以及医源性创伤等所引致的腹膜急性化脓性炎症。是严重的腹膜腔感染，如不早期诊断和正确地治疗，其病死率极高。

原发因素有：

1.腹内空腔器官穿孔阑尾、胃、大小肠、胆管、胆囊

（1）阑尾：急性阑尾炎穿孔，最常见原因。

（2）胃：胃溃疡穿孔、胃癌穿孔，前者多见。胃外伤破裂。

（3）小肠：十二指肠溃疡穿孔，多见，十二指肠憩室、小肠（空回肠）外伤性穿孔，肿瘤、小肠梗阻、伤寒、结核、Crohn病、空回肠憩室穿孔和肠瘘。

（4）结肠、直肠：外伤，憩室，肿瘤梗阻穿孔。

（5）肝外胆道系统：胆囊急性炎症穿孔、胆囊、胆管外伤性穿孔。

2.腹内实质性器官损伤和炎症、感染、癌症

（1）肝：外伤性破裂出血、肝脓肿破裂、肝癌破裂出血后血液或脓液进入腹腔、刺激腹膜引起炎症。

（2）脾：外伤性破裂、脓肿破裂。

（3）胰：外伤、胰腺出血坏死性炎症、脓肿、囊肿破裂，出血及胰液进入腹腔引起

急性炎症。

3.腹内血管外伤、疾病

如腹主动脉、髂血管，下腔静脉、门静脉及其分支的外伤或动脉瘤破裂出血。

4.腹内、盆腔内、腹膜后器官损伤、感染

如胃、输尿管、输卵管、子宫卵巢外伤、感染等因素破裂出血、炎症。

（一）病理生理

继发性急性腹膜炎可以引起腹膜腔内非特异性和特异性的炎性反应。非特异性炎症反应刺激巨噬细胞和肥大细胞释放出一系列血管活性物质，如组织胺、前列腺素等，促使腹膜血管扩张、充血、水肿、通透性增加，产生大量渗出液，其中含有凝固因子、补体、免疫球蛋白、纤维蛋白原等物质；亦可释放出白介素、肿瘤坏死因子等炎症介质，使腹膜腔能应付入侵的细菌，控制感染。

腹膜腔对入侵的细菌，可以通过巨噬细胞和中性粒细胞的吞噬，以及淋巴系统的吸收，来清除细菌，腹膜腔内出现细菌后，巨噬细胞除能吞噬细菌外，同时释放白介素。细菌进入腹腔后4～6h，腹膜腔内即可有大量中性粒细胞聚集，包围细菌。如果入侵细菌少，中性粒细胞的吞噬能力强，则可在数小时内杀灭细菌，炎症反应终止。如果短时间未能完全杀死细菌，大量白细胞汇集，则可逐步形成脓肿。腹腔内坏死组织、异物、局部积血积液均可阻止白细胞吞噬细菌的作用，促进腹腔内脓肿形成。另外，在细菌入侵后，腹膜上淋巴小孔可以扩张，迅速排除细菌，进入体循环的细菌则引起全身性反应。

腹膜腔在对细菌产生炎症反应的同时，亦出现许多纤维蛋白，临床上如腹膜炎一天以上即见肠管上有脓苔，再久即形成粘连，起分隔作用，阻止感染扩散。因而腹膜炎出现后，根据感染的严重程度、机体的抵抗能力和临床治疗作用，可以使腹膜炎局限化，或形成局限性脓肿，如细菌毒力强和病人抵抗力不足以对抗细菌，即扩散发展为弥漫性腹膜炎，形成腹内大量脓液。脓液促使肠道充血水肿，蠕动减少甚至消失，形成麻痹性肠梗阻。

细菌所产生的大量毒素被腹膜吸收，引起毒血症，引起全身性反应，细菌也可直接进入血循环引起败血症，导致感染性休克。

（二）临床表现

一是腹痛为主要症状，呈持续性痛、较剧烈，活动身体时痛加重，但仍以原发病源处为著。

二是恶心、呕吐，早期反射性呕吐胃内容物，晚期呕吐频繁，量多，含胆汁或粪便。

三是中毒症状，表现为高热、大汗、口渴、脉速等，重症可出现感染性休克。

四是腹胀、腹肌紧张、压痛和反跳痛。

五是肝浊音界可缩小或消失，肠鸣音减弱或消失。

六是体温升高、脉率变快、中毒症状、脱水症状、少尿等均是常见的表现。

（三）辅助检查

1.实验室检查

（1）血液检查：白细胞总数和中性粒细胞升高。根据其病因和病人全身抵抗力，白细胞$> 12.0 \times 10^9$/L 或 $< 4.0 \times 10^9$/L 或幼稚细胞> 1。

（2）腹液检查：腹腔穿刺在部分病人中可做病因诊断参考，如出血坏死性胰腺炎腹穿液多为血性淡红色渗液，结合临床表现，胰淀粉酶检查可做诊断依据；疑外伤性内脏破裂，腹穿液常规检查和肉眼检查即可定为实质器官出血或空腔器官穿孔。

2.影像学检查

（1）X线平片：立位片如膈下有气体，结合病史可诊断为胃、肠穿孔。

（2）B超检查：对肝、胆、胰、脾和胃肠的原发病因诊断有帮助。

（四）诊断

由于腹膜炎是由腹部多种疾病导致的急腹症，其临床表现各异，各项检查应根据病人急缓、所疑原发病因进行。

首先应考虑是否存在腹膜炎，如存在腹膜炎，是局限性腹膜炎还是弥漫性腹膜炎；其次考虑是原发还是继发的，继发性腹膜炎的原发疾病是什么病。

（五）治疗

1.病因治疗

继发性腹膜炎是腹内某一器官病变导致的腹膜腔感染，最重要的是去除病因，绝大多数须手术治疗，应依据其病因不同阶段采取最适当的手术方式。如阑尾穿孔行阑尾切除术、胃十二指肠穿孔行穿孔修补术等。

2.抗感染治疗

根据原发病因、手术与否、病情进展、全身状况及病人当时当地情况选择不同的抗生素治疗。如阑尾炎穿孔已手术切除，病人全身情况较好，则取用青霉素加甲硝唑等药物抗感染，而重症胰腺炎则应采用第2、3代头孢菌素如头孢呋辛或头孢噻丁加甲硝唑等药物治疗。

3.全身支持治疗

维持水、电解质平衡，营养支持等。

二、原发性腹膜炎

原发性腹膜炎是指腹腔内无原发病原，致病菌通过血运、淋巴管、肠壁或女性生殖道等途径侵入腹腔而引起的腹膜炎。多数病人全身情况较差，女童及成人慢性肾炎或肝硬化合并腹水的病人发病率高；病原菌多为溶血性链球菌、肺炎双球菌及大肠杆菌。本病主要症状是突然发作急性腹痛，开始部位不明确，很快波及全腹，诊断本病的关键是排除继发性腹膜炎。

（一）病因

细菌感染革兰阳性菌，如肺炎双球菌、溶血性链球菌、革兰阴性大肠杆菌、厌氧菌等，常为单一致病菌。

儿童多起于上呼吸道感染，成人有肝硬化、腹水、肾病史。中青年女性有盆腔炎病史。多见于抵抗力低下者。

（二）发病机制

呼吸道、皮肤、泌尿系、女性生殖系统疾病或肝病患者。病原菌经血液循环、淋巴系统和女性生殖系统进入腹腔，引起腹腔感染。

（三）临床表现

发病前常有上呼吸道感染，或在肾病、猩红热、肝硬化腹水及免疫功能低下时发生。主要症状是突然发作急性腹痛，开始部位不明确，很快弥漫至全腹，伴恶心呕吐、发热，脉快，全身中毒症状。腹胀，全腹肌紧张，压痛反跳痛，肠鸣音减弱或消失。

（四）实验室检查

白细胞总数及中性粒细胞均增高，但晚期肝硬化及肾病者，白细胞不高。腹腔穿刺可抽出无色混浊腹液，细胞学检查、涂片和细菌培养以鉴别诊断。

（五）诊断

1.病史

询问有无肝、肾病史，呼吸道感染或女性有无盆腔炎病史。

2.鉴别

须排除有无腹腔原发病灶，如消化道穿孔、坏死，腹部外伤、感染性疾病及肝癌破裂出血。女性病人有无盆腔炎，常须与妇产科医师、儿科、内科医师共同会诊。

腹腔穿刺如穿刺液涂片为单一葡萄球菌，多为原发性腹膜炎，如为革兰阴性杆菌则应除外内脏穿孔。

（六）治疗

1.非手术治疗

全身支持治疗。禁食、胃肠减压、维持水电解质平衡、营养支持，补充白蛋白与支链氨基酸。

2.抗感染治疗

针对病原菌选用合适抗生素，如为革兰阳性球菌则用青霉素加甲硝唑，如为混合感染，则用第3代头孢菌素如头孢他啶（复达欣）或头孢曲松钠（头孢三嗪、菌必治）加甲硝唑。

3.手术治疗

不能排除继发性腹膜炎或非手术治疗无效者应剖腹探查，寻找原发灶，手术完毕清洗腹腔，并置双套管引流及负压吸引，灌洗腹腔。如为肝病腹水慎用手术。

三、结核性腹膜炎

结核性腹膜炎是由结核杆菌引起的腹膜慢性、弥漫性炎症。本病的感染途径可由腹腔内结核直接蔓延或血行播散而来。前者更为常见，如肠结核、肠系膜淋巴结核、输卵管结核等，均可为本病的直接原发病灶。以中青年多见，女性略多于男性，为1.2∶1～2.0∶1。女性多于男性可能是盆腔结核逆行感染所致。

（一）病因

结核菌属于放线菌目，分枝杆菌科的分枝杆菌属，为有致病力的耐酸菌，主要分为人、牛、鸟、鼠等型。对人有致病性者主要是人型菌，牛型菌少有感染。人型与牛型结核菌株皆是专性寄生物，分别以人与牛为天然宿主。两者对人、猴和豚鼠有同等强度的致病力。结核菌对药物的耐药性可由菌群中先天耐药菌发展而形成，也可由于单独使用一种抗结核药而较快产生对该药的耐药性，即获得耐药菌。耐药菌可造成治疗上的困难，影响疗效。

（二）临床表现

1.腹痛

腹部隐痛到钝痛，持续存在，夜间更为明显。有时伴呕吐。

2.发热

长期低热，38℃左右。

3.腹泻

大便每日3～5次，呈稀水状，无黏液血便和里急后重。

以上症状发作一段时间后好转或持续存在。

4.消瘦与腹胀

病人体重减轻，有腹胀、贫血。病人多消瘦、贫血，根据病理改变不同时期，体检有不同表现，腹部大多柔软，腹水型者腹部有膨胀；粘连型有些可见肠型，呈揉面感，见舟状腹；包裹积液型腹部可触及大小不等、质硬、光滑的多个或单个巨大肿块。

（三）辅助检查

1.实验室检查

（1）血沉：多有血球沉降率增快。

（2）血常规：血红蛋白及红细胞数低。

（3）结核菌素试验：PPD试验部分阳性。

2.影像学检查

（1）X线胃肠钡餐检查：有部分病人呈慢性部分性小肠梗阻征象。

（2）B超检查：腹水型者腹部有液平波，包裹积液型可见囊实性肿块，囊区内充满絮状回声。

（3）CT检查：可见单个或多个囊实性肿块。

（四）诊断

一是病史病人多有结核病史。

二是腹痛腹胀、腹部肿块、腹水、低热，部分肠梗阻等。

三是其他须与腹部肿瘤、克罗恩病等鉴别。

（五）治疗

1.抗结核治疗

异烟肼300mg+利福平450mg，1次/d，共9个月或异烟肼+乙胺丁醇1.5～2年。

2.外科治疗

并发肠粘连肠梗阻、肠穿孔腹膜炎和不能排除恶性肿瘤者外科手术。对不能除外腹膜间皮瘤的以腹部肿块出现者，可做腹腔镜探查；对以冷性脓肿出现者，可做腹腔镜手术探查或脓肿引流，手术前后均须抗结核治疗。

四、淋菌性腹膜炎

淋球菌性腹膜炎是由于淋球菌的上行感染导致的腹膜感染。淋球菌性腹膜炎多继发于患者自身其他部位的淋球菌感染。主要表现为泌尿或生殖器官的感染症状，如尿道口红肿、脓性分泌物，尿频、尿急、尿痛等膀胱刺激征。腹痛、腹部压痛、反跳痛、肌紧张等腹膜刺激征等。

（一）诊断

一是下腹痛单侧或两侧下腹部疼痛，少数为转移性下腹部疼痛，但较其他腹膜炎轻。常尿频、尿急、尿痛、尿道灼痛，既往在半年内常有类似症状。有不洁性接触病史。

二是体检腹部有压痛，以下腹部或右下腹为主，有反跳痛，腹肌紧张明显。

三是实验室检查血常规，白细胞计数 $> 15 \times 10^9/L$，中性粒细胞增多。

四是腹腔穿刺可抽出黄白色、稀、少量脓液，无臭味。涂片可找到淋病双球菌或PCR球菌，DNA检查阳性。

五是妇科检查应找妇科会诊检查，阴道分泌物过多，做阴道分泌物和宫颈涂片。

（二）治疗

1.手术治疗

（1）对有弥漫性腹膜炎伴全身中毒症状者；

（2）非手术治疗无效者；

（3）腹内炎性肿块者；

（4）病情重，难以排除其他外科急腹症者。

2.非手术治疗

（1）青霉素：为首选抗生素，480万～1000万U/d，静脉滴注，加尼氟酸0.6g/d，用3～5d。

（2）其他：①青霉素加甲硝唑静滴。②头孢三嗪（头孢曲松钠、菌必治）2g，加入40mL葡萄糖液内静注，共7d。③红霉素加庆大霉素等。如腹膜炎严重，也可用甲硝唑，用0.5%溶液100mL及菌必治1.0g，每日1次腹腔内注射，交替应用。④对配偶或性伴侣同时治疗。

3.手术方法

剖腹探查术或腹腔镜探查术。吸净腹内脓液，冲洗，并置双套管引流。

第五章　肝胆外科疾病

第一节　肝脏炎症与肝包虫病

一、细菌性肝脓肿

细菌性肝脓肿是指由化脓性细菌侵入肝脏形成的肝内化脓性感染病灶。临床上主要以寒战、高热、肝区疼痛、肝大和局部压痛为主要表现。全身性细菌感染，特别是腹腔内感染时，细菌可侵入肝脏，如病人抵抗力弱，就可能发生肝脓肿。本病多见于男性，男女发病率之比约为 2：1。近年来本病的性别差异已不明显，这与女性胆道疾病的发病率较高有关，而胆源性肝脓肿在化脓性肝脓肿中比例最高。

（一）病因

肝脏由于接受肝动脉和门静脉的双重血液供应，并通过胆道丰富的血供和单核-巨噬细胞系统强大的吞噬作用，可以杀灭入侵的细菌并阻止其生长，因而细菌性肝脓肿发生率并不高。当人体抵抗力弱时，入侵的化脓性细菌可能会引起肝脏感染而形成脓肿。引起细菌性肝脓肿最常见的致病菌在成人为大肠埃希杆菌、变形杆菌、铜绿假单胞菌，在儿童为金黄色葡萄球菌和链球菌，而Friedlander肺炎杆菌等则次之。

（二）临床表现

起病较急骤，一般多在先驱感染病变后突发寒战、高热、肝区持续性钝痛或胀痛，热型多为弛张热伴出汗，全身中毒症状明显，可有乏力、食欲减退、恶心、呕吐等表现。如炎症刺激膈肌可出现右肩部牵涉痛，累及胸膜可有背痛或刺激性咳嗽，严重者亦可有上腹部局限性腹膜炎表现。右膈顶部肝脓肿尚可引起右侧反应性胸腔积液，出现胸痛、气急、呼吸困难等表现。

细菌性肝脓肿的体征包括：急性病容，肝脏肿大、触痛明显，可有肝区叩击痛。脓肿靠近体表者可见表面皮肤红肿，有时可触及波动性肿块。右季肋部饱满，可有右上腹肌紧张。胆管源性肝脓肿常可有黄疸。部分患者可出现右肺底呼吸音减弱、湿啰音等体征。

（三）辅助检查

1.实验室检查

（1）血白细胞总数明显升高，中性粒细胞比例可高达90%以上，甚至出现左移；

（2）血沉可增快；

（3）肝功能检查可异常，ALT可升高；

（4）肝穿刺可抽出黄白色脓液，有臭味，脓液细菌培养可为阳性。

2.影像学检查

超声显像定位准确，图像较为典型，为首选检查方法，尤其在治疗观察中可多体位重复检查，利于指导临床治疗；CT、MRI亦具有特征性影像学表现，在鉴别诊断中有重要意义，为常用检查方法，尤其是CT增强动态扫描为肝脓肿与肝癌、肝血管瘤的重要鉴别方法之一。

（1）X线检查：肝右叶脓肿可见右侧膈肌抬高或局限性膨隆，活动受限，极少数在肝影内出现气液平面；有时可见胸膜反应或胸腔积液，右肺底可有云雾状炎性改变等。

（2）超声显像：对肝脓肿的诊断、定位、定量、动态观察和随访有重要价值。肝脓肿在未液化或浓稠时易与肝癌混淆，可表现为低回声区，但病灶边界和外周因炎性水肿多不清且无晕圈，抗感染治疗后病灶有可能缩小，有液化者则可见液平段。

（3）CT：可见单个或多个边界不清的低密度区，增强扫描无强化，囊壁可呈环状强化，有时低密度区由强化环包绕后其外周又有一圈低密度带，呈所谓"双靶征"，部分可见气液平面，有一定诊断价值。

（4）MRI：急性肝脓肿TI加权像呈低强度信号区，囊壁呈略低于正常肝的环形信号带，T2加权像多呈片状高强度倍号，有时在脓肿区中央出现更高信号强度；慢性肝脓肿时，脓肿壁呈同心环状改变，脓肿内壁肉芽组织增生，T2加权像呈等信号强度，T2加权像呈高强度信号，脓肿外壁在T2加权像均呈低强度信号。

（四）诊断

一般不困难。常有感染性疾病史，常无肝病背景，AFP阴性；临床可有或曾有寒战、高热、肝痛、白细胞升高等炎症表现，抗感染治疗有效；感染发作时可有肝脏肿大、触痛，或肝区叩痛等体征，应考虑细菌性肝脓肿。B超检查和随访有助于肝脓肿的诊断，肝穿刺抽得脓液可确诊。

（五）治疗

细菌性肝脓肿为继发性感染性疾病，应视为全身性病变治疗。

治疗原则包括：①及时治疗原发化脓性病灶；②结合原发感染灶分析，针对可能病原菌联合运用大剂量有效抗生素，并根据细菌培养和药敏结果及时调整；③重视全身性支持治疗，加强营养，必要时可少量输血；④对急性期尚未局限的肝脓肿和已液化成熟的多发性小脓肿，宜单纯药物治疗；⑤对已液化的较大肝脓肿，可在超声引导下反复穿刺抽脓或置管引流，并局部应用抗生素；⑥对全身中毒症状严重，脓肿较大已穿破至胸腔、腹腔或有穿破可能者，或穿刺引流不佳者，或药物和穿刺治疗后疗效不明显者，可考虑手术切开引流。慢性局限性厚壁脓肿亦可考虑手术切除。

二、阿米巴性肝脓肿

阿米巴肠病常并发阿米巴肝脓肿，国内临床资料占1.8% ~ 10%，亦有高达46%者，国外尸检材料为10% ~ 59%。近年由于有效的药物与必要时加用准确超声导引下抽脓，病情已不难控制。起病较缓慢，病情较长，可有高热，不规则发热，盗汗。

（一）病因和发病机制

溶组织阿米巴为本病病原菌，滋养体形为其致病型。肠道溶组织阿米巴可经门静脉、淋巴管或肠壁直接侵入肝脏，未被消灭的阿米巴可引起阿米巴肝炎，原虫因产生溶组织酶，导致肝组织缺血、坏死，形成混合有血液的肝脏脓肿。阿米巴肝脓肿多位于右肝，单发性多见，可单独感染或与细菌混合感染。此可能与肠道阿米巴病多见于右侧结肠有关。原虫亦可通过肝静脉经体循环形成阿米巴性脑脓肿或阿米巴性肺脓肿。阿米巴性肝脓肿如未能及时治疗，可逐渐增大，并可能穿破至膈下、胸腔、腹腔、心包或周围胃肠道，引起膈下脓肿、脓胸、支气管肝瘘、腹膜炎、心包炎或胃肠瘘。

（二）临床表现

起病较慢，病程较长，可有或曾有痢疾或腹泻病史，有持续性发热，体温一般在38 ~ 39℃，亦可伴寒战、多汗，可有乏力、食欲减退、恶心、呕吐等胃肠道症状，肝区疼痛多呈持续性隐痛或胀痛，可有右肩背牵涉痛。慢性病例可有贫血、营养不良等表现。体征主要为肝脏肿大，触痛明显，可有压痛和肝区叩痛，局部炎症反应不如细菌性肝脓肿。可有反应性胸腔积液、继发细菌感染、脓肿破溃等并发症，继发细菌感染后可出现类似细菌性肝脓肿表现。

（三）辅助检查

1.实验室检查

（1）可有白细胞总数和中性粒细胞的升高，但炎症反应一般轻于细菌性肝脓肿，慢性病例白细胞计数可正常。

（2）肝功能多数正常，偶见 ALT 升高，白蛋白降低。

（3）肝穿刺可抽出典型的巧克力样脓液，黏稠无臭味，是确诊的重要依据，亦是治疗的重要手段。

（4）仅少数患者的粪便中可找到阿米巴原虫。

2.影像学检查

与细菌性肝脓肿的影像学检查表现基本类似。

（四）诊断

起病较慢，病程较长，有或曾有痢疾或腹泻病史，临床表现为发热、肝痛、肝肿大，肝穿刺抽出典型的巧克力样脓液，一般诊断可确立。有并发症时，常混淆诊断，但棕褐色脓液常提示本病。

（五）治疗

1.抗阿米巴治疗

首选甲硝唑，其对肠内外阿米巴病均有较强的杀灭作用，可视病情轻重给予静脉滴注或口服。氯喹啉亦有较好的疗效，吐根碱因为对心血管系统有较大的毒性作用，近来临床已少用。

2.反复穿刺

抽脓肝穿刺前后应坚持抗阿米巴治疗，脓肿穿刺经盐水冲洗后可局部注入甲硝唑。

3.必要时外科治疗

对脓肿较大有穿破可能或穿刺引流不佳者，或药物和穿刺治疗后疗效不明显者，可考虑手术切开引流。慢性局限性厚壁脓肿亦可考虑手术切除。同时应积极防治继发性感染。

三、肝包虫囊肿

肝包虫囊肿多见于牧区，南美、南欧和澳洲等地人群发病多与牧羊有关，伊朗和伊拉克等与骆驼有关，加拿大和阿拉斯加则可能与驯鹿有关。我国内蒙古、西北、四川西部、西藏等地区较常见。本病又称肝棘球蚴病，由细粒棘球绦虫的蚴侵入肝脏所致。

（一）病因

人群肝包虫囊肿是细粒棘球绦虫以人为中间宿主的无性期阶段。此绦虫主要宿主为犬、狐或狼，中间宿主为羊、牛、马、猪和人。此虫寄生于犬小肠绒毛，成虫不断排出有壳保护的六钩蚴，此蚴随粪便排出，黏附于犬毛或羊毛上。人或其他中间宿主接触并吞食此蚴污染的水或食物即可被感染，经胃或上部小肠的消化，六钩蚴即脱壳而出，穿过胃肠壁进入门静脉，多数停留在肝，少数逸出至肺和其他脏器。棘球蚴在各有关脏器先形成初期包虫囊肿，此囊壁即其后的内囊，而中间宿主组织在其周围形成的纤维包膜为外囊。内囊又分为外层与内层，外层称角质膜，内层为生发层，生发层又产生生发囊、头节、子囊、孙囊。当有包虫感染的羊、牛或其他中间宿主的内脏被犬、狐或狼所食，此寄生虫即完成其生活周期。

（二）临床表现

多不明显，初期可无症状，随囊肿增大可出现腹胀、肝区隐痛、上腹部无痛性肿块等症状，囊肿压迫胃肠道可出现食后饱胀、食欲减退、恶心、呕吐等，压迫胆道可引起黄疸，压迫门静脉可引起门脉高压，出现脾肿大、腹水或食管胃底静脉曲张等表现，肝右叶膈顶部囊肿可使膈肌抬高、运动受限。可有或曾有过敏反应，以囊肿破裂或术中大量囊液不慎溢入腹腔时明显，出现发热、皮疹，甚至休克等，囊肿破裂入胆道可同时出现胆管炎表现。体征主要为上腹部囊性肿块，位于肝上方者可仅见肝脏肿大。有并发症者可出现相应的症状和体征。

（三）辅助检查

1.实验室检查

（1）白细胞计数多正常，嗜酸性粒细胞可轻度增高。

（2）包虫囊液皮内试验（Casoni试验）、补体结合试验等阳性。

2.X线检查

可有右侧膈肌抬高、活动受限，或肝脏阴影增大，或肝内囊壁壳状钙化及其内容物的斑点状钙化影。

3.超声显像

有定位价值，为首选检查方法。表现为肝内边界清楚的液性暗区，间有小光点，囊壁回声强，内缘可不规则或欠光滑，有时在液性暗区内可见"浮莲征"，囊壁钙化时呈回声增强的半环状。

4.CT

具有诊断和鉴别诊断价值。表现为肝内境界清楚、边缘光滑的低密度区，增强扫描后无强化，囊壁密度稍高，有时可见到子囊。一旦内囊破裂可发生内囊壁分离而呈双层囊壁，或为内囊壁卷曲漂浮形成不规则线状影。

（四）诊断

对有牧区居住或生活史，上腹部缓慢、进行性肿块而无肝病背景、全身情况较好者，应考虑本病。如B超、CT等影像学检查证实为肝脏液性占位时，应进一步行Casoni试验加以证实。对疑诊为肝包虫囊肿者不宜行肝穿刺，以免囊液外溢导致过敏或头节种植。

（五）鉴别诊断

1.肝囊肿

无牧区居住史，超声显像示囊壁极薄、规则而清晰，包虫皮内试验阴性。

2.肝脓肿

肝包虫囊肿继发细菌感染易与之混淆。常有化脓性感染或痢疾、腹泻病史，临床可有或曾有发热、肝痛、白细胞升高等炎症表现，抗感染治疗有效。感染发作时可有肝区叩痛等体征；超声显像提示病灶边界多不清，抗感染治疗后病灶有可能缩小。应详细询问有无牧区居住或生活史，包虫皮内试验为主要鉴别依据。

（六）治疗

对小而深藏肝内的包虫囊肿可严密随访。对较大而接近肝表面的包虫囊肿，因可能穿破膈肌或囊肿破裂产生头节种植、过敏性休克等，目前仍以手术治疗为主。内囊摘除为最常用方式，肝切除仅适用于个别病例，如囊壁钙化、内囊不易摘除或囊肿较小又邻近肝表面而易于切除者。

肝包虫囊肿内囊摘除的手术原则：

一是细致保护切口和周围脏器，避免囊液污染。

二是内囊摘除前须杀灭头节，外囊切开前可穿刺吸取部分囊液以减压，注入10%甲醛或3%过氧化氢溶液，5min后抽空囊液，由于甲醛有可能引起急性中毒或后期胆管炎，因此近年亦有采用20%高渗盐水浸泡5min，反复两次以杀灭头节。

三是内囊摘除后须用甲醛或过氧化氢溶液涂拭外囊内壁，或再用高渗盐水浸泡，然后用生理盐水冲洗后纱布擦净。

四是外囊内壁较厚者应剥离部分囊壁，但不宜剥离过净，以免引起出血和胆瘘，可用氩刀喷射囊壁，效果良好。

五是消灭残腔可用外囊壁内翻或游离、带蒂大网膜填塞后缝合。

六是对合并感染者须行囊腔引流。

四、泡型包虫病

泡型包虫病是多房棘球绦虫的幼虫泡型棘球蚴（泡球蚴）寄生人体所致的疾病，又称泡球蚴病（Ae）、多房性包虫病。从生物学、流行病学、病理学和临床表现等方面，泡型与囊型包虫病均有显著不同。泡型包虫病通过接触红狐或野狗、剥狐的皮毛，摄入虫卵而感染。狩猎人员易受感染。男女比率不一，发病时患者平均年龄不一。少数民族如藏族、彝族等较汉族患者为多。

泡型包虫病过去一直采取手术切除治疗，但大多数患者出现症状就医时，往往是晚期，不能手术切除，即使进行肝部分或半叶切除，术后复发率也很高。目前应用较多的是阿苯达唑长期连续治疗，临床效果显著。

临床主要表现为右上腹肿块、上腹隐痛、肝脏肿大，肝脏质地坚硬、表面有结节，晚期可出现黄疸、腹水等症状，可因广泛性肝细胞破坏导致肝功能衰竭而死亡。实验室检查与肝包虫囊肿基本相同，并可有肝功能异常。影像学检查多显示为肝内多房性圆形或分叶状囊性占位，边界可不规则。肝内肿块较局限者可考虑手术切除。

须与肝血管瘤、肝癌相鉴别。患者常有牧区生活史、包虫皮内试验（Casoni试验）阳性为鉴别的主要依据。

第二节　肝肿瘤

一、原发性肝癌

原发性肝癌是我国常见的恶性肿瘤之一，高发于东南沿海地区。我国肝癌病人的中位年龄为40～50岁，男性比女性多见。其病因和发病机制尚未确定。随着原发性肝癌早期诊断、早期治疗，总体疗效已有明显提高。

（一）病因

原发性肝癌的病因和发病机制尚未确定。目前认为与肝硬化、病毒性肝炎以及黄曲霉素等化学致癌物质和环境因素有关。

（二）病理

1.分类

我国肝癌协作组提出以下分类：

（1）块状型：肿瘤直径＞5cm，＞10cm者为巨块型。可分为单块状、融合块状和多块状型，边界清或不清，可有完整或不完整假包膜。其中融合块型常有散在卫星癌结节。

（2）结节型单结节或融合结节的肿瘤最大直径＜5cm。可分为单结节、融合结节、多结节型，边界清或不规则，可有周边卫星结节。

（3）小癌型：单结节或相邻两癌结节直径之和≤3cm。边界清，常有明显包膜。

（4）弥漫型：癌结节小，弥漫分布于全肝，与肝硬化结节不易区分。

2.组织学类型

（1）肝细胞癌：最常见，一般占原发性肝癌的90%左右。癌细胞呈多角形，保留部分肝细胞特征，不形成肝小叶。胞浆丰富，核大而核仁明显，分化较好者可在胞浆中见到胆汁粒。癌细胞常排列成巢状或索状，癌巢间有丰富血窦。可发生形态变异和脂肪变性等退行性变。

（2）胆管细胞癌：一般占原发性肝癌的5%左右。癌细胞呈立方形或柱状，胞浆透明，不含胆色素，很少或根本不含糖原，排列成类似胆管的腺腔状，但腔内无胆汁而分泌黏液，癌细胞周围含有较多的纤维组织，这均与HCC不同。故颜色灰白、质地坚韧，表面可因纤维收缩而出现凹陷，一般不发生出血和破裂。

（3）混合型肝癌：少见。为HCC和胆管细胞癌的混杂型，两者混杂分布，界限不清，但两种癌肿也可并存而截然分隔。

（4）纤维板层型肝癌：为近年发现的一种特殊HCC组织亚型，欧美等肝癌低发区此类肝癌比例较高，而我国、日本则少见。病理组织学特征为强嗜酸性颗粒状胞浆，癌巢间有大量平行排列的板层状纤维基质。一般多见于青年，男女比例类似，肿瘤单发、生长慢，体积相对较大而局限，边界清楚，瘤内可有钙化灶，少见HBV感染，很少伴肝硬化，AFP多阴性，手术切除率高，对病期较晚者尚可考虑行肝移植，预后较好。

3.转移

是肝癌预后较差的原因之一。其发生与癌细胞生物学特性有关，因此，早期肝癌也可能已存在肝内外转移。常见转移途径为血行或淋巴道转移，通常多先出现肝内转移，继而发生肝外转移。HCC以血行转移最多见，其次为淋巴道转移、直接蔓延或种植。HCC易侵犯血窦，继而侵犯门静脉、肝静脉而形成癌栓，由于癌周血供主要来自门静脉，门静脉支又较薄，压力低于肝静脉或肝动脉，最易被癌组织侵犯、突破，因此以门静脉癌栓最多见，从而导致肝内多发转移或门脉高压；肝静脉累及后可经体循环转移至全身，尚可因癌栓脱落引起右心流出道阻塞或肺梗死而导致猝死；淋巴道转移以肝门淋巴结多见，也可转移到胰、主动脉旁和锁骨上淋巴结；肿瘤尚可直接蔓延至邻近的胃、胆囊等器官组织，肿瘤破裂或切除术后则可能出现腹腔内种植。胆管细胞癌以淋巴道转移为主，并可在早期即出现远处显性或隐匿性转移灶。肝癌肝外转移以肺多见，其次骨、脑、肾上腺等也可累及。

（三）临床表现

1.肝区疼痛

半数以上病人肝区疼痛为首发症状，多为持续性钝痛、刺痛或胀痛。主要是肿瘤迅速生长，使肝包膜张力增加所致。位于肝右叶顶部的癌肿累及横膈，则疼痛可牵涉至右肩背部。当肝癌结节发生坏死、破裂，可引起腹腔内出血，有腹膜刺激征等急腹症表现。

2.全身和消化道症状

主要表现为乏力、消瘦、食欲减退、腹胀等。部分病人可伴有恶心、呕吐、发热、腹泻等症状。晚期则出现贫血、黄疸、腹水、下肢水肿、皮下出血及恶病质等。

3.肝肿大

肝肿大呈进行性，质地坚硬，边缘不规则，表面凹凸不平呈大小结节或巨块。

4.肝癌转移症状

肝癌如发生肺、骨、脑等处转移，可产生相应症状。少数病人可有低血糖症、红细胞增多症、高血钙和高胆固醇血症等特殊表现。原发性肝癌的并发症主要有肝性昏迷、上消化道出血、癌肿破裂出血及继发感染。

（四）辅助检查

1.AFP

60%～70%的HCC病人AFP阳性。有学者认为，AFP水平与肝癌的肿瘤大小、有无包膜、血管分布、有无肝内转移等无关。AFP检测主要须鉴别的仍为良性肝病，肝病活动时AFP多与ALT同向活动，一般不超过400pg/L，时间也较短暂；如AFP与ALT异向活动和（或）AFP持续高浓度，则应警惕肝癌可能。近年认为AFP单克隆抗体对肝癌的早期诊断、病程监护和人群筛检均有价值。而原发性肝癌、继发性肝癌、活动性肝病等升高的AFP，因糖链结构不同，可对植物凝集素如扁豆凝集素（LCA）和刀豆蛋白A（ConA）等产生不同亲和性，从而可分为不同异质体。其对良恶性肝病、原发性和继发性肝癌、肝癌与胚胎性肿瘤的鉴别以及肝癌早期诊断均有一定意义。

AFP的临床价值包括：①明确诊断，AFP对肝癌有较高专一性，为诊断肝癌最特异指标，是肿瘤标记中最有价值者；②早期诊断，为目前最好的筛检指标，可在症状出现前8个月左右做出诊断；③有助于鉴别诊断；④一定程度上可反映病情变化和病期早晚；⑤有助于治疗后疗效估计和治疗方法价值的评估；⑥有助于检出亚临床期复发与转移。

2.其他肿瘤标志物

对AFP阴性肝癌仍有应用价值。目前认为较有意义的包括以下几点：

（1）异常凝血酶原（DCP）：正常人＜50μg/L，＞250μg/L为阳性。肝癌中DCP阳性率可达60%～70%，有较高特异性。肝硬化组织中DCP升高可能是一种癌前病变的标志。DCP在鉴别良性肝病时可能优于AFP，但较难鉴别原发性、继发性肝癌。低AFP肝癌常可检出DCP，认为DCP在低发区与AFP联合应用可提高AFP阴性或低AFP肝癌的检出率。

（2）γ-谷氨酰转肽酶同工酶Ⅱ（T-GTⅡ）：据报道对肝癌有特异性，阳性率可达55%～85%，有90%的敏感性和特异性，小肝癌阳性率仍达78.6%，为小肝癌和AFP阴性肝癌的有用指标，对临床疑似肝癌者γ-GTⅡ与AFP可互补提高诊断率。

（3）铁蛋白与酸性铁蛋白：肝癌病人血铁蛋白阳性率为50%左右，酸性铁蛋白为70%～80%。酸性铁蛋白与AFP联用可提高肝癌确诊率，但其特异性较差，继发性肝癌、其他肿瘤、肝病活动、炎症等时阳性率亦高。

（4）α-L-岩藻糖苷酶（AFU）：多项报道表明，AFU诊断肝癌的敏感性可达75%～80%，特异性可达90%～93%，AFP阴性肝癌检出率达80%左右，具有一定的应用价值。

3.肝炎病毒标志

目前临床用于发现肝癌高危人群并作为AFP阴性肝癌的辅助诊断指标。在我国HCC和HBV关系密切，据报道我国肝癌病人中曾有HBV标志中一项阳性者可达90%以上，因此有无肝病背景是诊断AFP阴性肝癌的重要参考依据之一，HBV标志均阴性时诊断原发性肝癌须慎重。同时，鉴别肝内占位时，由于继发性肝癌大多无肝病背景，且常不伴有肝硬化，除结合临床症状、肝内占位特点外，HBV检测具有鉴别意义。而HCV检测在我国虽已开展，但由于我国肝癌病人中HCV阳性率较低，其价值尚有待临床验证。

4.肝功能检查

无助于肝癌的直接诊断，但在肝病和肝癌的鉴别诊断、肝癌治疗方案选择、治疗后处理和随访中具有一定价值。而γ-GT升高程度与肝癌病期早晚、肝硬化程度、有无门脉癌栓、治疗方案选择、估计手术切除率、预后等有一定的相关性。

5.肝穿刺活检

随着非侵入性检查的发展，肝穿刺活检目前已不作为常规检查，但作为获取非手术治疗前病理资料的手段和诊断不明的AFP阴性占位的诊断措施之一，仍有其价值。

6.超声显像

已成为肝癌诊断必不可少的检查项目，最常用最有效，被认为是普查和随访的首选方法。检出的低限是1～2cm，可清楚显示肝内胆管扩张和门静脉、肝静脉、下腔静脉内有无癌栓或血栓，但二者在超声下较难鉴别。原发性肝癌的超声图像大致表现为低回声光团、高回声光团或混合性光团，周围常有晕圈。小肝癌多为低回声光团，大肝癌则表现多样，有时可见出血、坏死引起的中央液化区。近年经动脉注入CO_2增强剂使肿瘤局部增强，可提高B超下小肝癌和肝内微小转移灶的检出率。彩色多普勒超声除具备B超一般特征外，尚可观察病灶内动脉血流频谱和肝内血管通畅度，对癌栓诊断更明确，阻力指数（RI）常＞50%，有助于原发性肝癌与血管瘤、继发性肝癌等的鉴别。超声漏诊原因除与操作者的经验等有关外，主要是病灶过小、肺底和胃肠气体的干扰、等回声肿块、肝内淤胆时较小肿块显示率低等。但其简便、非侵入性、经济、易重复的特点使超声具有无法替代的优越性。超声显像的价值包括：①确定肝内有无占位性病变；②鉴别肝占位的性质；③肝肿瘤定位；④明确肿瘤与肝内大血管的关系及血管、邻近脏器有无侵犯；⑤经皮超声引导下局部治疗，如瘤内无水乙醇注射、微波等。

术中B超在肝外科手术中起着重要的作用，有助于肝内深部肿瘤定位、发现肝内微小转移灶、明确血管侵犯、判断癌栓是否取净、引导术中局部治疗或估计手术切除范围。常规使用可避免遗漏而达到根治目的。

7. CT

应用日益广泛，现已成为肝癌诊断的常规项目，常可检出1～2cm左右的小肝癌。原发性肝癌CT平扫多为低密度占位，部分有晕圈征，大肝癌常有中央坏死或液化，并常伴有肝硬化表现，增强早期（动脉像）病灶密度高于周围肝组织，短时间内密度即下降，占位较平扫更为清晰。静脉内癌栓形成时CT平扫可见管腔内低密度影，增强扫描时无强化。

8. MRI

在观察肿瘤内部结构和病灶与血管关系方面有很大优越性。一般认为MRI的特异性高于CT，对良、恶性肝内占位尤其是血管瘤的鉴别可能优于CT。通常原发性肝癌结节在T1加权像表现为不均匀低信号区，T2加权像则多为不规则高信号区，有包膜者乃加权图示病灶周围有一个低信号强度环，为原发性肝癌的重要征象之一，血管瘤、转移性肝癌无此包膜。静脉癌栓形成时管腔内出现充盈缺损，T1加权像呈低强度信号区，T2加权像为高强度信号。

9.肝动脉造影

可显示直径1cm左右的微小肝癌。主要表现为肿瘤血管、肿瘤染色、动静脉瘘和肝内血管移位等，是一种较好的早期定位诊断方法，亦有一定的定性诊断价值，如随后行化疗栓塞则具有治疗意义。但是其常常难以鉴别原发性和继发性肝癌，不易发现少血管型肝癌和肝左叶肿瘤。随着非侵入性影像学检查的发展，其在肝癌诊断方面的应用有所减少。但对肝内占位良、恶性性质难以确定者，病灶较大和（或）边界不清者，肝内怀疑有卫星转移灶者，仍应考虑行肝动脉造影或Lipiodol-CT。

10.放射性核素显像

曾是肝癌定位诊断的重要手段，随着现代影像学技术的出现，地位已有所下降。一般，肝癌的阴性显像表现为放射性稀疏或缺损区，检出低限为2cm，但难以定性。肝癌阳性显像常采用肝胆显像剂^{99m}Tc-吡哆醛-5-甲基色氨酸（PMT）做延迟显像，利用肝癌细胞虽能摄取PMT但因缺乏正常肝组织具有的胆管系统而无法排出的特性，使肿瘤部位出现放射性浓聚区。其不但能定位且能定性，有助于发现肝内外转移。但图像分辨率和阳性率（约60%）较低。肝腺瘤虽亦为阳性显像，但其浓聚程度更高，可资鉴别，其余病变均为阴性缺损。因此，可作为AFP阴性肝癌的辅助诊断之一。核素骨扫描则利于发现早期骨转移灶。

（五）诊断

有症状肝癌和大肝癌一般较易诊断，诊断要点包括：①常来自肝癌高发区；②中年，男性较多；③有肝癌家族史或肝病背景（肝炎史或肝硬化史或HBsAg阳性）；④可有右或中上腹疼痛或不适、纳差、乏力、消瘦、不明原因低热、腹块、腹泻、黄疸、下肢浮肿、出血倾向或急腹症、远处转移症状等；⑤可有肝脾肿大、黄疸、腹水、下肢浮肿、腹块和肝掌、蜘蛛痣、腹壁静脉曲张等肝硬化体征；⑥常有AFP升高；⑦影像学检查提示肝内恶性占位。

亚临床肝癌大多为小肝癌，但仍有一定数量的大肝癌。因无临床症状和体征，发现较困难。多在体检、肝病随访、其他疾病检查中发现AFP升高或肝内占位而就诊。

诊断要点包括：

一是有肝病背景或肝癌家族史：

二是无妊娠、生殖腺胚胎性肿瘤或肝病活动依据，AFP＞500μg/L持续一个月或AFP＞200μg/L持续两个月者基本可做出肝癌的诊断。

三是AFP低浓度而ALT正常，B超未发现肝占位者，不能排除肝癌，经每1～2个月随访，大多仍将发现小肝癌；AFP与ALT均升高时，经保肝治疗AFP仍持续高浓度并呈上升趋势，而ALT不变甚或下降者，应多考虑肝癌。

四是B超发现明确肝内占位，如AFP阳性，即使ALT略有升高，肝癌诊断仍多成立；如AFP阴性宜再行CT或Lipiodol-CT检查，如肝占位为无填充的低密度区或有碘油填充，诊断亦可成立。

肝癌的诊断标准为：

一是病理诊断：组织学证实为原发性肝癌。

二是临床诊断：虽无肝癌其他证据，AFP＞500μg/L持续一个月以上或AFP＞200μg/L持续两个月以上，并能排除妊娠、生殖腺胚胎性肿瘤、活动性肝病（如ALT、胆红质、凝血酶原时间、γ-GT异常）等；有肝癌临床表现，核素扫描、超声显像、CT、肝动脉造影、X线横膈征、酶学检查（主要为ALP和γ-GT）等有3项肯定阳性并能排除继发性肝癌和肝良性肿瘤者；有肝癌临床表现，有肯定的远处转移灶（如肺、骨、锁骨上淋巴结等）或血性腹水中找到癌细胞，并能排除继发性肝癌者。

（六）治疗

常见治疗方法包括手术、放疗、化疗、生物学治疗和肿瘤局部治疗，其中外科手术对原发性肝癌的治疗起着重要的作用。

1.手术方式

应根据肿瘤大小、部位、有无肝硬化、肝硬化程度及手术中对肝脏储备能力的估计，选择不同的手术方式。

（1）亚临床肝癌或小肝癌：如肝功能代偿应力争手术切除，合并肝硬化者宜局部切除，对合并严重肝硬化、肝萎缩者则应慎重切除。对不能切除的小肝癌，可行姑息性外科治疗，也可术中或术后行B超引导下瘤内无水乙醇注射（PEI），未行肝动脉插管（HAI）、肝动脉结扎（HAL）者可行经皮肝动脉化疗栓塞治疗（TACE）。肝功能失代偿者，宜首选PEI等局部治疗，少数可酌情试行TACE。

（2）肝功能代偿的大肝癌：应力争根治性切除，余肝大小和肝硬化程度是大肝癌能否切除的关键。对合并较严重肝硬化或余肝小而无法耐受根治性切除者宜采用二期切除。综合治疗是使肿瘤缩小的重要途径，一旦肿瘤缩小有切除可能应争取二期切除。同时，由于姑息性切除疗效较差，术后复发、转移机会高，应尽量避免，但对肿瘤巨大有破裂出血可能者亦应考虑，术后可辅以TACE等后续治疗。对已有肝内播散的大肝癌，可行HAI+HAL或TACE治疗。大肝癌肝功能失代偿者，只宜行免疫治疗、生物治疗或中药治疗等，少数可试行TACE。

（3）左叶肝癌：尽可能采用左外叶或左半肝等规则性切除；右叶肝癌以局部不规则切除为主，既争取根治，又须考虑手术安全。

（4）多发性肿瘤：结节弥散或分布于两叶者，不考虑手术切除。对肝内播散结节邻近肿瘤、有可能切除较彻底者，可手术切除，但疗效稍差。

（5）中央型肝癌：由于肝脏管道系统错综复杂，肿瘤的解剖位置对技术上能否切除有很大影响。主要表现在中央型肝癌，尤其是Ⅰ段和Ⅷ段肝癌，过去多采用非手术切除方法。随着肝外科技术的提高，切除例数已有所增加。尽管切除中央型肝癌在技术上有较大困难，也有很大的手术风险，总体疗效也不够理想，但如有条件仍以采取积极的手术切除，术后再行综合治疗为好。如肿瘤与大血管关系太密切，技术上有困难，肝硬化很严重，则不应盲目尝试手术切除。

（6）肝癌伴出血：既往认为肝癌合并门脉癌栓者已失去肝切除机会。但由于其极易发生食管静脉曲张破裂出血、肝功能衰竭、顽固性腹水或肿瘤自发性破裂，导致数月内病情急剧恶化或死亡，因此，近年来多主张开展积极的手术治疗。对肿瘤能切除者，行肿瘤切除+门脉切端或门脉主干、分支切开取栓，术后行TACE等治疗。

（7）现经术前后积极保肝和支持治疗，部分肝功能失代偿并非肝切除的绝对禁忌证。一般有黄疸、腹水者无手术指征，但因肝门区肝癌尤其是肝门部胆管细胞癌（Klatskin癌）压迫引起梗阻性黄疸者，也可考虑手术探查。或行肿瘤根治性切除，或行肿瘤姑息性切除+胆管内支架治疗。无法切除者可单行HAI+HAL或TACE，也可合并或单行PEK局部外放射，极个别可获二期切除。无法耐受手术探查者，应尽量缓解梗阻性黄疸，可考虑行经皮肝穿刺胆管引流（PTCD）、经内窥镜放置内支架引流等治疗。

2.手术方法

（1）肝切除术：为目前原发性肝癌治疗最有效的方法。手术适应证为：①病人全身情况良好，无严重心、肺、肾功能损害或障碍；②肝功能代偿，无明显腹水或下肢浮肿；③无远处转移；④影像学检查提示肝内肿瘤局限有切除可能或尚可能行姑息性外科治疗者；⑤肝内占位经各种检查不能完全排除恶性肿瘤而又易于切除者。

禁忌证为：①有严重心、肺、肾功能障碍，无法耐受手术探查者；②肝功能失代偿，有明显黄疸、腹水者；③有广泛远处转移者。

早期肝癌的根治性切除是获得较好疗效的关键，5年生存率可达60%以上。在合并肝硬化情况下局部切除不仅能明显提高切除率，且明显降低手术病死率，并取得与肝叶切除相仿甚至更好的近、远期疗效，术前应全面检查心、肺、肝、肾功能；适当营养和休息，补充一定的葡萄糖、维生素K等，有助于增加肝脏储备和耐受肝切除的能力；对ALT显著异常者应延长术前保肝时间；对肝切除术前是否行TACE，意见各异，一般建议对切除可能性较大的肝癌不宜行TACE。一般，轻度硬化可耐受半肝或扩大半肝切除，中度硬化且余肝肥大可行半肝切除，重度硬化只考虑局部切除；对合并肝硬化的肝癌应尽量不阻断或短期阻断肝门；术中注意控制出血和保持清楚的术野，必要时可考虑行改良性常温下无血切肝术。

（2）肝动脉结扎插管术：由于60%～80%的肝癌因肿瘤巨大和多发、肿瘤解剖因素或合并严重肝硬化，使肿瘤无法切除。因此，在肝癌的治疗中，非切除的姑息性外科手术等综合治疗占有重要的地位。肝动脉结扎插管术是其中应用最早、最广泛的方法，疗效较肯定。

手术适应证为：①无严重心、肺、肾功能损害或障碍；②肝功能代偿；③无远处转移；④无法切除肝癌的综合治疗；⑤二期切除的准备治疗；⑥肝癌破裂出血无法控制而肿瘤无法切除者。手术禁忌证同肝切除。但应注意，肿瘤巨大占全肝体积75%以上或有门脉主干癌栓者不宜行肝动脉结扎，以免引起急性肾功能、肝功能衰竭。此时，可考虑行肝动脉、门静脉双插管术。

（3）冷冻治疗：冷冻治疗小肝癌，可望根治；对较大肝癌冷冻可作为综合治疗的一种手段；冷冻合并其他治疗可取得比单纯冷冻更好的疗效。目前临床常用的多为液氮冷冻机，使用-196℃液氮冷冻15min可产生80%～90%的最大冷冻效应，不仅能消灭瘤体，且能最大限度地保存正常肝组织。冷冻区应覆盖整个癌结节。但对中央型肝癌做冷冻治疗以谨慎为宜，以免发生胆管狭窄或胆瘘。应用术中B超有可能避免冷冻损伤较大的胆管。由于中央型肝癌的解剖特殊性，冷冻治疗常不彻底，冷冻的范围和深度常不能良好覆盖整个肿瘤，建议应辅以其他治疗，如术中在肿瘤基底及周边肝组织内注射无水乙醇、合并肝动脉结扎插管术等。

液氮局部冷冻的适应证大致为：①合并严重肝硬化，无法耐受手术切除者；②主瘤切除后，余肝或切缘有残癌者；③复发性肝癌，余肝小，切除后肝功能可能失代偿者；④近年，我们对能切除的肝癌，先冷冻再切除被冷冻的肝癌，以探索能否降低术中因挤压肿瘤而导致的癌细胞播散。当然，患者应具备剖腹探查的条件。

（4）微波治疗：近年微波肝切除和原位微波热凝固化治疗肝癌获得较广泛的应用，适应证与冷冻治疗类似。微波有较好的止血作用，一般对3mm以下的血管均能满意止血，可以减少术中出血和避免术后继发性出血可能；原位微波热凝固化留置，可作为无法切除肝癌综合治疗的一个手段；一般可在无须阻断肝门血流情况下行肝切除，有可能减少或避免肝功能损害；微波能杀灭肝切缘的癌细胞，因而即使贴近肝癌边缘切除，也有可能杀灭切缘残癌细胞和预防术中癌细胞扩散，并能最大限度地保留正常肝组织，从而使部分合并严重肝硬化或肝脏萎缩、余肝较小的肝癌患者获得肿瘤切除的机会。现已开展B超引导下经皮肝穿刺微波热凝固化治疗肝癌的研究，更扩大了微波治疗的范围。

（5）肝移植：既往为肝脏恶性肿瘤包括原发性肝癌、转移性肝癌等是肝移植的较好指征。近年随着肝癌肝移植病例的增加和术后随访时间的延长，发现此类患者中，远期生存率低。根本原因是移植后肝癌极易复发（60%在6个月内复发）。一旦肿瘤复发，多数病人在短期内迅速死亡。目前全球范围内肝癌肝移植的比率逐年下降，但由于60%～80%的肝癌无法切除，肝癌肝移植理论上更符合肿瘤外科治疗的基本原则，并可能使少数病例达到根治，所以其仍可作为治疗肝恶性肿瘤的一种方法。

目前一般认为早期小肝癌（直径＜3cm，癌结节1～2个），尤其是伴有肝硬化者，为肝移植较好的适应证。而生物学特性较好、恶性程度较低的高分化早期肝癌如纤维板层型肝癌、AFP阴性癌、肝门区胆管细胞癌（Klatskin癌）等行肝移植，术后效果亦相对较好，不主张对肝血管内皮肉瘤行肝移植。而胆道癌行肝移植后远期疗效非常差，几乎可列为肝移植的禁忌证。

3.非手术治疗

（1）TACE：目前已被广泛采用，被认为是不宜手术治疗肝癌的首选方法之一，可使一部分中晚期病人延长生命，同时也可使一部分病人获得二期切除的机会。一般多数不宜手术治疗的肝癌病人均能行TACE，但肝功能失代偿、肝硬化严重者不宜采用。合并门脉主干癌栓者不可行肝动脉栓塞，但单纯化疗疗效较差。TACE常用化疗药物有顺铂、表阿霉素、丝裂霉素、氟尿嘧啶等，每1～2个月进行1次。一般要求导管能超选择插入患侧肝动脉支，可提高疗效并减少术后并发症和不良反应。如能超选择插入肿瘤的营养动脉，行肝叶或肝段TACE，疗效则更佳，有报道其治疗后5年生存率可分别达30%和53%。由于化疗的特性和肝癌周边血供部分来自门静脉的特点，使TACE难以达到根治，其近期疗效较佳，远期疗效则不够满意，现多建议和其他治疗方法联合应用。

（2）PEI：现已成为临床常用的一种简便、安全的局部治疗方法，一般用于治疗因解剖因素或合并严重肝硬化而无法手术切除的肝癌、复发或转移的肝内单结节和多结节病灶，或作为其他治疗的辅助治疗手段。PEI适用于＜3cm的小肝癌，3年生存率高达87%，5年生存率可达30%～50%，可取得与手术切除相类似的满意疗效，但有时瘤内分隔使乙醇分布不均匀和多次注射后肿瘤定位困难而影响其疗效。对大肝癌则因肿瘤血供丰富、乙醇难以在局部充分停留等而疗效较差。作为PEI的延伸，近来也有瘤内注射醋酸（PAI）或热盐水等报道，尤其是醋酸受到较多关注，认为其疗效优于PEI。

（3）局部物理治疗新方法：随着物理学的迅速发展，物理医学工程新技术在肿瘤治疗中的应用已日渐广泛，并已成为超声引导下的肝癌局部治疗新方法。此类技术包括激光、微波、射频、电化学疗法等，多利用其热效应治疗肿瘤，具有损伤小、易重复治疗的优点，扩大了物理疗法的应用范围，有较大的应用前景。高功率聚焦超声的完善和临床应用，将使体外非侵入性局部治疗成为可能；对肝癌局部治疗可能产生深远影响。

（4）放疗、生物治疗等：既往放射治疗曾是肝癌非手术治疗的首选方法，近年由于TACE等治疗的广泛应用，使其地位有所下降。外放射治疗适用于肿瘤局限的不能切除肝癌，不宜或不愿行介入治疗者；内放射治疗中常用的为经肝动脉注射131I-碘油。对肝癌的抗体导向治疗亦进行了初步的研究，如131I-铁蛋白抗体、131I-抗人肝癌单克隆抗体等的动脉内应用。

既往如卡介苗、混合菌苗等生物治疗剂均曾应用于临床，只是疗效不够显著。近年，由于干扰素、白介素-2、淋巴因子激活杀伤细胞（LAK）、肿瘤浸润淋巴细胞（TIL）等新型生物治疗剂的出现，使其受到极大的关注。生物治疗适用于消灭少量的残癌，可作为肝癌手术切除后的辅助治疗，有助于肝癌复发转移的防治。有学者认为干扰素尚有预防肝癌的作用。同时，新型瘤苗、基因治疗等亦为肝癌的生物治疗提供了新的前景。

4.肝癌的综合治疗和二期切除

由于肝癌切除后复发与转移的发生率较高，且大部分肝癌病人发现时已为晚期，无手术切除或探查的机会。因此，对不能切除的原发性和复发性肝癌，综合治疗成为临床实践中的重要课题。尤其自20世纪80年代以来，不能切除肝癌的综合治疗与二期切除使肝癌的外科治疗出现新的转机，亦使切除以外的各种姑息性外科治疗和局部治疗的地位有所上升，TACE、生物治疗等新疗法的参与，既扩大了临床治疗的范围，又进一步提高了肝癌的疗效。

上述多种方法的联合、交替、反复应用，有可能使肿瘤缩小，使无法一期切除的大肝癌获得二期切除的机会，使该部分病人的生存期明显延长，5年生存率可与小肝癌相媲美。经临床实践证实，多种治疗方法的联合应用二期切除率较高，即使不能二期切除综合治疗的疗效亦比单一疗法为好。应注意现有的新旧姑息性治疗均有可能成为肿瘤缩小的途径，不能因某种疗法较陈旧或总体疗效较差而盲目放弃。

二期切除的指征为：

① 肿瘤直径缩小40%～50%；

②AFP阳性者，AFP明显下降；

③ 肝功能等恢复正常，全身情况能耐受手术切除；

④ 影像学检查提示肝肿瘤在技术上有切除可能。

应明确二期切除对消灭残癌是必需的。因为综合治疗后肿瘤虽缩小，但仅部分病人AFP可降至正常；术后病理提示约70%的肿瘤病灶中仍有活癌细胞。一般认为，二期切除与初次手术间隔时间以3～5个月为宜。如果肿瘤有缩小，已偏离肝内大血管，技术上有可能切除，同时肝硬化程度能耐受肝切除量，即可考虑二期切除。不应过分强调肿瘤缩小程度，以免丧失二期切除机会。由于二期切除时肿瘤已缩小，有可能切除较彻底，手术安全性较高；而肿瘤已大部分坏死，且多已形成纤维包膜，播散可能性减少，使二期切除的疗效远优于一期姑息性切除者。

5.复发与转移的再手术

目前认为，肝癌术后复发与转移是影响远期疗效的重要因素。一般肝癌复发与转移多发生在术后1～2年，有资料表明HCC术后1年复发率可达20%～64%。一般复发常见于肝内，肝外脏器如肺、骨的转移则相对较少。早期肝内播散、肝内外隐匿性转移灶的存在和肿瘤的多中心发生是肝癌术后复发与转移的主要根源。鉴于对肝癌复发与转移的预防仍在研究中，因此，亚临床复发与转移的早期发现和早期治疗仍是提高肝癌总体疗效的重要途径。其关键为术后坚持定期随访，此应作为肝癌治疗的重要组成部分。一般根治性切除术后两年内应每2～3个月复查AFP、B超，每6个月复查胸片，两年后可适当延长至3～6个月复查，随访5年或5年以上。应注意，原AFP阳性肝癌复发时AFP可阴性，反之亦可，因此不能单以AFP为衡量指标。对可疑复发或转移的病人应及时检查或密切随访，彩色多普勒、肝动脉造影、Lipiodol-CT等有助于检出肝内早期复发灶，必要时亦可行肝穿刺活检，PMT、ECT检查则有助于发现肝外转移灶的存在。

复发性肝癌治疗原则与原发性肝癌大致相同，再手术切除是目前各种治疗中最有效的方法。再手术适应证包括以下几点：

（1）较小或局限的复发性肝癌有切除可能者。

（2）对亚临床肝内复发，只要肝功能代偿、有足够余肝，无局部或远处转移，或其他手术禁忌，应力争切除。

（3）一般肝癌多结节复发不宜手术切除，对此类病人和其他无手术指征者可采用PEI、TACE和局部物理治疗方法等。

（4）对根治性切除后肺内孤立性转移灶，应积极再切除，但多发转移则无手术指征。

（5）对术后腹腔内种植而能手术切除者，为防止发生肠梗阻、肠穿孔等并发症，也应考虑行种植灶切除或合并肠管切除。手术方式以局部肝切除为主。如探查发现无法或不宜手术切除，也可采用姑息性外科治疗。

二、转移性肝癌

转移性肝癌系指全身各个脏器的癌肿转移至肝脏。中国原发性肝癌与转移性肝癌的发病率比较接近。继发性肝癌有时与原发性肝癌不易区别，当原发癌灶比较隐匿时，亚临床期继发性肝癌的早期诊断较为困难。大多在原发癌术前检查、术后随访或剖腹探查时发现。

（一）病因和发病机制

肝脏是全身各种肿瘤转移的好发部位，肝转移的发生90%多在原发癌切除术后两年内。经统计各部位发生的肿瘤转移至肝脏者占30% ~ 50%。其原发灶最多见于结直肠癌，约占30%。其他原发肿瘤病灶包括胃肠道神经内分泌肿瘤、肺癌、泌尿系统肿瘤、女性生殖系肿瘤、软组织肿瘤及头颈部肿瘤等。胃癌微静脉内癌栓和层黏蛋白阳性者极易发生肝转移。神经内分泌肿瘤肝转移较少见，其中类癌最易发生肝转移，尤其是中胚层起源如小肠或升结肠的类癌，后胚层起源的结直肠类癌如＜2cm则很少转移到肝脏。

全身各脏器肿瘤转移至肝脏的途径大致有以下几点：

1.经门静脉

凡血流汇入门静脉系统之脏器如食管下端、胃、结直肠、胰腺、胆囊等的恶性肿瘤均可循门静脉入肝。此外，子宫、卵巢、前列腺、膀胱和腹膜后组织等处的肿瘤亦可经体静脉和门静脉的吻合支入肝。是腹腔肿瘤尤其是结直肠癌易在肝内种植和生长的原因。此转移途径约占转移性肝癌的30% ~ 50%。

2.经肝动脉

凡经过血行播散的恶性肿瘤如肺癌、乳癌、黑色素瘤、甲状腺癌等均可循此途径入肝。

3.经淋巴道

胃、胰腺、结肠、子宫、卵巢等处的肿瘤可通过肝门淋巴结入肝，此转移方式不多见。

4.直接蔓延

肝脏邻近脏器如胃、胆囊、右侧肾脏和肾上腺等的肿瘤可直接侵犯肝脏。

（二）临床表现

继发性肝癌的临床表现与原发性肝癌相似，但因无肝硬化，症状也较轻。早期主要为原发灶的症状，肝脏本身的症状并不明显，大多在原发癌术前检查、术后随访或剖腹探查时发现。随着病情发展，肿瘤增大，患者出现肝区痛、闷胀不适、乏力、消瘦、发热、食欲不振及上腹包块等症状。晚期则出现黄疸、腹水、恶病质。也有少数患者肝转移癌症状明显，而原发病灶隐匿不显。

（三）检查

1.实验室检查

CEA升高可作为转移性肝癌的辅助诊断指标。尤其是对无肿瘤病史、肝内出现单个肿瘤病灶、无明确肝炎病史、AFP阴性的患者，必须复查CEA等指标，以警惕转移性肝癌。一般认为，CEA水平迅速升高或CEA＞20μg/L是肝转移的特征，但其变化与肝肿瘤大小并无正相关。若CEA阳性，须复查B超、CT、结肠镜等检查，寻找原发病灶以明确诊断或随访。

在肝转移癌术后，CEA动态观察是判断手术切除的彻底性、术后辅助治疗疗效、有无肝肿瘤复发的依据之一。CEA随访有助于发现小肝癌，便于手术再切除而不影响肝功能的代偿。CEA随访一般是转移性肝癌术后2年内每3个月1次。如果CEA升高，应高度怀疑肝内再次复发的可能。

2.影像学检查

既往主要是在手术中或死后尸检中明确转移性肝癌的诊断。由于肝转移灶多呈播散性生长，故术前检查甚为重要，为发现多发灶或微小病灶的存在，有必要选择敏感性和特异性均较高的检查手段。虽然目前的检查手段尚无法发现肝内隐匿性转移灶，但是影像学技术的发展，使其早期发现、早期诊断成为可能，已使大部分患者能在术前基本明确肝内转移病灶的数目、大小、部位和有无周围淋巴结转移，这对术前选择手术病人、制订手术方案、判断手术切除可能和手术切除范围至关重要。

（1）超声显像：已成为肝癌诊断必不可少的检查项目，是随访的首选方法，检出的低限是 1 ～ 2cm。转移性肝癌以强回声型多见，可出现同心环样的分层现象，边缘可出现弱回声晕带，部分有"靶环征"或"牛眼征"。肿块内坏死、纤维化等不均质改变以及肿块内较丰富的纤维和血管结构是造成其强回声的病理基础。

术中B超对转移性肝癌的诊断和手术治疗有极其重要的价值。有助于肝内深部肿瘤定位、发现肝内微小转移灶、引导术中局部治疗或估计手术切除范围等。所以，转移性肝癌手术中常规使用术中B超是合理的，避免遗漏，而达到根治目的，有可能改善患者的总体疗效。

（2）CT：现已成为肝癌诊断的常规项目，常可检出 1 ～ 2cm 小肝癌。其敏感度约为90%，特异度相对较差。转移性肝癌CT平扫呈边界较清、密度均匀的单发性或多发性类圆形低密度灶，以多发性多见，增强后有些动脉期强化而类似于原发性肝癌。

（3）MRI：转移性肝癌常表现为边界清楚、信号强度均匀的单发或多发性病灶，少数可显示"靶征"或"亮环征"。原发性肝癌有包膜者在T1加权图示病灶周围有一低信号强度环，转移性肝癌则无此包膜。

（4）选择性腹腔动脉或肝动脉造影：可显示直径1cm左右的微小肝癌。主要表现与原发性肝癌类似，两者常常难以鉴别。是一种较好的早期定位诊断方法。

（四）诊断

一般认为，B超、CT发现肝内有多发病灶并能排除肝血管瘤者，结合原有恶性肿瘤病史，则肝转移诊断基本成立。如果肝内为单发病灶，除AFP阴性、CEA常阳性外，极少有肝硬化背景是其与原发性肝癌的重要鉴别要点，同时须行其他影像学检查排除其他疾病。但亚临床转移性肝癌的诊断较为困难，原发癌术中仔细探查肝脏，术后定期随访CEA和B超等，对亚临床转移性肝癌的发现极为重要。

（五）治疗

原则上，无论是亚临床期或临床期，只要原发肿瘤已得到或能同时得到根治，术前B超、CT、MRI等检查提示肝内单个或多个转移灶局限于一叶，肿块位置适于切除，未发现肝外转移，心、肺、肝肾功能基本正常能耐受手术切除而没有其他手术禁忌证者，均应剖腹探查，争取手术切除。对弥漫性转移性肝癌或癌结节过大而难以切除者，可考虑采用术中液氮冷冻、微波热凝固化、肝动脉结扎插管术或TACE、PEI、生物治疗、免疫治疗等手术和非手术治疗方法，均有利于提高疗效。因此，对转移性肝癌不宜采取消极的态度，应根据患者的具体病情和肿瘤的相关因素具体分析，选择适当的方法积极治疗。

1.肝切除术

由于转移性肝癌大多不伴有肝硬化，肝脏质地好，肝脏再生和储备功能佳，耐受手术切除的能力大大高于原发性肝癌。肝外科技术的发展，使转移性肝癌的手术切除率提高到约20%，手术病死率降至＜5%。肝切除术能改善部分结直肠癌患者的预后，无肝外转移、切缘＞1cm无镜下残癌的根治性切除者5年生存率显著优于有肝外转移和切缘阳性的姑息性切除患者。对转移性神经内分泌肿瘤如类癌、胰岛素瘤、高血糖素瘤、胃泌素瘤、多功能性胰岛细胞瘤或无功能性神经内分泌瘤等的肝转移行肝切除术，4年生存率可达73%，总体术后症状缓解率可达90%，症状中位缓解时间可达19.3个月，根治性切除和姑息性切除的生存率无显著差异。而非结直肠、非神经内分泌肿瘤如泌尿生殖系肿瘤、软组织肿瘤、胃肠道肿瘤等的肝转移中，以泌尿生殖系统肿瘤肝转移切除后疗效最佳，5年生存率可达60%，而非结直肠性胃肠道肿瘤肝转移切除后疗效最差，中位生存时间为21个月，无5年生存者。

一般在结直肠癌术前检查或手术探查中可发现15%～25%的患者有同期肝转移，在术后随访中可发现另外20%～30%的患者出现肝转移。关于同期肝转移是同期手术还是分期手术，意见不一。近来多主张原发癌术后2～4个月再行肝转移灶切除术。有利于患者术后恢复，也有利于判断有无肝外转移、肝内是否出现新的转移病灶等而选择最佳治疗方案。

在肝切除方法中，以肿瘤局部切除为妥。只要求切除肝转移癌结节，切缘＞1cm，无癌组织残留，不可盲目扩大手术切除范围。一旦肝内出现复发，仍应争取再次手术切除。这是由于目前的影像学检查和手术探查均无法明确肝内隐匿性转移灶的存在，使转移性肝癌的复发率较高，结直肠癌肝转移术后肝内复发率可高达60%～70%。但这些复发病例有15%～40%的复发病灶仍仅限于肝脏，其中20%～40%可以手术再切除，5年生存率仍可达25%～40%，平均生存期明显高于化疗组和不治疗组。

2.非手术切除治疗

虽然转移性肝癌的治疗以肝切除的疗效为最好，但大部分患者的肿瘤病灶因为肝内弥散性分布、合并肝外转移或转移灶贴近肝内大血管而无法手术切除。近年来，综合治疗的应用给这部分患者带来了希望，从而提高了转移性肝癌的总体疗效。

（1）冷冻治疗：对无法手术切除的原发性和转移性肝癌均为一种有效的姑息性治疗方法。其适应证与原发性肝癌基本类似。应用术中B超既有助于发现肝内病灶，也有助于监测冷冻过程，避免损伤胆管等结构。冷冻治疗结直肠癌肝转移可使22%～29%的患者获得完全缓解，治疗失败者中约70%是由于合并肝外转移所致。

（2）肝动脉结扎插管化疗或肝动脉栓塞化疗（TACE）：适用于无法耐受手术或无法手术切除的转移性肝癌，也可作为肝切除术后的辅助治疗。肝转移灶体积超过肝总量的70%时须慎用。其有效率可达53%～83%。TAE或TACE治疗晚期神经内分泌肿瘤肝转移，肿瘤退化率分别可达60%和80%，类癌的中位生存时间分别为27个月和49个月，但

5年生存率仍很少超过25%～35%。

3.肝移植

在肝移植开展早期，无法切除的肝肿瘤患者因为与晚期肝病和门脉高压患者相比有较好的身体条件而成为理想的肝移植对象，但由于肿瘤复发率极高使远期疗效令人失望。对转移性肝癌同样存在这一问题。目前认为非神经内分泌肿瘤肝转移不适合于行肝移植治疗，但神经内分泌肿瘤肝转移行肝移植的疗效似乎优于其他类型的转移性肝癌，肝移植可作为其他治疗无效的神经内分泌肿瘤肝转移的治疗措施，对选择性无法手术切除的患者可获得长期缓解甚至治愈，尤其对类癌肝转移可控制激素症状和延长生存。

三、肝血管瘤

肝血管瘤是一种较为常见的肝脏良性肿瘤，临床上以海绵状血管瘤最多见，病人多无明显不适症状，常在B超检查或在腹部手术中发现。尚无证据说明其有恶变可能。

（一）病因和病理

肝血管瘤的具体病因尚不清楚，可能与先天性中胚层发育异常有关，为肝内血管系统的集中过度生长形成缓慢流动的血管瘤。通常多见为海绵状血管瘤，多不合并肝硬化，部分可带蒂。大小不一，外观呈紫红色或紫蓝色，大多质地柔软，有囊性感，可压陷，与周围正常肝组织分界较清楚，切除后瘤体多萎陷，切面呈海绵样筛状空隙。显微镜下见大小不等的血管腔，管壁由扁平内皮细胞组成，腔间隙由纤维组织构成，可有滋养血管和毛细胆管，偶见腔间隙和血管壁钙化或腔内血栓形成。偶尔见部分血管瘤可发生退行性改变，如局部坏死、钙化或机化等。

（二）临床表现

肝血管瘤多无明显不适症状，当血管瘤增至5cm以上时，可出现下列症状：

1.腹部包块

腹部包块有囊性感，无压痛，表面光滑或不光滑，在包块部位听诊时，偶可听到传导性血管杂音。

2.胃肠道症状

右上腹隐痛和/或不适、食欲不振、恶心、呕吐、嗳气、食后胀饱等消化不良症状。

3.压迫症状

巨大的血管瘤可对周围组织和器官产生推挤和压迫。压迫食管下端，可出现吞咽困难；压迫肝外胆道，可出现阻塞性黄疸和胆囊积液；压迫门静脉系统，可出现脾大和腹水；压迫肺脏可出现呼吸困难和肺不张；压迫胃和十二指肠，可出现消化道症状。

4.肝血管瘤破裂出血

肝血管瘤破裂出血可出现上腹部剧痛，以及出血和休克症状。多为生长于肋弓以下较大的肝血管瘤因外力导致破裂出血。

5.Kasabach-Merritt综合征

血小板减少、大量凝血因子消耗引起的凝血异常。其发病机制为巨大血管瘤内血液滞留，大量消耗红细胞、血小板、凝血因子Ⅱ、Ⅴ、Ⅵ和纤维蛋白原，引起凝血机制异常，可进一步发展成DIC。

6.其他

游离在肝外生长的带蒂血管瘤扭转时，可发生坏死，出现腹部剧痛、发热和虚脱。个别病人因血管瘤巨大伴有动静脉瘘形成，回心血量增多，导致心力衰竭。

（三）检查

1.实验室检查

对诊断无多大价值，但对鉴别诊断有一定意义。肝功能大多正常，AFP阴性，HBV标志亦大多阴性。不宜行肝穿刺检查。

2.影像学检查

（1）超声显像：血管瘤的声像图呈多样性，＜3cm的小血管瘤多显示为均质的高回声光团，＞3cm的血管瘤多显示为不均匀的高回声光团，但边界均较清楚，周围无晕圈，外周有相通或环绕的血管影，瘤体后方有较明显的声增强效应，部分瘤体内可见网格状强回声和斑片状低回声，较大又浅表者加压可变形，彩色Doppler检测无动脉血流，或阻力指数＜50%。

（2）CT动态扫描：对鉴别诊断有十分重要价值。平扫时多显示为类圆形低密度病灶，与恶性肿瘤较难区分。但增强扫描意义较大，有相对特异性表现，常显示为起自周边、渐向中央扩展的强化表现，而密度逐渐减低，最终整个病灶可被造影剂填充呈等密度。但部分较大血管瘤中央可始终呈低密度，与瘤内血栓形成、纤维化或囊性变有关。厚壁型血管瘤强化可不显著或无强化。

（3）MRI：在加权像多呈均匀的类圆形低强度信号区，质子密度加权像呈均匀的高强度信号区，T2加权像一般亦呈均匀的高强度信号区，边界清楚。瘤内纤维化部分可呈低强度信号。

（4）核素显像：血池扫描对＞3cm的血管瘤诊断意义较大，常呈明显的放射浓聚区，表现为过度填充；但体积较小的血管瘤不易显示。PMT扫描阴性。

（5）行动脉造影：现已极少用。造影初期即可见病灶区域出现"血管瘤"，造影剂滞留时间较长，至静脉期仍不消失，表现为"快进慢出"现象，无肝癌显示的肿瘤血管。

（四）诊断

一般不困难。诊断要点为女性多见，病程长，发展慢；常无肝病背景，AFP、HBV标志均阴性；超声显像多为高回声光团，无晕圈，内可见网状结构，部分加压可变形，CT增强扫描见起自周边的强填充区域；核素血池扫描常过度填充。

体积较小的不典型血管瘤易与肝癌相混淆，血管瘤常无肝病背景，AFP、CEA和HBV标志均阴性有一定鉴别诊断价值。AFP阴性的原发性肝癌常有肝病病史，PMT扫描可阳性，B超显像有晕圈或门脉癌栓；转移性肝癌可有肝外恶性肿瘤病史，CEA阳性，超声显像部分可见"牛眼征"等，均有助于鉴别。但有时仍极难区分，对无明确肝癌诊断依据者可严密随访，必要时亦可考虑剖腹探查。

（五）治疗

一是对于较小或无症状的肝血管瘤，一般无须特殊处理，但须定期随访，以免遗漏不典型肝癌患者。

二是肿瘤＞5cm，或有明显临床症状，或不能完全排除恶性占位者，可手术切除，对肿瘤巨大虽无症状但可切除者，亦可考虑手术。应沿包膜完整切除肿瘤，切忌切开瘤体，造成不可控制的出血。对较小的多发血管瘤可行手术缝扎。

三是对邻近大血管的肝巨大血管瘤应慎重估计手术风险，不盲目手术切除，部分可考虑行肝动脉栓塞（TAE）。

四是手术探查发现肿瘤巨大而难以切除者，也可行患侧肝动脉分支或肝固有动脉结扎，但此法临床较少用。

四、肝囊肿

单纯性肝囊肿为先天性、非遗传性肝内囊性病变。囊腔通常不与肝内胆管系交通，囊肿是由上皮细胞排列组成的闭合腔隙，内含液体，可为单发性或多发性。本病属于肝囊肿的一种主要类型。一般认为本病是起源于肝内迷走胆管的一种滞留性囊肿，属于先天性发育异常。肝囊肿生长缓慢，多数病人无明显症状，仅在体检时被偶然发现。巨大的肝囊肿可出现明显的压迫症状。若合并感染，可出现畏寒、发热、腹痛等类似肝脓肿的症状。

（一）病因和病理

先天性肝囊肿的病因尚不清楚，一般认为系胚胎发育异常所致，可能在胚胎期肝管生长过多，部分未与胆管相连，因分泌物聚积或液体潴留而形成囊肿。有文献认为本病为单基因显性遗传病。

肝囊肿大小不一，通常有完整的囊壁，表面呈乳白色或蓝灰色，囊壁厚薄不一，周围肝细胞可因长期受压而发生萎缩或变性，囊液一般清亮透明，但少数可染有胆汁，囊液量随囊肿大小而异，多者可达5000mL以上。囊壁在显微镜下可分为纤维层和内膜层，纤维层主要由结缔组织组成，可含有血管和胆管，部分可见明显的小胆管增生和淋巴细胞浸润，内膜层主要由单层立方上皮组成，部分亦可见柱状上皮或杯状细胞。

肝囊肿单发和多发均较常见。单发性肝囊肿发病部位以肝右叶多见，大多为单房性，少数亦可为多房性。多发性肝囊肿又称多囊肿，可散布于全肝，亦可密集于肝脏的一叶，其中以右肝较为多见，大多合并有多囊肾。

（二）临床表现

肝囊肿因生长缓慢可长期或终身无症状，常在B超检查时偶然发现。其主要临床表现随囊肿位置、大小、数目、有无压迫邻近器官和有无并发症而异。单纯性肝囊肿相对少见，发病女多于男，男女之比为1∶4。约20%患者有症状，最常见的首发症状为腹围增大，其初发症状可始于任何年龄，但多发生在20～50岁。

（三）检查

1.实验室检查

一般无诊断价值。肝功能检查大多正常，AFP阴性，血白细胞分类正常。

2.影像学检查

核素显像、肝动脉造影目前已多不选用。

（1）X线检查：部分可因肝脏巨大囊肿而出现膈肌抬高或胃肠受压移位等表现，单发性肝囊肿有时可见囊壁钙化影像。

（2）超声显像：最简单、准确，为肝囊肿的首选诊断方法，可检出最小直径0.5cm的肝囊肿。超声声像图表现为单个或多个液性暗区，囊壁一般较薄而光滑，边界整齐、清晰，囊内透声好，后方和深部组织可产生增强效应，两侧壁可出现"回声失落"现象。较大囊肿可压迫邻近管道扭曲移位。

（3）CT：显示为边界清楚的均匀低密度区，边缘光滑，增强后无强化。

（四）诊断

肝囊肿的诊断并不困难，临床主要依靠影像学检查，一般B超、CT可明确诊断。多发性肝囊肿在诊断过程中，应注意肾、肺等其他脏器有无囊肿或先天性畸形，如同时发现多囊肾，对诊断本病有较大帮助。

肝囊肿主要须与肝脓肿、肝包虫囊肿、原发性肝癌、肝血管瘤、胆总管囊肿、Caroli

病等相鉴别。

（五）治疗

对于较小或无症状的肝囊肿，一般无须特殊处理，但须定期随访。体积较大而又出现压迫症状者，应给予治疗。B超引导下经皮肝囊肿穿刺抽液+囊内无水乙醇注射和内窥镜治疗肝囊肿均是治疗选择，但后者多应用于肝右前叶囊肿，手术仍为主要治疗手段。方法包括囊肿切除、囊肿开窗、囊肿开窗+部分肝切除、囊肿内引流等，囊肿内引流现已较少应用，临床常用者为囊肿开窗术。对囊液染有胆汁的囊腔应细致处理，须缝闭囊壁上的小胆管开口。手术关键是保证引流通畅，表面囊壁切除应够大，切缘止血后可外翻缝合于周围肝组织，保证囊液充分引流而由腹膜吸收，必要时开窗后须行带蒂大网膜填塞或周围部分肝组织切除。多发性囊肿手术效果较差，仅在有明显症状时才考虑手术。

五、肝细胞腺瘤

（一）病因病理

肝细胞腺瘤多见于成年女性。本病与生育期妇女口服避孕药有密切关系。

肿瘤一般为单发，多为圆形，被覆被膜，大小不一，镜下观察肿瘤细胞比正常肝细胞体积稍大，可有空泡形成。间质为纤维的毛细血管及结缔组织。

（二）临床表现

肝细胞腺瘤多见于有口服避孕药史的育龄妇女，一般无肝炎、肝硬化背景，早期可无任何症状和体征，肿瘤逐渐增大后可出现右上腹部隐痛、上腹部肿块或上腹部饱胀不适、恶心等压迫症状。可有反复发作的急性腹痛，多与肿瘤瘤内出血有关，可伴有发热和右上腹部局限性腹膜炎表现，肿瘤破裂者可出现急腹症表现，伴头晕、心慌、冷汗等，严重者可出现休克甚或死亡。体征以上腹部肿块最为多见，肿块表面光滑，一般无压痛，可随呼吸上下移动，质地较硬，瘤内出血明显者亦可有囊性感。

（三）检查

1.实验室检查

一般无诊断价值。肝功能检查正常，HBV标志阴性，AFP阴性。

2.影像学检查

（1）超声表现显示边界清楚的回声增强区，内部回声分布不均，其内可见更强的回声斑点。

（2）CT表现

① 平扫：肝内低密度或等密度占位性病变，出血、钙化可为不规则高密度，边缘光滑，周围可见"透明环"影，常为特征性表现。病理基础一般为是由瘤周被挤压的肝细胞内脂肪空泡增加而致。

② 增强：早期可见均匀性增强，之后，密度下降与正常肝组织呈等密度。晚期呈低密度。其瘤周之透明环无增强表现。

③ 肿瘤恶变可呈大的分叶状肿块或大的坏死区，偶尔可见钙化。

（四）诊断

本病术前诊断较困难，B超、CT缺乏特征性表现，易与肝癌相混淆。但本病发展慢，病程长，患者一般情况好，自觉症状少，多无肝炎、肝硬化背景，AFP阴性，PMT扫描强阳性。对出现右上腹肿块时间较长的患者，尤其是育龄妇女、有口服避孕药史者，出现肿块破裂应考虑本病可能。

主要须与原发性肝癌相鉴别，但术前区分较困难，往往由剖腹探查后经病理检查证实，无肝病背景、AFP阴性能提供一定的诊断线索。

（五）治疗

对确诊肝腺瘤的患者，应立即停用口服避孕药，部分肿瘤有可能缩小或消失。但由于肝腺瘤有自发破裂可能，且临床诊断较困难，较难与原发性肝癌相鉴别，同时亦无明确证据说明肝腺瘤无癌变可能，因此，手术切除仍是治疗的首要选择。

第三节　胆囊结石

一、病因

胆囊结石与多种因素有关。任何影响胆固醇与胆汁酸浓度比例改变和造成胆汁淤滞的因素都能导致结石形成。个别地区和种族的居民、女性激素、肥胖、妊娠、高脂肪饮食、长期肠外营养、糖尿病、高脂血症、胃切除或胃肠吻合手术后、回肠末段疾病和回肠切除术后、肝硬化、溶血性贫血等因素都可引起胆囊结石。在我国西北地区的胆囊结石发病率相对较高，可能与饮食习惯有关。

二、临床表现

大多数患者无症状，仅在体检、手术和尸解时发现，称为静止性胆囊结石。少数患者胆囊结石的典型症状为胆绞痛，表现为急性或慢性胆囊炎。主要临床表现如下：

（一）胆绞痛

患者常在饱餐、进食油腻食物后或睡眠中体位改变时，由于胆囊收缩或结石移位加上迷走神经兴奋，结石嵌顿在胆囊壶腹部或颈部，胆囊排空受阻，胆囊内压力升高，胆囊强力收缩而引起绞痛。疼痛位于右上腹或上腹部，呈阵发性，或者持续疼痛阵发性加剧，可向右肩胛部和背部放射，可伴恶心、呕吐。部分患者因痛剧而不能准确说出疼痛部位。首次胆绞痛出现后，约70%的患者一年内会复发。

（二）上腹隐痛

多数患者仅在进食过量、吃高脂食物、工作紧张或休息不好时感到上腹部或右上腹隐痛，或者有饱胀不适、嗳气、呃逆等，易被误诊为"胃病"。

（三）胆囊积液

胆囊结石长期嵌顿或阻塞胆囊管但未合并感染时，胆囊黏膜吸收胆汁中的胆色素。分泌黏液性物质，形成胆囊积液。积液呈透明无色，又称为白胆汁。

（四）其他

一是很少引起黄疸，较轻；

二是小结石可通过胆囊管进入胆总管内成为胆总管结石；

三是胆总管的结石通过Oddi括约肌嵌顿于壶腹部导致胰腺炎，称为胆源性胰腺炎；

四是因结石压迫引起胆囊炎症并慢性穿孔，可造成胆囊十二指肠瘘或胆囊结肠瘘，大的结石通过瘘管进入肠道引起肠梗阻称为胆石性肠梗阻；

五是结石及长期的炎症刺激可诱发胆囊癌。

（五）Mirizzi综合征

Mirizzi综合征是特殊类型的胆囊结石，由于胆囊管与肝总管伴行过长或者胆囊管与肝总管会合位置过低，持续嵌顿于胆囊颈部的和较大的胆囊管结石压迫肝总管，引起肝总管狭窄，反复的炎症发作更导致胆囊肝总管瘘管、胆囊管消失，结石部分或全部堵塞肝总管而引起。临床表现为反复发作胆囊炎及胆管炎、明显的梗阻性黄疸。胆道影像学检查可见胆囊或增大、肝总管扩张、胆总管正常。

三、辅助检查及诊断

胆囊超声检查能证实诊断，因此是诊断胆石症高度敏感和准确的手段，其敏感性和准确性均为98%。

（一）超声检查是重要的诊断标准

当患者变换体位时，胆石可随之移动到新的附着处并伴有声影。此外，在小结石的边缘可有回声。

（二）超声检查的优点

超声检查准确、安全、不使用放射线。虽然超声检查应为胆石症最初的诊断方法，但当症状上提示有本病可能而超声检查为阴性或无法诊断时，仍应行胆囊造影检查。

（三）胆囊结石的超声特征

胆囊结石的超声特征为：

一是胆囊内有一个或多个实体强的回声光团；

二是此光团可随患者体位的改变，沿着重力方向移动（嵌顿者除外）；

三是在强回声团的远侧有直线形声影。

四、鉴别诊断

（一）慢性胃炎：慢性胃炎主要症状为上腹闷胀疼痛、嗳气、食欲减退及消化不良。纤维胃镜检查对慢性胃炎的诊断极为重要，可发现胃黏膜水肿、充血、黏膜色泽变为黄白或灰黄色、黏膜萎缩。肥厚性胃炎可见黏膜皱襞肥大，或有结节，并可见糜烂及表浅溃疡。

（二）消化性溃疡：患者有溃疡病史，上腹痛与饮食规律性有关，而胆囊结石及慢性胆囊炎往往于进食后疼痛加重，特别是进食高脂肪食物。溃疡病常于春秋季节急性发作，而胆石症及慢性胆囊炎多于夜间发病。钡餐检查及纤维胃镜检查有鉴别价值。

（三）胃神经官能症：胃神经官能症有长期反复发作病史，但与进食油腻无明显关系，往往与情绪波动关系密切。常有神经性呕吐，于进食后突然发生呕吐，一般无恶心，呕吐量不多且不费力，吐后即可进食，不影响食欲及食量。本病常伴有全身性神经官能症状，用暗示疗法可使症状缓解。鉴别不难。

（四）胃下垂：胃下垂可有肝、肾等其他脏器下垂。上腹不适以饭后加重，卧位时症状减轻，立位检查可见中下腹部胀满，而腹上区空虚，有时可见胃形，并可有振水音，钡餐检查可明确诊断。

（五）肾下垂：肾下垂常有食欲不佳、恶心呕吐等症状，并以右侧多见，但其右侧上腹及腰部疼痛于站立及行走时加重，可出现绞痛，并向耻区放射。体格检查时分别于卧位、坐位及立位触诊，如发现右上腹肿物因体位改变而移位，则对鉴别有意义，卧位及立位肾X线平片及静脉尿路造影有助于诊断。

（六）迁延性肝炎及慢性肝炎：迁延性肝炎及慢性肝炎有急性肝炎病史，尚有慢性消化不良及右上腹不适等症状，可有肝大及肝功能不良，并在慢性肝炎可出现脾大、蜘蛛痣及肝掌，B超检查胆囊功能良好。

（七）慢性胰腺炎：慢性胰腺炎常为急性胰腺炎的后遗症，其上腹痛向左肩背部放射，X线平片有时可见胰腺钙化影或胰腺结石，纤维十二指肠镜检查及逆行胆胰管造影对诊断慢性胰腺炎有一定价值。

（八）胆囊癌：胆囊癌可合并有胆囊结石。本病病史短，病情发展快，很快出现肝门淋巴结转移及直接侵及附近肝组织，故多出现持续性黄疸。右上腹痛为持续性，症状明显时多数患者于右上腹肋缘下可触及硬性肿块，B超及CT检查可帮助诊断。

（九）肝癌：原发性肝癌如出现右上腹或上腹痛症状，病情多已较晚，此时常可触及肿大并有结节的肝脏。B超检查、放射性核素扫描及CT检查分别可发现肝脏有肿瘤图像及放射缺损或密度减低区，甲胎蛋白阳性。

五、治疗

（一）胆囊胆固醇结石的溶解及碎石治疗

1.药物溶石的选择

熊去氧胆酸有很快的溶石效果，同时没有对肝脏、胃肠道、血清胆固醇代谢等不良的作用，因而在临床上较广泛应用。熊去氧胆酸溶解胆固醇结石时的作用机制不同于鹅去氧胆酸，含熊去氧胆酸的胆汁促使卵磷脂与胆固醇处于液晶状态，因而增加了胆固醇的溶解而不受微胶粒溶解度的限制。

2.药物溶石的治疗

药物溶石的治疗效果与结石的表面和溶剂的接触面积间有密切关系，因而直径大于15mm的结石，常不易溶解或溶解的过程甚缓；同时，若胆固醇结石的表面被一层钙质、色素、蛋白质所包裹，亦妨碍溶石的效果。假如能将较大的胆固醇结石粉碎，例如粉碎至直径小于3mm大小的碎片，则可以在药物的治疗下，大大加速结石的溶解。目前，已有超声波或冲击波的体外碎胆石机，在碎石前后结合溶石治疗，大为缩短药物溶石治疗的疗程，用于胆囊功能良好、胆固醇性结石、单个或胆石容积在15mm以下、身体素质较好的患者，可获得较好的治疗效果。胆囊结石患者多伴有胆囊的排空功能不良，使结石碎块长期停滞在胆囊内。为克服此问题，临床上常将溶石治疗与碎石联用，即在碎石前两周开始应用鹅去氧胆酸-熊去氧胆酸治疗（每日7～8mg/kg），碎石治疗后继续服用，维持至结石消失后3个月。

溶石、碎石治疗都没有解决胆石产生的根本原因，复发率高、不良反应大，可能产生严重的并发症，因此临床应用并不普遍。

（二）胆囊结石的外科治疗

胆囊结石的外科治疗可在紧急的情况下施行胆囊造瘘术治疗急性胆囊炎，还可切除含结石的胆囊，并适当地处理结石的胆囊外并发症。胆囊切除术是当前腹部外科中最常做的手术之一。

1.术前准备

择期胆囊切除术后引起死亡的最常见原因是心血管疾病。除心血管疾病外，引起择期胆囊切除术后第二位死亡的原因是肝胆疾病，主要是肝硬化。除术中出血外，还可发生肝功能衰竭和败血症。慢性胆囊炎患者胆汁内的细菌滋生率占10%～15%，而在急性胆囊炎消退期患者中则高达50%。胆管内细菌的发生率随年龄而增长，故年龄在60岁以上，曾有过急性胆囊炎发作刚恢复者、同时合并胆总管结石的胆石症患者及合并慢性胆囊炎的患者，术前应预防性应用抗生素。

2.手术治疗

腹腔镜胆囊切除术是对有症状胆石症患者的首选治疗方法。外科医生在遇到胆囊和胆管解剖不清以及遇到止血或胆汁渗漏而不能有效控制时，应当及时中转开腹。目前中转开腹率在5%以下。

常用手术有：①腹腔镜胆囊切除术。②开腹胆囊切除术。在一般情况下，胆囊切除术的难度并不大，但此手术有一定潜在的危险性，并发症往往较严重。胆囊的位置较深，肝门处血管和胆管常有各种不可预测的解剖学变异。

胆囊切除术需要细致地解剖肝门，因而要求有良好的腹肌松弛和充分的手术野显露，一旦有意外情况出现时，能够从容不迫进行处理，过小的手术切口，常须强力牵引胆囊，改变肝外胆管、血管的正常解剖关系，可能导致严重的后果。具体步骤如下所述：

（1）腹内探查：系统的腹内探查是做好胆囊切除术的一个基本步骤，手术中应对腹内脏器做系统的探查，包括脾、食管裂孔、胃、肠、盆腔脏器、肝、肝外胆管、胰腺等。对于那些诊断为慢性胆囊炎、胆囊及胆总管内均无结石的患者，应特别注意检查肝脏，必要时应行手术台上胆管造影，因为原发性肝内胆管结石在我国许多的地区中比较常见。

（2）解剖胆囊三角：胆囊切除术的一个关键性步骤是解剖胆囊三角。胆囊三角含有重要的组织结构，而异常的解剖结构和病理改变在此处是常见的，如胆囊动脉的异位起始和行程，肝右动脉的异位起始和行程，各种类型的副肝管、胆囊管的解剖学异常等，均是增加手术复杂性的解剖学因素。在有急性或慢性炎症改变时，局部的炎症、水肿、纤维性粘连、肿大的胆囊淋巴结、嵌顿于胆囊颈部的巨大结石、长期梗阻所致的胆囊管改变，如异常扩张、缩短、粘连，有时胆囊可直接开口于胆总管上，此等解剖及病理上的因素，均增加手术难度。因此，需要仔细操作，保护重要组织免受损伤，应特别注意胆囊颈部嵌顿性结石，胆总管或肝总管与胆囊颈有紧密粘连，牵引胆囊时可使胆总管酷似胆囊管而被误伤。在病程长的慢性萎缩性胆囊炎、合并肝硬化门静脉高压或门静脉栓塞的患者，胆囊切除术是非常困难的，特别是门静脉栓塞的患者，胆囊及胆管周围常布满异常扩张的侧支循环血管，使手术无法进行或发生大量出血。

（3）处理胆囊动脉是手术的另一个重要步骤：约30%的患者有一支以上的胆囊动脉，并有部分胆囊动脉是来源于异位起始的肝动脉，比较常见而有一定危险性的是异位起始的肝右动脉。肝右动脉可能通过胆囊三角与胆囊管伴行，在紧靠胆囊颈处才分离出胆囊动脉，因而手术时有可能将肝右动脉误认为胆囊动脉而被结扎切断。肝右动脉的血流量大，管径较粗，因此，当遇有粗大的胆囊动脉时，应沿该动脉向胆囊解剖分离，直至进入胆囊壁，确为胆囊动脉无误后，才将其结扎切断。处理胆囊动脉时最常遇到的问题是出血，此种情况多发生在两血管钳间切断动脉时，因血管钳可能松脱或在打结时助手配合不好而滑脱，有时亦可能由于血管钳牵引使胆囊动脉撕裂。遇有胆囊动脉出血时，助手应迅速将示指伸入小网膜孔，以拇指及示指压迫肝十二指肠韧带上的肝动脉暂时止血，然后进行处理。

（4）切除胆囊是手术最后的关键性步骤：副肝管比较常见，误伤的发生率可高达10%～20%，主要出现在右侧，肝、胆囊交通管亦较常见。有时副肝管的管径很细，很难与一般的粘连带鉴别，故对所有的粘连均应钳夹并结扎，以避免术后胆汁渗漏。应注意保存较粗的副肝管免受损伤。结扎、切断胆囊管之前，必须将胆囊管开口上、下方的肝总管和胆总管辨认清楚，结扎时必须将胆囊松弛，不加牵引。残留胆囊管长度以0.3～0.5cm为宜。对于开口很大的缩短的胆囊管，不宜用单纯结扎处理，最好将其开口用3-0线缝合修复，以避免结扎后发生组织坏死及胆汁外渗，可能影响胆总管的通畅。对由于结石在胆囊颈部长期压迫并造成胆囊胆总管瘘的患者，可以切开胆囊取出结石，剪除多余的胆囊壁，利用部分胆囊管壁缝合修复胆总管，胆总管内安放引流。

（5）引流：胆囊切除术时宜安放腹腔引流，引流管头置于Winslow孔处，术后进食无胆漏可拔除。

第四节　急性胆囊炎

急性胆囊炎是由于胆囊管阻塞和细菌侵袭而引起的胆囊炎症；其典型临床特征为右上腹阵发性绞痛，伴有明显的触痛和腹肌强直。约95%的患者合并有胆囊结石，称为结石性胆囊炎；5%的患者未合并胆囊结石，称为非结石性胆囊炎。

一、病理及发病机制

本病的主要病因是胆汁滞留和细菌感染。胆汁在胆囊内的滞留常为先驱的基本病变，而细菌感染为其后继变化，但少数急性胆囊炎可以无明显的胆囊胆汁滞留现象，而细菌感染似为急性胆囊炎的唯一原因；然而实际上某种程度的胆汁滞留仍可能存在，不过胆汁滞留的原因未能发现，所以，"胆汁滞留"继发感染、结石形成，可以认为是胆管病变的普遍规律。

（一）胆汁滞留

胆汁滞留原因为胆囊管机械性阻塞或胆囊排空功能紊乱。前者主要有结石嵌顿在胆囊颈部和胆囊管内，或胆囊管本身过于曲折，或胆囊管与胆总管的交角过于尖锐，甚至溃疡病引起的胆管粘连或怀孕所致的子宫增大，均可引起胆囊管的梗阻和胆汁滞留。至于胆囊排空的功能性障碍，多见于十二指肠溃疡、肾周围炎或慢性阑尾炎等，反射性地影响到胆囊管括约肌的运动功能，同时乳头括约肌则易处于痉挛状态，致整个胆管系统内可有胆汁滞留现象。

（二）细菌感染

胆囊内如有胆汁长期滞留和浓缩，本身即可刺激胆囊黏膜，引起炎性病变；如果再有继发的细菌感染，便可形成急性脓性胆囊炎。

（三）其他因素

一是个别传染病，如流行性感冒、猩红热、伤寒、布氏杆菌病等，细菌也可经血行到胆囊引起急性非结石性胆囊炎。

二是有的在严重创伤、烧伤后或与胆囊无关的大手术后发生急性胆囊炎，可能是禁食、麻醉剂、发热、脱水等诸多因素使胆囊胆汁更浓缩，胆囊排空延缓，胆汁滞留，囊壁受化学性刺激，再加以细菌感染而引起急性胆囊炎。

三是当胰酶反流入胆囊，被胆汁激活时可侵害胆囊黏膜引起急性炎症，急性胆囊炎合并急性胰腺炎也是这种原因。其他如妊娠期妇女由于性激素的影响，胆囊排空延缓，胆囊扩张，胆汁淤积也可诱发急性胆囊炎。

四是免疫功能缺陷，如AIDS可因感染巨细胞病毒或隐孢子菌等而发生急性胆囊炎；在应用抗菌药物发生过敏反应后也可导致急性胆囊炎的发生。

二、临床表现

（一）症状

主要症状为右上腹痛、恶心、呕吐与发热。患者常首先出现右上腹痛，向右肩背部放散，疼痛呈持续性，阵发性加剧，可伴随有恶心、呕吐。呕吐物为胃、十二指肠内容物。后期表现发热，多为低热，寒战、高热不常见，早期多无黄疸，当胆管并发炎症或炎症导致肝门淋巴结肿大时，可出现黄疸。

（二）体征

局部体征表现为患者右上腹有压痛，约25%的患者可触及肿大胆囊，患者在深吸气或咳嗽时，放于右肋下的手指会触到肿大的胆囊，患者会因疼痛突然终止吸气（murphy征），右上腹有压痛、肌紧张及反跳痛，当胆囊穿孔后会出现全腹的炎症；全身检查患者可出现巩膜黄染，有体温升高、脉搏加快、呼吸加快、血压下降等，如出现胆囊穿孔、炎症加重时，可表现感染性休克。

三、辅助检查

（一）实验室检查

一是白细胞总数及中性粒细胞。约80%患者白细胞计数增高，平均在（10～15）$\times 10^9$/L，其升高的程度和病变严重程度及有无并发症有关，若白细胞总数在20×10^9/L以上时，应考虑有胆囊坏死或穿孔存在。

二是血清总胆红素。临床上约10%患者有黄疸，但血清总胆红素增高者约25%，单纯急性胆囊炎患者血清总胆红素一般不超过34mmol/L，若超过85.5mmol/L时应考虑有胆总管结石并存。当合并有急性胰腺炎时，血、尿淀粉酶含量亦增高。

三是血清转氨酶。40%左右的患者血清转氨酶不正常，但多数在400U以下，很少高达急性肝炎时所增高的水平。

（二）影像学检查

一是B型超声。B超是急性胆囊炎快速简便的非创伤检查手段，其主要声像图特征为：①胆囊的长径和宽径可正常或稍大，由于张力增高常呈椭圆形；②胆囊壁增厚，轮廓模糊，有时多数呈双环状，其厚度大于3mm；③胆囊内容物透声性降低，出现雾状散在的回声光点；④胆囊下缘的增强效应减弱或消失。

二是X线检查。近20%的急性胆囊结石可以在X线平片中显影，化脓性胆囊炎或胆囊积液，也可显示出肿大的胆囊或炎性组织包块阴影。

三是CT检查。B超检查有时能替代CT，但有并发症而不能确诊的患者必须行CT检查，CT可显示胆囊壁增厚超过3mm，若胆囊结石嵌顿于胆囊管导致胆囊显著增大，胆囊浆膜下层周围组织和脂肪因继发性水肿而呈低密度环，胆囊穿孔可见胆囊窝部呈液平脓肿，如胆囊壁或胆囊内显有气泡，提示"气肿性胆囊炎"，这种患者胆囊往往已坏疽，增强扫描时，炎性胆囊壁密度明显增强。

四、并发症

急性胆囊炎期的主要严重并发症有以下几种：

（一）胆囊穿孔

胆囊是个盲袋，当胆囊管梗阻复因急性炎症使胆囊内压力升高时，可引起胆囊壁的血液循环障碍、胆囊坏疽，并可发生穿孔。

（二）胆囊内瘘

胆囊内瘘最常见的为胆囊十二指肠瘘。较少见的横结肠、胃、小肠等亦可与胆囊形成瘘。以相同的方式，胆囊可与胆总管或肝管形成瘘，使胆囊内的结石不经胆囊管而直接进入胆管内。胆内瘘多见于有长时间胆管病史的老年患者，约见于1.5%的胆囊手术患者，但由于近年对胆囊结石的手术治疗采取较积极的态度，所以胆内瘘的发病率也有所减少。

（三）急性气肿性胆囊炎

这是急性胆囊炎的一种类型，但有一定的临床重要性。其特点是在一般的胆囊管梗阻和急性胆囊炎的基础上，胆囊壁的血液循环障碍，组织的氧分压低下，造成适合于厌氧性细菌如梭状芽孢杆菌生长的条件，因而厌氧菌在胆囊壁内滋生并产生气体，气体首先在胆囊壁内产生，然后沿组织的分隔向胆囊周围扩展。

五、诊断及鉴别诊断

（一）诊断

一是突发的右上腹痛及右肩部放射痛。

二是右上腹胆囊区有腹壁压痛和腹肌紧张，并有典型的 Murphy 征。

三是白细胞计数常有增加，一般在（10 ~ 15）× 10^9/L 之间，有时可高达 20 × 10^9/L 以上，表示胆囊可能已有蓄脓。

四是患者常有轻度体温升高（38 ~ 39℃），但寒战高热不多见，有此现象时多表示已伴有胆管炎。

五是少数病例发病 2 ~ 3 日后可出现轻度黄疸（血清胆红素低于 3mg/mL），为肝细胞有损害的表现，小便中的尿胆素原常有增加。

六是其他肝功能也可能有一定变化，如 SGPT 可超过 300U。

七是影像学证据，B 超或 CT 检查有典型表现，但要指出，15% ~ 20% 的患者其临床表现可能较为轻微，或者症状发生后随即有所好转，以致有鉴别诊断上的困难。

（二）鉴别诊断

一是胆囊扭转：既往有腹痛病史者很少见，绝大多数是突发腹上区或右上腹痛，伴有恶心、呕吐，胆囊区可触及肿大肿块并有压痛。无全身症状及中毒症状，一旦绞窄引起腹膜炎，则全身症状明显，未合并胆总管病变时一般无黄疸。此种患者胆囊以"系膜"与肝脏相连，又称"钟摆胆囊"。

二是十二指肠溃疡合并十二指肠周围炎：患者呈右上腹疼痛剧烈并持续加重，常常误诊为急性胆囊炎。但溃疡病患者有季节性发作，疼痛呈规律性，以夜间为重，服药或适当进食后可暂时缓解，多数患者有泛酸史，Murphy 征阴性，可有潜血或黑便，血清胆红素无明显增高，X 线钡餐或胃镜检查是鉴别的主要方法。

三是胃十二指肠溃疡急性穿孔：发病较急性胆囊炎更突然，疼痛剧烈并迅速扩散至全腹。开始时发热不明显，甚至由于休克体温可低于正常。溃疡病穿孔患者腹膜刺激症状出现早并且非常明显，肝浊音界消失。腹部透视或平片常显示膈下有游离气体，可确诊。

四是急性胰腺炎：本病和急性胆囊炎都可因饱餐或酒后发病，两病可同时存在。急性胰腺炎疼痛更为剧烈，尤其是出血坏死型胰腺炎，多为持续性胀痛，疼痛与触痛多位于上腹中部及左上腹，其次是右上腹和脐部，疼痛可放射至腰背部。呕吐常在腹痛后发生并且较重。绝大多数急性胰腺炎血清淀粉酶及其同工酶显著增高。B 超检查和 CT 检查可帮助鉴别。

五是肠梗阻：由于腹痛、恶心、呕吐及腹胀，可误诊为急性胆囊炎。其不同点是肠梗阻患者无特殊右上腹痛和触痛，Murphy 征阴性，亦无右肩背放射痛。腹部立位平片可帮助鉴别。

六是肝癌出血：大多数原发性肝癌患者有肝炎或肝硬化病史，破裂出血时多为全腹痛和腹膜刺激征。当破裂出血仅限于肝周时，其疼痛局限于右季肋部或右上腹，并可有右肩部放射痛，可误诊为急性胆囊炎。B 超和 CT 检查可帮助鉴别。

六、治疗

急性胆囊炎的治疗应针对不同原因区别对待，对于结石性急性胆囊炎一般主张手术治疗，但手术时机的选择目前尚存在争论。一般认为，经非手术治疗，60%～80%的结石性急性胆囊炎患者病情可以得到缓解，然后再进行择期手术，择期手术的并发症及病死率远低于急性期手术。近年来，几组前瞻性随机研究表明，急性胆囊炎早期胆囊切除术（在诊断时即进行手术）优于急性发作解除后的择期胆囊切除术，其优点是并发症发生率明显降低，住院天数减少，并不再有发作出现。而对于非结石性胆囊炎的患者，由于其情况多数较为复杂，并发症较多，应及早手术。因此，对于急性胆囊炎患者手术时机的选择是非常重要的。

手术方法主要是胆囊切除术或胆囊造瘘术，如病情允许而又无禁忌证时，一般行胆囊切除术。但对高度危重患者，应在局麻下行胆囊造瘘术，以达到减压、引流的目的。胆囊切除术是治疗最彻底的手术方式，在当前也是较安全的术式，总体手术病死率不足1.0%，但急性期手术病死率要稍高一些。

（一）胆囊切除术

1.自胆囊颈开始的切除法（顺行）

如果胆囊周围的粘连并不严重，胆囊管与胆总管交角（Calot 三角）的解剖关系可以辨认清楚，则自囊颈部开始先分离出胆囊管并予以结扎切断，再辨认清肝右动脉分出的胆囊动脉，予以结扎、切断，则较容易提起胆囊颈部，将胆囊自胆囊床中剥离出并予以切除。注意，在胆囊切除过程中最严重的事故是胆总管的损伤，这是由于胆囊管与胆总管的解剖关系辨认不清，或在胆囊切除时将胆囊管牵拉过度，以致胆总管被拉成锐角，血管钳夹得太低；或因胆囊动脉出血时，盲目使用血管钳在血泊中夹钳，而致误伤胆总管。所以条件允许者先解剖出 Calot 三角中胆囊管、胆囊动脉与胆总管的关系，是防止误伤胆总管的根本保证，也是切除胆囊的常用方法。在解剖胆囊中发生大出血时，切勿在血泊中盲目钳夹，以致误伤胆总管、门静脉等重要组织。此时可先用左手示指伸入网膜孔，与拇指一起捏住肝十二指肠韧带中的肝固有动脉，使出血停止，再清理手术野查明出血点所在，予以彻底止血。从肝床上剥离胆囊时，须仔细钳夹并结扎直接进入肝床的小血管支，并在胆囊窝放置引流，防止积血和感染。

2.自胆囊底部开始的切除法（逆行）

若胆囊管和胆总管等组织因周围粘连过多而辨认不清，可以先自胆囊底部开始分离。若胆囊的边界不十分清楚，可以先切开胆囊底部，将左手示指伸入胆囊中，作为剥离胆囊的依据，正如剥离疝囊一样。做胆囊底部开始的切除术时出血可能较多，因胆囊动脉未能先行结扎，胆囊管的残端既可以因切除过多而伤及胆总管，也可能因切除不足而致残端过长，术后有形成残株综合征之虞，因在胆囊管残端中可有结石形成，或继发感染，致有轻度不适。所以，在胆囊周围粘连较多而必须做囊底开始的胆囊切除时，应紧贴胆囊壁做囊壁分离，以减少出血，而不一定要暴露右肝动脉，待胆囊颈部完全游离后，将囊颈向外牵拉暴露出胆囊管，随胆囊管向下追踪就可以找到胆总管，在认清胆囊管与胆总管和肝总管的关系后可以切断胆囊管，并切除胆囊。注意切断胆囊管时，应将胆囊管残端保留长些（保证胆囊颈管内无结石嵌顿），切勿将胆囊管牵拉过长，血管钳也不可夹得太低，以免损伤胆总管。

手术副损伤的一个重要原因是显露不佳，结构辨认不清。而急性胆囊炎多有胆汁淤积，胆囊胀大，影响视野，先从胆囊底部电灼戳孔减压，粗丝线结扎闭合后，钳夹提起哈氏袋，因浆膜水肿，钝性游离胆囊三角（如指掐法），多可分清结构。胆囊周围的粘连找对层次，也可钝性游离为主。常规放置腹腔引流管，防止积血积液及迷走胆管损伤后胆漏。此类胆漏只要引流通畅，短期内可自愈，患者无明显不适。

3.胆囊半切除术

若手术时发现：①胆囊的位置过深、粘连很多，致从胆囊窝中剥离胆囊非常困难或出血过多者；②胆囊壁已有坏死，不耐受切除者；③患者的情况在手术过程中突然恶化，需要尽快结束手术者，可以选择做胆囊部分切除术，将胆囊底部、体部及颈部前壁、紧贴肝脏的胆囊窝予以切除，刮除后壁上的剩余黏膜，并结扎胆囊管，然后将留下的胆囊边缘用肠线相对缝合，其中插入一支导管引出体外作为引流。该导管常在术后第二周予以拔除，所余瘘口不久可以自动愈合。

4.胆囊部分切除术

成功的关键在于：①在手术时胆囊颈必须予以结扎，否则有形成胆瘘的危险；②胆囊后壁的黏膜必须刮除干净，或用碳酸或电烧灼予以烧毁，否则窦道也可能长期不愈。胆囊部分切除术虽不如全切除"正规"，但其疗效与全切除术无明显差异，较单纯胆囊造瘘术后须再次切除者显然更合理。故在胆囊周围粘连很多、炎症严重、胆囊管与胆总管的解剖关系辨认不清时，与其冒损伤胆总管或右肝管的危险而勉强做胆囊全切除术，不如知难而退，行胆囊部分切除术。外科医师应保持头脑清醒，临场时应该善于抉择。

（二）胆囊造瘘术

胆囊造瘘术适用于：①病程已久，保守疗法无效，不得已须做手术治疗而又不能耐受长时间手术者；②术中发现胆囊已有蓄脓或穿孔，胆囊周围的炎症也很严重，不能做胆囊切除者；③术中发现胆总管内有大量结石和严重感染，而患者又病情严重，不易或不耐受暴露胆总管做探查者。待病情好转后再择期做胆囊切除或其他手术，唯后一种情况做胆囊造瘘前，必须肯定胆囊管是否通畅，且结石的位置又在胆囊管水平以上者，方属有益。

决定做胆囊造瘘时，应先对胆囊行穿孔减压。手术多采用距胆囊底最近的切口（有条件时经B超定位），如右肋缘下切口。在胆囊底部做双重荷包缝合线后于中心处抽吸减压，剪开小口探查胆囊尽量取净结石，再插入18～22F的蕈状导管，收紧并结扎双重荷包缝线。然后使用温盐水冲洗胆囊，并观察有无漏液，有可能时将胆囊底固定于腹壁上，胆囊旁放置引流管。胆囊造瘘后如病情逐渐好转，一般在术后2～4周左右便可拔除导管，所留胆瘘多能自行愈合。术后3～6个月后应考虑再做胆囊切除或其他手术，否则不仅胆囊炎有复发可能，胆管的其他病变也可能再度恶化。做胆囊造瘘术的患者，发生胆囊癌的机会较多，这也是需要切除胆囊的另一理由。

如患者不能耐受手术，可在B超引导下行经皮经肝胆囊穿刺置管引流术，在一定程度上可缓解病情；条件允许时也可行腹腔镜胆囊切除术。需要再次强调，胆囊是整个胆管系统的一个组成部分，在处理胆囊病变时，如发现有胆管病变者切不可忘记同时做胆总管探查；即使患者的情况不允许做胆管病变（结石或癌肿）的彻底治疗，也必须尽可能放置一支"T"形管引流，以便术后通过"T"形管做胆管造影；必要时还应做PTC或ERCP，然后在彻底了解胆系病变的基础上考虑选择正确的手术方案，方能使胆管的再次手术获得满意的疗效。

第五节　胆囊癌

胆囊癌由于缺乏特异的症状及体征，常常到晚期才能明确诊断。胆囊癌在开始出现症状后平均生存时间为6个月，明确诊断后1年的病死率约为88%，5年生存率仅为4%。一般统计原发性胆囊癌约占消化道恶性肿瘤的1%，占胆管手术中的0.5%～4%。女性与男性之比为（3～4）:1；发病年龄平均为50～55岁，40岁以下罕见。

一、病因

胆囊癌的病因尚未完全清楚，可能与下列因素有关：

一是胆囊结石与胆囊癌：原发性胆囊癌与胆囊结石患者在临床上有密切联系，40% ~ 100%的胆囊癌患者合并有胆囊结石。

二是胆囊腺瘤与胆囊癌：一般认为多发性、无蒂、直径大于1cm的腺瘤和伴有结石的腺瘤以及病理类型为管状腺瘤者，癌变概率更大。

三是胆囊腺肌病与胆囊癌：胆囊腺肌病以胆囊腺体和平滑肌增生为特征，近年来的临床观察和病理学研究发现其为癌前病变，或认为其具有癌变倾向。因此，即使不伴有胆囊结石也应行胆囊切除术。

四是异常胆胰管连接（AJPBD）与胆囊癌：AJPBD是一种先天性疾病，主胰管和胆总管在十二指肠壁外会合。由于接合部位过长及缺少括约肌而造成两个方向的反流。

由此可见，凡是中年以上的胆囊结石患者，即使平时无临床症状，一旦发现亦应及早切除胆囊，以免诱发胆囊癌。

二、临床表现

（一）右上腹疼痛

由于胆囊癌多与胆囊结石炎症并存故疼痛性质与结石性胆囊炎相似。开始为右上腹不适，继之出现持续性隐痛或钝痛，有时伴阵发性剧痛并向右肩放射。

（二）消化不良

消化不良、厌油腻、嗳气、胃纳不佳，这是胆囊功能不足以对脂肪物质进行消化所致。

（三）黄疸

黄疸往往在病程晚期出现。癌组织侵犯胆管引起黄疸。同时伴有消瘦、乏力甚至出现恶病质，皮肤、黏膜黄染，伴皮肤瘙痒。

（四）发热

部分患者出现发热。

（五）右上腹肿块

右上腹或上腹部出现肿块，是因为肿瘤迅速增长阻塞胆管使胆囊肿大，如侵犯十二指肠也可以引起梗阻，另外，肿瘤侵及肝胃胰也可出现相应部位包块。

三、辅助检查

（一）超声诊断

超声是诊断本病最常用也是最敏感的检查手段，包括常规超声、内镜超声、彩色多普勒等，能检出绝大多数病变，但对病变性质的确定尚有局限。

一是B超检查：目前仍是应用最普遍的方法，简便、无创、影像清晰，对微小病变识别能力强，可用于普查及随访。但对定性诊断和分期帮助不大，易受到肥胖和胃肠道气体干扰，有时有假阳性和假阴性结果。因胆囊癌的病理类型以浸润型为多，常无肿块，易漏诊，故要警惕胆囊壁不规则增厚的影像特征。

二是内镜超声检查：是通过内镜将超声探头直接送入胃十二指肠检查胆囊，不受肥胖及胃肠道气体等因素干扰，对病灶的观察更细微。其分辨率高，成像更清晰，可显示胆囊壁的三层结构，能弥补常规超声的不足，对微小病变确诊和胆囊良恶性鉴别诊断价值高，但设备较昂贵，而且作为侵入性检查，难免有并发症发生。

三是彩色多普勒检查：可显示肿瘤内部血供，根据病变中血流状况区别胆囊良恶性病变，敏感度和特异性较高。

（二）计算机断层成像（CT）检查

CT检查不受胸部肋骨、皮下脂肪和胃肠道气体的影响，而且能用造影剂增强对比及薄层扫描，是主要诊断方法之一，其早期诊断要点如下所述。

一是胆囊壁局限或整体增厚，多超过0.5cm，不规则，厚薄不一，增强扫描有明显强化。

二是胆囊腔内有软组织块，基底多较宽，增强扫描有强化，密度较肝实质低而较胆汁高。

三是合并慢性胆囊炎和胆囊结石时有相应征象，厚壁型胆囊癌须与慢性胆囊炎鉴别，后者多为均匀性增厚；腔内肿块型须与胆囊息肉和腺瘤等鉴别，后者基底部多较窄。CT普遍应用于临床，对胆囊癌总体确诊率高于B超，结合增强扫描或动态扫描适用于定性诊断、病变与周围脏器关系的确定，利于手术方案制订，但对早期诊断仍无法取代B超。

（三）磁共振（MRI）检查

胆囊癌的MRI表现与CT相似，可有厚壁型、腔内肿块型、弥漫型等。价值和CT相仿，但费用更昂贵。近年出现的磁共振胰胆管成像（MRCP）采用重T2加权技术突出其含水组织信号，使含有水分的胆管、胰管结构显影，产生水造影结果的方法。胆汁和胰液作为天然的对比剂，使磁共振造影在胆管胰管检查中具有独特的优势。胆囊癌表现为胆囊壁的不规则缺损、僵硬，或胆囊腔内软组织肿块。MRCP在胆胰管梗阻时有很高价值，但对无胆管梗阻的早期胆囊癌效果仍不如超声检查。

（四）细胞学检查

术前行细胞学检查的途径有ERCP收集胆汁、B超引导下经皮肝胆囊穿刺抽取胆汁或肿块穿刺抽吸组织细胞活检，通常患者到较晚期诊断相对容易，故细胞学检查应用较少。但早期诊断确有困难时可采用，脱落细胞检查检出癌细胞可达到定性的目的。

（五）肿瘤标志物检测

迄今为止，未发现对胆囊癌有特异性的肿瘤标志物，故肿瘤标志物检测只能作为诊断参考，应结合临床具体分析。对胆囊癌诊断肿瘤标志物检查可包括血清和胆汁两方面。恶性肿瘤的常用标志物如广谱肿瘤标志物DR-70可见于20多种肿瘤患者血液中，大部分阳性率在90%以上，对肝胆肿瘤的敏感性较高。肿瘤相关糖链抗原CA19-9和癌胚抗原（CEA）在胆囊癌病例有一定的阳性率，升高程度与病期相关，对诊断有一定帮助，在术前胆囊良恶性病变鉴别困难时可采用。检测胆汁内的肿瘤标志物较血液中更为敏感，联合检测能显著提高术前确诊率，术前可应用一些手段采集胆汁做胆囊癌的检测。

四、治疗

（一）手术治疗

可采用切除肝门部胆管癌手术、肝门部胆管癌姑息性手术、中下部胆管癌切除术等方法。

（二）化疗

术中经胃网膜动脉插管至肝动脉，留置药物泵于皮下后，经药物泵给药，常用的化疗药为5-Fu、MMC。

（三）放疗

术中放疗、术后定位放疗及分期内照射等，根治性放疗剂量照射，对晚期胆管癌有一定的效果，可使癌细胞变性坏死和抑制其生长，可延长晚期胆管癌患者的生存期。

第六章　泌尿外科疾病

第一节　输尿管结石

输尿管结石是泌尿系统结石中的常见疾病，发病年龄多为20～40岁，男性略高于女性。其发病率约占上尿路结石的65%。其中90%以上是继发性结石，即结石在肾内形成后降入输尿管。原发于输尿管的结石较少见，通常合并输尿管梗阻、憩室等其他病变。所以输尿管结石的病因与肾结石基本相同。从形态上看，由于输尿管的塑形作用，结石进入输尿管后常形成圆柱形或枣核形，亦可由于较多结石排入，形成结石串，俗称"石街"。

一、症状

（一）疼痛

1.中、上段输尿管结石

当结石停留在一个特定区域而无移动时，常引起输尿管完全或不完全性的梗阻，尿液排出延迟引起肾脏积水，可出现腰部胀痛、压痛及叩痛。随着肾脏"安全阀"开放引起尿液静脉、淋巴管或肾周反流，肾内压力降低，疼痛可减轻，甚至完全消失。而当结石随输尿管蠕动和尿流影响，发生移动时，则表现为典型的输尿管绞痛。上段输尿管结石一般表现为腰区或胁腹部突发锐利的疼痛，并可放射到相应的皮肤区及脊神经支配区，如可向同侧下腹部、阴囊或大阴唇放射。值得注意的是，腰背部皮肤的带状疱疹经常以单侧腰胁部的疼痛出现，在疱疹出现前几乎无法确诊，因此常与肾脏或输尿管上段的结石相混淆，需要仔细询问病史以排除可能性。中段的输尿管结石表现为中、下腹部的剧烈疼痛。这种患者常以急腹症就诊，因此常须与腹部其他急症相鉴别。例如，右侧须考虑急性阑尾炎、胃、十二指肠溃疡穿孔，左侧须考虑急性肠憩室炎、肠梗阻、肠扭转等疾病。在女性还需要注意排除异位妊娠导致的输卵管破裂、卵巢扭转、卵巢破裂等疾病，以免造成误诊。

2.下段输尿管结石

下段输尿管结石引起疼痛位于下腹部，并向同侧腹股沟放射。当结石位于输尿管膀胱连接处时，由于膀胱三角区的部分层次由双侧输尿管融合延续而来，因此可表现为耻骨上区的绞痛，伴有尿频、尿急、尿痛等膀胱刺激征，排尿困难。在男性还可放射至阴茎头。

牵涉痛产生于髂腹股沟神经和生殖股神经的生殖支神经。因此，在排除泌尿系统感染等疾病后，男性患者需要与睾丸扭转或睾丸炎相鉴别，在女性则需要与卵巢疾病相鉴别。

（二）血尿

约90%的患者可出现血尿，而其中10%为肉眼血尿，还有一部分患者由于输尿管完全梗阻而无血尿。输尿管结石产生血尿的原因为：结石进入输尿管引起输尿管黏膜受损出血或引起感染。因此一般认为，先出现输尿管绞痛而后出现血尿的患者应首先考虑输尿管结石；而当先出现大量肉眼血尿，排出条索状或蚯蚓状血块，再表现为输尿管绞痛的患者则可能是由于梗阻上端来源的大量血液排入输尿管后未及时排出，凝固形成血块引起绞痛，因此需要首先排除肾脏出血性疾病，例如肾盂恶性肿瘤或者肾小球肾炎等肾脏内科疾病。

（三）感染与发热

输尿管结石可引起梗阻导致继发感染引起发热，其热型以弛张热、间歇热或不规则发热为主。严重时还可引起中毒性休克症状，出现心动过速、低血压、意识障碍等症状。产脲酶的细菌感染（如变形杆菌、铜绿假单胞菌、枯草杆菌、产气肠杆菌等）还可形成感染性结石进一步加重梗阻。尽管抗生素治疗有时可以控制症状，但许多情况下，在解除梗阻以前，患者的发热不能得到有效的改善。

（四）恶心、呕吐

输尿管与胃肠有共同的神经支配，因此，输尿管结石引起的绞痛常引起剧烈的胃肠症状，表现出恶心、呕吐等症状。这一方面为其诊断提供了重要的线索，但更多情况下往往易与胃肠或胆囊疾病相混淆，造成误诊。当与血尿等症状同时出现时，有助于鉴别。

（五）排石

部分患者以排尿过程中发现结石为主诉就诊，其中有部分患者已确诊患有结石，行碎石治疗后，结石排出；还有部分患者既往无结石病史。排石的表现不一，从肉眼可见的结石颗粒到浑浊的尿液，常与治疗方式及结石的成分有关。

（六）其他

肾脏移植术后输尿管结石的患者，由于移植物在手术过程中神经、组织受到损伤，发生结石后一般无明显症状，多在移植术后随访过程中通过超声波探查发现。妊娠后子宫增大，压迫输尿管，导致尿液排出受阻可并发结石，其发病率＜0.1%，其中又以妊娠中、晚期合并泌尿系结石较多见。临床表现主要有腰腹部疼痛、恶心呕吐、膀胱刺激征、肉眼血尿和发热等，与非妊娠期症状相似，且多以急腹症就诊，但需要与妇产科急症相鉴别。尽管输尿管结石的患者多由于上述主诉而就医，但不可忽视少数患者可无任何临床症状，仅在体检或者治疗结石后随访中发现输尿管结石。

二、体征

输尿管绞痛的患者，表情痛苦，卧位、辗转反复变换体位。输尿管上段结石常可表现为肾区、胁腹部的压痛和叩击痛。输尿管走行区域可有深压痛，但除非伴有尿液外渗，否则无腹膜刺激征，可与腹膜腔内的脏器穿孔、感染相鉴别。有时经直肠指诊可触及输尿管末端的结石，是较方便的鉴别手段。

三、输尿管结石的诊断

与肾结石一样，完整的输尿管结石诊断应包括：①结石自身的诊断，包括结石部位、体积、数目、形状、成分等。②结石并发症的诊断，包括感染、梗阻的程度、肾功能损害等。③结石病因的评价。对通过病史、症状和体检后发现，具有泌尿系统结石或者排石病史，出现肉眼或镜下血尿和（或）运动后输尿管绞痛的患者，应进入下述诊断过程。

（一）实验室检查

1.尿液检查

尿液常规检查可见镜下血尿，运动后血尿加重具有一定意义。伴感染时有脓尿。结晶尿多在肾绞痛时出现。尿液 pH 可为分析结石成分提供初步依据，尿液培养可指导尿路感染抗生素的使用。

2.血液常规检查

剧烈的输尿管绞痛可导致交感神经高度兴奋，机体发生应激反应，出现血白细胞升高；当其升到 $13 \times 10^9/L$ 以上则提示存在尿路感染。血电解质、尿素和肌酐水平是评价总肾功能的重要指标，当由于输尿管梗阻导致肾脏积水、肾功能损害时，常需要结合上述指标指导制订诊疗方案。

（二）影像学检查

影像学检查是确诊结石的主要方法，目的在于明确结石的位置、数目、大小、可能的成分、可能的原因、肾功能、是否合并肾积水、是否合并感染、是否合并尿路畸形、既往治疗情况等。所有具有泌尿系结石临床症状的患者都应该行影像学检查，其结果对于结石的进一步检查和治疗具有重要的参考价值。

四、治疗方法的选择

目前治疗输尿管结石的主要方法有保守治疗（药物治疗和溶石治疗）、体外冲击波碎石（ESWL）、输尿管镜（URSL）、经皮肾镜碎石术（PCNL）、开放及腹腔镜手术。大部分输尿管结石通过微创治疗如体外冲击波碎石和（或）输尿管镜、经皮肾镜碎石术治疗均可取得满意的疗效。输尿管结石位于输尿管憩室内、狭窄段输尿管近端的结石以及需要同时手术处理先天畸形等结石病因导致微创治疗失败的患者往往需要开放或腹腔镜手术取石。

对于结石体积较小（一般认为直径＜0.6 cm）可通过水化疗法，口服药物排石。较大的结石，除纯尿酸结石外，其他成分的结石，包括含尿酸铵或尿酸钠的结石，溶石治疗效果不佳，多不主张通过口服溶石药物溶石。对于X线下显示低密度影的结石，可以利用输尿管导管或双J管协助定位试行ESWL。尿酸结石在行逆行输尿管插管进行诊断及引流治疗时，如导管成功到达结石上方，可在严密观察下行碱性药物局部灌注溶石，此方法较口服药物溶石速度更快。

五、保守治疗

（一）药物治疗

临床上多数尿路结石需要通过微创的治疗方法将结石粉碎并排出体外，少数比较小的尿路结石可以选择药物排石。排石治疗的适应证包括：①结石直径＜0.6 cm。②结石表面光滑。③结石以下无尿路梗阻。④结石未引起尿路完全梗阻，局部停留少于两周。⑤特殊成分（尿酸结石和胱氨酸结石）推荐采用排石疗法。⑥经皮肾镜、输尿管镜碎石及ESWL术后的辅助治疗。

排石方法主要包括：①每日饮水2000～3000 mL，保持昼夜均匀。②双氯芬酸钠栓剂肛塞：双氯芬酸钠能够减轻输尿管水肿，减少疼痛发作风险，促进结石排出，推荐应用于输尿管结石，但对于有哮喘及肝肾功能严重损害的患者应禁用或慎用。③口服α-受体阻滞剂（如坦索罗辛）或钙离子通道拮抗剂。坦索罗辛是一种高选择性肾上腺素能受体阻滞剂，使输尿管下段平滑肌松弛，尤其可促进输尿管下段结石的排出。此外，越来越多的研究表明，口服α-受体阻滞剂作为其他碎石术后的辅助治疗，有利于结石碎片，特别是位于输尿管下段的结石排出。④中医中药：治疗以清热利湿、通淋排石为主，佐以理气活血、软坚散结。常用的成药有尿石通等，常用的方剂如八正散、三金排石汤和四逆散等。针灸疗法无循证医学的证据，可以作为辅助疗法。包括体针、电针、穴位注射等。常用穴位有肾俞、中脘、京门、三阴交和足三里等。⑤适度运动：根据结石部位的不同选择体位排石。

（二）溶石治疗

近年来，我国在溶石治疗方面处于领先地位。其主要应用于纯尿酸结石和胱氨酸结石。尿酸结石：口服别嘌醇，根据血、尿的尿酸值调整药量；口服枸橼酸氢钾钠或碳酸氢钠片，以碱化尿液维持尿液 pH 在 6.5 ～ 6.8。胱氨酸结石：口服枸橼酸氢钾钠或碳酸氢钠片，以碱化尿液，维持尿液 pH 在 7.0 以上。治疗无效者，应用青霉胺，但应注意药物不良反应。

六、体外冲击波碎石术

体外冲击波碎石术（ESWL）可使大多数输尿管结石行原位碎石治疗即可获得满意疗效，并发症较低。但由于输尿管结石在尿路管腔内往往处于相对嵌顿的状态，其周围缺少一个有利于结石粉碎的液体环境，与同等大小的肾结石相比，粉碎的难度较大。因此，许多学者对 ESWL 治疗输尿管结石的冲击波能量和次数等治疗参数进行了有益的研究和探讨。以往的观点认为冲击波能量、次数越高治疗效果越好。但最近有研究表明，当结石大小处于 1 ～ 2 cm 之间时，低频率冲击波（SR 60 ～ 80 次/分钟）较高频率（FR 100 ～ 120 次/分钟）效果更好。这样一来，相同时间下冲击波对输尿管及周围组织的损伤总次数减少，因而出现并发症的概率随之降低。

ESWL 疗效与结石的大小、结石被组织包裹程度及结石成分有关，大而致密的结石再次治疗率比较高。大多数输尿管结石原位碎石治疗即可获得满意的疗效。有些输尿管结石须放置输尿管支架管通过结石或者留置于结石的下方进行原位碎石；也可以将输尿管结石逆行推入肾盂后再行 ESWL 治疗。但 ESWL 的总治疗次数应限制在 3 次以内。对直径 ≤1cm 的上段输尿管结石首选 ESWL，>1cm 的结石可选择 ESWL、输尿管镜（URSL）和经皮肾镜碎石术（PCNL）；对中、下段输尿管结石可选用 ESWL 和 URSL。当结石嵌顿后刺激输尿管壁，引起炎症反应，导致纤维组织增生，常可引起结石下端输尿管的梗阻，影响 ESWL 术后结石排出。因此，对于结石过大或纤维组织包裹严重，须联合应用 ESWL 和其他微创治疗方式（如输尿管支架或输尿管镜、经皮肾镜取石术）。

七、经皮肾镜取石术

经皮肾镜取石术（PCNL）能快速去除结石，但术后康复时间较长以及手术并发症相对较高。其主要适应证有：①上段输尿管体积巨大的结石（第 3 腰椎水平以上）。②远段输尿管狭窄。③行各种尿流改道手术的输尿管上段结石患者。

对于伴有肾积水的嵌顿性输尿管上段结石，PCNL 具有明显的优势，理由如下：①对于伴有肾脏积水的输尿管上段结石，积水的肾脏行穿刺、扩张简单，不容易造成肾脏损伤，只要从肾脏中、上盏进针，即能进入输尿管上段进行碎石，部分肾重度积水患者，无须超声或X线引导，盲穿即可进行。术中处理完肾脏结石后将扩张鞘推入输尿管，使其紧靠结石，可避免碎石块随水流冲击返回肾盂，引起结石残留。②结石被息肉包裹的患者，逆行输尿管硬镜碎石须先处理息肉后才能发现结石，可能造成输尿管穿孔，导致碎石不完全或者须转为其他手术方式；PCNL在内镜进入输尿管后可直接窥见结石，碎石过程直接、安全。③结石取净率高，无须考虑肾功能以及输尿管息肉对术后排石的影响，短期内就可以达到较好的疗效。④对结石体积大的患者，与URSL相比PCNL手术时间较短。⑤可同时处理同侧肾结石。

八、开放手术、腹腔镜手术

输尿管结石的开放手术仅用在需要同时进行输尿管自身疾病的手术治疗，如输尿管成形术或者ESWL和输尿管镜碎石、取石治疗失败的情况下。此外，开放手术还可应用于输尿管镜取石或ESWL存在禁忌证的情况下。后腹腔镜下的输尿管切开取石可以作为开放手术的另一种选择。

第二节　肾结石

一、肾结石的种类

肾结石由基质和晶体组成，晶体占97%，基质只占3%。由于结石的主要成分为晶体，通常按照结石的晶体成分将肾结石主要分为含钙结石、感染性结石、尿酸结石和胱氨酸结石四大类。不同成分结石的物理性质、影像学表现不同。结石可以由单一成分组成，也可以包含几种成分。

二、肾结石的病因

肾结石的形成原因非常复杂。包括四个层面的因素：外界环境、个体因素、泌尿系统因素以及尿液的成石因素。外界环境包括自然环境和社会环境，流行病学中提到的气候和地理位置属于自然环境，而社会经济水平和饮食文化属于社会环境。个体因素包括：种族和遗传因素、饮食习惯、代谢性疾病和药物等。泌尿系统因素包括肾损伤、泌尿系统梗阻、感染、异物等。上述因素最终都导致尿液中各种成分过饱和、抑制因素的降低、滞留因素和促进因素的增加等机制，导致肾结石的形成。

与肾结石形成有关的各种代谢性因素包括：尿pH异常、高钙血症、高钙尿症、高草酸尿症、高尿酸尿症、胱氨酸尿症、低枸橼酸尿症等。其中常见的代谢异常疾病有：甲状旁腺功能亢进、远端肾小管性酸中毒、痛风、长期卧床、结节病、皮质醇增多或肾上腺功能不全、甲状腺功能亢进或低下、急性肾小管坏死恢复期、多发性骨髓瘤、小肠切除、Crohn病、乳-碱综合征等。

药物引起的肾结石占所有结石的1%左右。药物诱发结石形成的原因有两类：一类为能够诱发结石形成的药物，包括钙补充剂、维生素D、维生素C（每天超过4g）、乙酰唑胺（利尿剂）等，这些药物在代谢的过程中导致了其他成分结石的形成；另一类为溶解度低的药物，在尿液浓缩时析出形成结石，药物本身就是结石的成分，包括磺胺类药物、氨苯蝶啶、茚地那韦（indinavir，抗病毒药物）等。

尿路梗阻、感染和异物是诱发肾结石的主要局部因素，而梗阻、感染和结石等因素可以相互促进。各种解剖异常导致的尿路梗阻是肾结石形成的重要原因，临床上容易引起肾结石的梗阻性疾病包括机械性梗阻和非机械性梗阻两大类。其中机械性梗阻原因包括：肾小管扩张（髓质海绵肾）、肾盏盏颈狭窄（包括肾盏憩室、肾盏扩张）、肾盂输尿管连接部狭窄、马蹄肾及肾旋转不良、重复肾盂输尿管畸形、输尿管狭窄（包括炎症性、肿瘤、外压性因素）、输尿管口膨出等。非机械性梗阻原因包括：神经源性膀胱、膀胱输尿管反流和先天性巨输尿管等。反复发作的泌尿系统感染、肾盂肾炎是导致感染性肾结石的常见原因。

了解结石的成分和病因，对于肾结石的治疗和预防有重要的指导意义。

三、症状

肾结石的临床表现多样。常见症状是腰痛和血尿，部分患者可以排出结石，此外还可以出现发热、无尿、肾积水、肾功能不全等表现。不少患者没有任何症状，只在体检时偶然发现。应当注意，无症状并不意味着患者的肾功能正常。

（一）疼痛

40%～50%的肾结石患者有腰痛症状，发生的原因是结石造成肾盂梗阻。通常表现为腰部的酸胀、钝痛。如肾结石移动造成肾盂输尿管连接部或输尿管急性梗阻，肾盂内压力突然增高，可造成肾绞痛。肾绞痛是上尿路结石的典型症状，表现为突然发作的脊肋角和腰部的刀割样疼痛，常伴有放射痛，受累部位为同侧下腹部、腹股沟、股内侧，男性可放射到睾丸和阴茎头，女性患者放射至阴唇。发作时，患者表情痛苦、坐卧不宁、辗转反侧、排尿困难、尿量减少，可以出现面色苍白、出冷汗、恶心、呕吐、低热等症状，甚至脉搏细速、血压下降。肾绞痛发作持续数分钟或数小时，经对症治疗可缓解，也可以自行缓解，缓解后可以毫无症状。肾绞痛可呈间歇性发作。部分患者疼痛呈持续性，伴阵发性加重。

（二）血尿

血尿是肾结石的另一常见临床表现，常常在腰痛后发生。血尿产生的原因是结石移动或患者剧烈运动导致结石对集合系统的损伤。约80%患者可出现血尿，但大多数患者只表现为镜下血尿，其中只有10%左右的患者表现为全程肉眼血尿。部分患者可以只出现无痛性全程肉眼血尿，需要与泌尿系统肿瘤等其他疾病进行鉴别诊断。

（三）排石

患者尿中排除结石时，可以确诊尿路结石诊断。应收集排出的结石并进行成分分析，以发现可能的代谢因素，利于结石的治疗和预防。排石常在肾绞痛发作后出现，也可以不伴有任何痛苦。

（四）发热

肾绞痛时可能伴或不伴低热。由于结石、梗阻和感染可互相促进，肾结石造成梗阻可继发或加重感染，出现腰痛伴高热、寒战。部分患者可表现为间断发热。感染严重时可造成败血症。出现发热症状时，需要引起高度重视，及早进行抗感染、引流尿液处理，以预防全身严重感染的发生。

（五）无尿和急性肾功能不全

双侧肾结石、功能性或解剖性孤立肾结石阻塞造成尿路急性完全性梗阻，可以出现无尿和急性肾后肾功能不全的表现，如水肿、恶心、呕吐、食欲减退等。出现上述情况，须紧急处理，引流尿液。无尿患者可伴或不伴腰痛。

（六）肾积水和慢性肾功能不全

单侧肾结石造成的慢性梗阻常不引起症状，长期慢性梗阻的结果可能造成患侧肾积水、肾实质萎缩。孤立肾或双侧病变严重时可发展为尿毒症，出现贫血、水肿等相应临床表现。

四、体征

肾结石造成肾绞痛、钝痛时，临床表现为"症状重、体征轻"。典型的体征是患侧肾区叩击痛。脊肋角和腹部压痛可不明显，一般不伴腹部肌紧张。肾结石慢性梗阻引起巨大肾积水时，可出现腹部包块。

五、肾结石的诊断原则

（一）诊断依据

为病史、症状、体征、影像学检查和实验室检查。

（二）通过诊断需要明确

是否存在结石、结石的位置、数目、大小、形态、可能的成分、肾脏功能、是否合并肾积水、是否合并尿路畸形、是否合并尿路感染、可能的病因以及既往治疗等情况。这些因素都在肾结石的治疗和预防方法选择中起重要作用。

（三）鉴别诊断

肾结石应当与泌尿系统结核、各种可能出现肾脏钙化灶的疾病、各种引起上尿路梗阻的疾病相鉴别。

六、病史

对于所有怀疑尿路结石诊断者，都应当全面采集病史，包括家族史、个人史和既往结石症状的发作和治疗等。25%的肾结石患者存在结石家族史。了解患者的居住和工作环境、饮食习惯、水摄入量，以及是否存在痛风、甲状旁腺功能亢进、远端肾小管性酸中毒、长期卧床、结节病、维生素D中毒、皮质醇增多或肾上腺功能不全、甲状腺功能亢进或低下、急性肾小管坏死恢复期、多发性骨髓瘤等各种代谢性疾病。既往结石发作情况、排石情况、治疗方法及结局、结石成分分析结果等。

七、影像学检查

明确肾结石的主要影像学检查为B超、泌尿系统平片（KUB）及静脉尿路造影（IVU）和腹部CT。通过影像学检查不但要明确是否存在肾结石，还须明确肾结石的位置、数目、大小、形态、可能的成分、是否合并肾积水、是否合并尿路畸形等情况。当然，诊断肾结石的同时，还应当明确尿路其他部位是否存在结石。磁共振、逆行造影、顺行造影和放射性核素检查在肾结石及其相关诊断中也有一定的作用。

八、实验室检查

通过实验室检查可以辅助结石的诊断、了解患者的肾功能、是否合并感染、是否合并代谢性疾病等。

（一）尿常规

尿常规可以提供多种信息，在肾结石诊断中具有非常重要的意义。全部结石患者都应行尿常规检测。肾结石患者在绞痛发生后和运动后常出现镜下血尿。尿 WBC 增多和亚硝酸盐阳性表明结石合并细菌感染。尿 pH 与某些结石有关，如尿酸和胱氨酸在酸性尿中容易产生，用碱化尿液的方法进行溶石治疗时需要监测尿 pH；感染性结石患者的尿液呈碱性；如晨尿 pH 过高超过 5.8，应怀疑远端肾小管酸中毒的可能。尿中出现各种成分的结晶有助于结石的诊断。

（二）尿培养及细菌敏感药物试验

尿 WBC 增多者，应行此项检查，以指导临床进行敏感抗生素的选择。

（三）血常规

肾绞痛时可伴血 WBC 短时轻度增高。结石合并感染或发热时，血 WBC 可明显增高。结石导致肾功能不全时，可有贫血表现。

（四）血生化检查

血清肌酐、尿素氮和肾小球滤过率反映总肾功能。肾功能不全时可出现高血钾或二氧化碳结合力降低。远端肾小管酸中毒时，可出现低钾血症和血氯增高。甲状旁腺功能亢进时骨溶解增加，可导致血碱性磷酸酶增高。

（五）尿液代谢因素的检测

包括 24 小时尿的尿量、钙、磷、镁、钠、钾、氯、草酸、枸橼酸、磷酸、尿酸、尿素、胱氨酸等。标本最好留两次。标本中加入适量盐酸可以预防尿液储存过程中析出草酸钙和磷酸钙沉淀，避免维生素 C 氧化成草酸，并预防尿液中细菌生长而改变尿液某些成分。在酸化尿液中尿酸和胱氨酸发生沉淀，如须检测其中的尿酸和胱氨酸，则必须加碱使其尿酸盐沉淀溶解。添加了叠氮化钠的尿液可以进行尿酸盐分析；由于尿液存放一段时间后其 pH 可能发生改变，检测尿 pH 值时需要收集新鲜晨尿。

（六）血液代谢因素的有关检查

包括血钙、磷、钾、氯、尿酸、清蛋白等。测定血钙可以发现甲状旁腺功能亢进或其他导致高钙血症的原因，测定清蛋白可以矫正结合钙对血钙浓度的影响。如血钙浓度 ≥2.60 mmol/L，应怀疑甲状旁腺功能亢进的可能，可以重复测定血钙并测定甲状旁腺激素（PTH）水平。尿酸结石患者血尿酸可能增高。肾小管酸中毒可以表现为低钾血症、高氯性酸中毒。

（七）尿酸化试验

早餐后服用氯化铵0.1g/kg体重，饮水150 mL，上午9点开始每小时收集尿液测定pH并饮水150 mL，共进行5次。如尿pH＜5.4则不存在肾小管酸中毒。

（八）结石成分分析

自发排出的结石、手术取石和体外碎石排出的结石应进行结石成分分析，以明确结石的性质，为溶石治疗和预防结石复发提供重要依据，还有助于缩小结石代谢异常的诊断范围。结石成分分析方法包括物理方法和化学方法两类。物理分析法比化学分析法精确，常用的物理分析法是X线晶体学和红外光谱法。红外光谱法既可分析各种有机成分和无机成分，又可分析晶体和非晶体成分，所需标本仅为1 mg。化学分析法的主要缺点是所需标本量较多，而且分析结果不很精确，但该法简单价廉，可以基本满足临床需要。

九、肾结石的治疗原则

一是肾结石治疗的总体原则是：解除痛苦、解除梗阻、保护肾功能、有效祛除结石、治疗病因、预防复发。

二是保护肾功能是结石治疗的中心。

三是具体的治疗方法需要个体化，根据患者的具体情况选择适宜的治疗方法。

影响肾结石治疗的因素多样，包括患者的具体病情和医疗条件两大类。其中患者的病情包括：结石的位置、数目、大小、形态、可能的成分、发作的急缓、肾脏功能、是否合并肾积水、是否合并尿路畸形、是否合并尿路感染、可能的病因、患者的身体状况以及既往治疗等情况，都影响结石治疗具体方法的选择。此外，医疗因素包括医生所掌握的治疗结石的技术和医院的医疗条件、仪器设备，也影响了结石的治疗方法的选择。

肾结石的治疗主要包括以下内容：严重梗阻的紧急处理、肾绞痛的处理、合理有效祛除结石、病因治疗等方面。

十、严重梗阻的紧急处理

结石引起的梗阻，如果造成肾积脓、肾功能不全、无尿等严重情况，危及患者生命，需要紧急处理。

梗阻合并感染可造成肾积脓、高热甚至感染中毒性休克。体外冲击波碎石后输尿管"石街"形成时，容易造成急性梗阻感染。患者具有明显的腰部疼痛，体征出现明显肾区叩痛、腰大肌压迫征阳性，血白细胞明显增高。如广谱抗生素不能控制感染，需要紧急行超声或CT引导下经皮肾穿刺造瘘，充分引流，同时根据血培养或脓液的细菌培养、药物敏感试验结果，选择敏感抗生素。此时留置输尿管导管或双猪尾管亦有一定效果，但由于脓液黏稠，引流可能不充分，甚至脓液堵塞管腔。如未能留置双猪尾管，或留置双猪尾管3日体温仍得不到有效控制，此时须行肾穿刺造瘘。如引流及时充分，感染通常可以得到控制。待病情稳定后，再处理结石。

孤立肾或双肾肾后性完全梗阻，可造成少尿、无尿，甚至肾功能不全及尿毒症。有时患者并无明显疼痛，以无尿、恶心呕吐等症状就诊，影像学检查发现肾积水，如患者无感染表现，可行留置输尿管双猪尾管引流，如逆行插管失败，行超声引导肾穿刺造瘘。如病变为双侧，通常急诊只须处理肾实质好的一侧即可。如为急性肾后性梗阻，影像学显示肾实质厚度正常，梗阻解除后肾功能可能恢复，不必行急诊血液透析，待肾功能恢复后再处理结石。如为慢性梗阻，影像学显示肾脏萎缩、肾实质结构紊乱，则肾功能是否能恢复及恢复的程度，需要持续引流观察，而且，在这种情况下，通常需要行双侧肾脏引流。如充分持续引流肾功能不恢复，则按照慢性肾功能不全处理。应当注意，在急性肾后性梗阻解除后，可出现多尿期，一般持续2 ~ 4天，尿量可能每日超过4000 mL，需要注意维持水电解质平衡。

十一、排石治疗

（一）排石

排石治疗的适应证为：肾结石直径≤ 6 mm、未导致尿路梗阻或感染、疼痛症状可以得到有效控制。直径≤ 4 mm 的结石自然排石率为80%，再辅以排石药物，可进一步提高排石率。直径≥ 7 mm 的结石自然排石率很低。

排石治疗的措施有：①每日饮水3000 mL 以上，保持24小时尿量2000 mL，且饮水量应24小时内均匀分配。②服用上述非甾体类药物或α-受体阻滞剂、钙离子拮抗剂。③服用利湿通淋的中药，主要药物为车前子，常用成药有排石颗粒、尿石通等；常用的方剂如八正散、三金排石汤和四逆散等。④辅助针灸疗法，常用穴位有肾俞、中脘、京门、三阴交和足三里等。

较小肾盏结石可长期滞留，无临床表现。应严密观察，定期复查。如果结石增大，或引起的严重症状，或造成肾积水或肾盏扩张、继发感染时，应行其他外科治疗。

（二）溶石

溶石治疗是通过化学的方法溶解结石或结石碎片，以达到完全清除结石的目的，是一种有效的辅助治疗方式，常作为体外冲击波碎石、经皮肾镜取石、输尿管镜碎石及开放手术取石后的辅助治疗。主要用于尿酸结石和胱氨酸结石的治疗。溶石手段包括口服药物、增加尿量、经肾造瘘管注入药物等。其他结石也可尝试溶石治疗。

1.尿酸结石

（1）碱化尿液：口服枸橼酸氢钾钠6 ~ 10 mmol，每日3次，使尿液pH达到6.5 ~ 7.2。尿液pH过高可能导致感染性结石的发生。

（2）大量饮水，使24小时尿量超过2000 ~ 2500 mL。

（3）口服别嘌醇300 mg，每日1次，减少尿酸排出。

（4）减少产生尿酸的食品的摄入，如动物内脏等，每日蛋白质入量限制在0.8 g/（kg·d）。

（5）经皮溶石可选用三羟甲基氨基甲烷（THAM）液。

2.胱氨酸结石

（1）碱化尿液：口服枸橼酸氢钾钠或碳酸氢钠，使尿液pH维持在7.0以上。

（2）大量饮水，使24小时尿量超过3000 mL，且饮水量在24小时内保持均匀分配。

（3）24小时尿胱氨酸排出高于3 mmol时，可应用硫普罗宁〔N-（2-巯基丙酰基）甘氨酸〕或卡托普利。

（4）经皮溶石可选用0.3或0.6mol/L的三羟甲基氨基甲烷（THAM）液，以及乙酰半胱氨酸。

3.感染性结石

磷酸镁铵和碳酸磷灰石能被10%的肾溶石酸素（pH 3.5 ~ 4）及Suby液所溶解。具体的方法是在有效的抗生素治疗的同时，溶石液从一根肾造瘘管流入，从另一根肾造瘘管流出。溶石时间的长短取决于结石的负荷，完全性鹿角形结石往往需要比较长的时间才能被溶解。冲击波碎石后结石的表面积增加，增加了结石和溶石化学液的接触面积，有利于结石的溶解。该疗法的最大优点是无须麻醉即可实施，因此，也可作为某些高危病例或者不宜施行麻醉和手术的病例的治疗选择。口服药物溶石的方案：①短期或长期的抗生素治疗。②酸化尿液：口服氯化铵1g，每日2 ~ 3次，或者甲硫氨酸500 mg，每日2 ~ 4次。③对于严重感染者，使用尿酶抑制剂，如乙酰羟肟酸或羟基脲。建议使用乙酰羟肟酸250 mg，每日2次，服用3 ~ 4周。如果患者能耐受，则可将剂量增加到250 mg，每日3次。

（三）有效祛除结石

1.体外冲击波碎石（ESWL）

（1）ESWL的适应证：直径≥7 mm的肾结石。对于直径7 ~ 20 mm大小的各种成分的肾结石，并且不合并肾积水和感染者，ESWL是一线治疗。对于直径＞20 mm的肾结石，ESWL虽然也能够成功碎石，但存在治疗次数多、时间长、排石问题多等缺点，采用PCNL能够更快更有效地碎石。ESWL可与PCNL联合应用于较大肾结石。

（2）ESWL的禁忌证：妊娠妇女、未纠正的出血性疾病、未控制的尿路感染、结石远端存在尿路梗阻、高危患者如心力衰竭和严重心律失常、严重肥胖或骨骼畸形、腹主动脉瘤或肾动脉瘤、泌尿系活动性结核等。

（3）治疗过程和复查：现代碎石机都采用干式碎石方式，患者平卧在碎石机上碎石。对于痛觉敏感或精神紧张者，可给予静脉镇痛药物。儿童患者，可给予全身麻醉。碎石后患者可出现血尿，可给予排石药物进行辅助。应收集尿液中的结石，进行结石成分分析。患者停止排石2～3天复查KUB，以观察碎石效果，严密观察是否形成输尿管"石街"。残余结石较大者，可再次行ESWL；残余结石较小者，应进行跟踪随访。

（4）ESWL治疗次数和治疗时间间隔：ESWL治疗肾结石一般不超过3～5次（具体情况依据所使用的碎石机而定），如结石较大或硬度较大，应该选择经皮肾镜取石术。ESWL治疗肾结石的间隔时间目前无确定的标准，公认不能短于1周。通过研究肾损伤后修复的时间，现认为两次ESWL治疗肾结石的间隔以10～14天为宜。

（5）影响ESWL效果的因素：碎石效率除了与碎石机的效率有关，还与结石的大小、数目、位置和硬度有关。

结石的大小：结石越大，需要再次治疗的可能性就越大。直径＜20mm的肾结石应首选ESWL治疗，直径＞20 mm的结石和鹿角形结石可采用PCNL或联合应用ESWL。若单用ESWL治疗，建议于ESWL前插入双J管，防止"石街"形成阻塞输尿管。

结石的位置：肾盂结石容易粉碎，肾中盏和肾上盏结石的疗效较下盏结石好。对于下盏漏斗部与肾盂之间的夹角为锐角、漏斗部长度较长和漏斗部较窄者，ESWL后结石的清除不利。可结合头低脚高位进行体位排石。

结石的成分：磷酸铵镁和二水草酸钙结石容易粉碎，尿酸结石可配合溶石疗法进行ESWL，一水草酸钙和胱氨酸结石较难粉碎。

解剖异常：马蹄肾、异位肾和移植肾结石等肾脏集合系统的畸形会影响结石碎片的排出，可以采取辅助的排石治疗措施。

ESWL的效果还与操作医生的经验有关：由于通常碎石治疗需要持续30分钟左右，患者可以发生体位的变化，所以在碎石过程中，操作者需要经常校正碎石机焦点以对准结石，并且根据监测的碎石效果，调整碎石机的能量输出和打击次数。ESWL是一项非常专业的技术，需要经过培训的泌尿外科医师进行操作。

（6）ESWL并发症：ESWL可能出现肾绞痛、肾被膜下血肿、肾破裂、局部皮肤瘀斑、输尿管"石街"形成、肾积脓、败血症等。长期并发症有肾萎缩。

对于出现肾绞痛的患者，按前述药物治疗方法进行治疗。局部皮肤瘀斑可以自愈，一般无须处理。

如患者出现较剧烈的腰部胀痛，怀疑肾被膜下血肿、肾破裂时，行CT检查明确。确诊者，严密监测腰部症状、体征、血红蛋白和影像学，通常卧床休息1～2周，对症治疗好转。对于不能控制的出血，可行选择性肾动脉栓塞。

输尿管"石街"形成、肾积脓、败血症者，应紧急行肾穿刺造瘘，同时应用敏感抗生素，输尿管"石街"的处理见输尿管结石章节。为避免这几种并发症，重点在于预防。尽量不对直径＞20mm的肾结石行ESWL治疗，如须进行ESWL，须事先留置输尿管支架管。对于感染性结石，有发热历史或尿WBC增高者，ESWL前预防性应用抗生素，并持续到碎石后至少4天。

2.经皮肾镜取石（PCNL）

（1）PCNL适应证：各种肾结石都可经PCNL治疗，对于直径＞2cm的肾结石和＞1.5cm的肾下盏结石是一线治疗（无论是否伴有肾积水）。还包括ESWL难以击碎的直径＜2cm的肾结石、肾结石合并肾积水者，胱氨酸结石，有症状的肾盏或憩室内结石，蹄铁形肾结石，移植肾合并结石，各种鹿角形肾结石等。

（2）禁忌证：①凝血异常者：未纠正的全身出血性疾病；服用阿司匹林、华法林等抗凝药物者，须停药两周，复查凝血功能正常才可以进行手术。②未控制的感染：合并肾积脓者，先行肾穿刺造瘘，待感染控制后，行Ⅱ期PCNL。③身体状态差，严重心脏疾病和肺功能不全，无法承受手术者。④未控制的糖尿病和高血压者。⑤脊柱严重后凸或侧凸畸形、极度肥胖或不能耐受俯卧位者为相对禁忌证，可以采用仰卧、侧卧或仰卧斜位等体位进行手术。

（3）PCNL技术特点：PCNL技术的核心是建立并维持合理的经皮肾通道。合理的经皮肾通道的基本组成为：皮肤–肾皮质–肾乳头–肾盏–肾盂。皮肤穿刺点多选在腋后线，经肾的背外侧少血管区域（Brodel线）进入肾实质，出血的风险较低。至于穿刺肾的上、中、下盏，要便于操作，能最大限度地取出肾结石。

PCNL分为Ⅰ期和Ⅱ期。Ⅰ期PCNL是建立通道后马上进行碎石，适用于各种肾结石；Ⅱ期PCNL是在建立通道5～7天后再行碎石，适用于合并感染、肾后性肾功能不全者需要引流者；Ⅰ期操作出血明显或残余结石。Ⅰ期的优点是：一次操作、患者痛苦小、住院时间短、费用低，结石是否合并肾积水都可进行。缺点是：容易出血、视野不清，由于窦道未形成，操作鞘脱出后容易失败。Ⅱ期手术的优点是：窦道已经形成、出血少、视野清晰。缺点是患者治疗时间长，对于不积水的肾结石不易建立通道，而且由非手术医生建立的皮肾通道可能不是最佳通道，不利于术者操作。

通道的大小可以F14～F30为主。一般将F14～F20称为微通道，F22～F24称为标准通道，F26～F30称为大通道。大多数肾结石可以通过单个通道治疗，对于复杂肾结石可以建立两个或多个通道。

（4）术前准备：①影像学检查：术前需要进行必要的影像学检查，包括KUB/IVP加CT平扫，或KUB加CT增强。术前需要明确肾结石的数目、大小、分布，并对肾脏及周围器官的解剖进行仔细评估，以选择最佳穿刺通道，以避免并发症。②控制感染：尿常规异常、与结石有关的发热者，需要控制感染。治疗前应根据尿培养药敏试验选择敏感的抗生素，即使尿培养阴性，手术当天也应选用广谱抗生素预防感染。③签署患者知情同意书：虽然PCNL是一种微创手术，但它仍然存在一定风险，手术前应将残余结石、出血、周围器官损伤、情况严重时需中转开放手术，甚至须要行肾切除等情况以书面的形式告知患者及其家属。

（5）Ⅰ期PCNL手术步骤如下：

麻醉：连续硬膜外麻醉，或蛛网膜下腔麻醉联合连续硬膜外麻醉，或全麻。

留置输尿管导管：膀胱镜下留置F5～F7输尿管导管，作用是：①向肾盂内注水造成人工"肾积水"，利于经皮肾穿刺，对于不积水的肾结石病例更有作用；注入造影剂使肾盂肾盏显影，指导X线引导穿刺针。②指导肾盂输尿管的位置。③碎石过程中防止结石碎块进入输尿管。④碎石过程中，通过输尿管导管加压注水，利于碎石排出。

体位：多采用俯卧位，但俯卧位不便于施行全麻。也可采用侧卧位、斜侧卧位。

定位：建立经皮肾通道需要B超或X线定位。X线的优点是直观；缺点是有放射性，而且不能观察穿刺是否损伤周围脏器。B超的优点是无辐射，可以实时监测穿刺避免周围脏器损伤，熟练掌握后穿刺成功快，术中还能明确残余结石位置，指导寻找结石，提高结石取净机会；缺点是不够直观，需要经过特殊培训才能掌握。

穿刺：穿刺点可选择在12肋下至10肋间腋后线到肩胛线之间的区域，穿刺经后组肾盏入路，方向指向肾盂。对于输尿管上段结石、肾多发性结石以及合并输尿管肾盂的接合处UPJ狭窄须同时处理者，可首选经肾后组中盏入路，通常选11肋间腋后线和肩胛下线之间的区域做穿刺点。穿刺上、下组肾盏时，须注意可能会发生胸膜和肠管的损伤。穿刺成功后，有尿液溢出。将导丝经穿刺针送入肾盂。该导丝在PCNL中具有重要作用，在随后的操作中，必须保持导丝不脱出。撤穿刺针，记住穿刺针的方向和穿刺深度。

扩张：用扩张器沿导丝逐级扩张至所需要的管径。扩张器进入的方向要与穿刺针进入的方向一致。扩张器进入的深度不能超过穿刺针进入的深度。否则，进入过深容易造成肾盂壁的损伤或穿透对侧肾盂壁，造成出血，而且无法用肾造瘘管压迫止血。扩张器可使用筋膜扩张器、Amplatz扩张器、高压球囊扩张器或金属扩张器扩张，具体使用哪种扩张器以及扩张通道的大小，必须根据医师的经验以及当时具备的器械条件决定。扩张成功后，将操作鞘置入肾盏。

腔内碎石与取石：较小结石可直接取出，较大结石可利用钬激光、气压弹道、超声、液电器械等击碎。碎石过程中须保持操作通道通畅，避免肾盂内压力增高，造成水中毒或菌血症。碎石可用冲洗和钳取方式取出。带吸引功能的超声气压弹道碎石器可在碎石同时吸出结石碎片，使肾内压降低，尤其适用于体积较大的感染性结石患者。根据情况决定是否放置双J管。手术结束时留置肾造瘘管可以压迫穿刺通道、引流肾集合系统、减少术后出血和尿外渗，有利于再次处理残石，而且不会增加患者疼痛的程度和延长住院的时间。有些医生尝试术后不留置造瘘管，对于初学者不适用。

术后处理：监测生命体征和引流液颜色，防治水中毒、感染等。术后1日复查KUB，如无残余结石，可于术后1～2日拔除肾造瘘管。如存在残余结石，根据情况进行Ⅱ期PCNL，或多通道PCNL，或联合ESWL，残余尿酸胱氨酸结石可通过造瘘管进行溶石治疗。

（6）常见并发症及其处理如下：

肾实质出血：是Ⅰ期经皮肾镜操作的常见并发症。通常为静脉性出血。术中肾实质出血常可通过操作鞘压迫控制，如术中出血严重，应停止手术，用气囊导管压迫控制，择期行Ⅱ期手术。术后出血可夹闭肾造瘘管，通常出血可得到控制。如出血较多，需要及时输血。动脉性出血较严重，如出血不能得到控制、血红蛋白进行性下降者，可行动脉造影检查，必要时行选择性肾动脉栓塞，若出血凶险难以控制，应及时改开放手术，以便探查止血，必要时切除患肾。

邻近脏器损伤：肋间穿刺可能损伤胸膜、肝、脾，利用超声引导穿刺可以避免。一旦发现患者出现胸痛、呼吸异常、怀疑气胸或液气胸，应立即停止手术，留置肾造瘘管并保持引流通畅，留置胸腔闭式引流。穿刺位点偏下或偏前，可能损伤肠管。重在预防和及时发现，并做出符合外科原则的处理。

集合系统穿孔：操作中器械移动幅度过大，碎石、器械可造成集合系统穿孔，如保持操作通道通畅，小的穿孔可不必处理。如穿孔造成出血、水吸收等应停止手术，放置输尿管支架管及肾造瘘管，充分引流。择期行Ⅱ期手术。

稀释性低钠血症：手术时间过长、高压灌注造成水吸收过多所致。停止手术，急查电解质，予高渗盐水、利尿、吸氧等治疗可缓解。

感染和肾周积脓：重在预防，术前控制泌尿系统感染，肾积水明显者予充分引流。手术后保持输尿管导管、肾造瘘管通常非常重要，并予抗生素治疗。

（7）开展PCNL注意事项：PCNL是一项技术要求很高的操作，需要术者具有相当的专业技术和经验，应在有条件的医院施行。开展PCNL前，应利用模拟器械、动物手术等进行模拟训练。开展手术早期宜选择简单病例，如单发肾盂结石合并中度以上肾积水，患者体形中等，无其他伴随疾病。复杂或体积过大的肾结石手术难度较大，应在经验丰富的医生指导下手术。合并肾功能不全者或肾积脓先行经皮肾穿刺造瘘引流，待肾功能改善及感染控制后再Ⅱ期取石。完全鹿角形肾结石可分期多次多通道取石，但手术次数不宜过多（一般单侧取石不超过3次），每次手术时间不宜过长，须视患者耐受程度而定。

第三节　输尿管梗阻

一、临床表现

（一）症状

主要是上尿路梗阻引起的症状，如腰腹部疼痛，多为不同程度的持续性钝痛，大量饮水后可使症状加重。长时间的梗阻可使肾盂、肾盏和输尿管积水。同时，易合并尿路感染、结石和血尿，严重者可引起肾实质损害。继发感染时，可出现寒战、高热、腰痛、尿路刺激征等。此外，部分患者还伴有原发疾病的症状，如泌尿系结石引起的肾绞痛、血尿和膀胱刺激征等。少数患者可有肾性高血压、贫血等症状。

（二）体征

一般较少出现。在输尿管梗阻引起严重的肾积水时，可在患者腹部触及囊性肿块，为积水增大的肾脏。

二、诊断

根据病史，结合影像学检查一般可以明确诊断，主要内容为梗阻原因和梗阻部位，同时评估患侧肾脏的功能情况。

（一）实验室检查

慢性感染或双侧输尿管梗阻导致肾积水晚期，出现尿毒症的患者可出现贫血。急性感染期白细胞升高。白细胞升高不明显通常提示慢性感染。

一般情况下不会出现大量蛋白尿，很少出现管型。镜下血尿提示可能为结石、肿瘤、炎症。尿液中可有细菌和脓细胞。

严重的双侧肾积水时，尿液流经肾小管变缓，尿素被大量重吸收，但是肌酐没有被吸收。血生化检查提示尿素与肌酐比值大于正常。尿毒症期，血肌酐和尿素氮水平明显增高。

（二）影像学诊断

输尿管梗阻的诊断主要依靠影像学检查。输尿管梗阻影像学检查的目的在于确定梗阻的部位、程度、原因、并发症及肾功能状态等。一般情况下确定有无梗阻并不困难，但应注意早期梗阻的征象，证实尿流受阻。影像学检查应明确梗阻的平面，梗阻的部位位于扩张的尿路的远端。并确定梗阻的程度、原因和性质。输尿管梗阻的影像学表现可分为直接和间接征象。直接征象指梗阻端的影像学表现；间接征象指梗阻病变导致的继发改变，如肾盂的扩张积水、梗阻近端的输尿管扩张等。常用于输尿管梗阻诊断的影像学方法包括B超、排泄性尿路造影、逆行尿路造影、磁共振水成像、放射性核素检查等。

1. B超检查

是一种简单、无创的检查方法。可以发现患侧肾脏积水、输尿管在梗阻段上方的扩张，并了解输尿管梗阻的大致位置，同时，B超检查是输尿管梗阻患者治疗后随访的重要手段。输尿管梗阻的超声表现取决于梗阻的部位和程度。如果梗阻的部位在肾盂输尿管交界处，则主要表现为肾脏集合系统的扩张；如果梗阻发生在输尿管壁内段，肾脏的集合系统和输尿管全程明显扩张。输尿管扩张在B超上表现为输尿管的增宽，宽度多在1cm以上，重度积水可在2cm以上。输尿管的结石、肿瘤、结核等均可引起输尿管积水，在声像图上除表现输尿管梗阻、积水的特征外，还有各自原发疾病的不同表现，在此不详述。输尿管积水可引起肾脏积水，肾窦回声分离、肾形增大和肾实质变薄是肾积水超声显像的三个特点。

超声检查在诊断输尿管梗阻上也有其局限性。由于肾脏和充盈膀胱的声窗作用，对邻近肾盂的输尿管起始段和邻近膀胱的终末段输尿管显示较好，对这两个部位梗阻的定位诊断准确率比较高。而位于中间部位的输尿管由于位置较深，且腹部探查时易受肠道内容物和气体的干扰，常使输尿管显示不清，不易确定梗阻的部位，定位准确性较差。尽管腔内超声检查在临床很少使用，但是它有助于明确梗阻的部位、特性，并指导治疗。

2. 排泄性尿路造影和逆行尿路造影

X线尿路造影是临床诊断输尿管梗阻常用的检查方法。如果患者肾功能较好，排泄性尿路造影显影满意，不但可以明确显示梗阻的部位，而且可以直接显示梗阻的形态及患肾积水的程度，对输尿管梗阻的定位定性诊断符合率高。造影检查还可以观察对侧肾脏和输尿管以及膀胱的形态、功能。此外，可以根据对侧肾脏代偿情况评估患侧肾积水的程度及功能状态。对于肾功能差，排泄性尿路造影输尿管显影不满意或不宜做静脉肾造影的患者，建议行逆行尿路造影。逆行尿路造影对输尿管狭窄定位定性诊断符合率达94.4%。

将超声和X线尿路造影两种检查方法结合应用，各取所长，可提高输尿管梗阻的诊断符合率。超声具有简便、无痛苦、易重复和不受肾功能影响的特点，可以判断有无肾积水及积水的严重程度。对于超声提示肾积水较轻，估计肾功能无明显损害，可采用常规静脉肾盂造影；对于超声提示有重度肾积水者，应采用大剂量静脉肾盂造影和（或）适当延长造影时间，尽量使输尿管显影。对输尿管仍未显影者行逆行尿路造影，以显示输尿管梗阻的部位及病因。对于严重肾积水、肾功能严重损害者，可考虑采用超声引导下经皮肾盂穿刺造影，不但可以明确诊断，而且可以引流积水，减轻肾盂压力，改善肾脏功能。

3.磁共振尿路成像

如果患者梗阻严重，肾脏无法显影，输尿管梗阻导致逆行插管失败，可考虑磁共振尿路成像（MRU）以明确诊断。MRU技术是近年来磁共振成像技术的重大进展之一。这一新技术无放射性损伤，不需要插管和注射造影剂，安全可靠，患者无任何痛苦。输尿管良性梗阻多见于输尿管结石、结石取石术后、肉芽肿性炎症、结核和外伤等。MRU可满意地显示输尿管全程和梗阻段的特征，狭窄段梗阻端一般呈光滑的锥形。MRU还可同时显示间隔的两段以上的输尿管梗阻。结核、原发输尿管癌引起的输尿管梗阻在MRU上均有其特征性表现。泌尿系统外的病变常可导致输尿管梗阻，包括盆腔肿瘤放疗后、转移性肿瘤、子宫内膜异位症和卵巢囊肿等。这些病变均可压迫输尿管，引起输尿管的梗阻。盆腔肿瘤放疗后的放射性反应和纤维化，导致输尿管梗阻，在MRU上表现为输尿管受压移位，发生狭窄。狭窄段附近有不规则的混杂信号的软组织影。腹膜后是恶性肿瘤转移的好发部位之一。恶性肿瘤腹膜后转移引起输尿管梗阻，在MRU上可表现为不同程度的肾盂、输尿管扩张。部分情况下，梗阻段较长，粗细不均，有时可见弧形压迹。梗阻附近的输尿管周围有片状、分叶状或多纹状软组织影。有的表现为输尿管梗阻端受牵拉和压迫征象。结合原发肿瘤可做出正确的诊断。卵巢囊肿、子宫内膜异位症时，MRU除可显示输尿管狭窄，还可显示输尿管腔外的病理情况。囊肿发生粘连时，可见梗阻的输尿管周围有片状混杂的信号，有时可见囊性区。

4.放射性核素检查

肾图是应用放射性核素检查分侧肾功能最简单且常用的方法，肾图检查常用于各种疾病状态下总肾及分肾功能的监测。由于输尿管腔内治疗需要治疗侧肾功能不低于正常的50%，才能保证治疗的成功率，因此，输尿管梗阻治疗前利用肾图对分侧肾功能的评估是十分重要的。利尿肾图有助于鉴别机械性上尿路梗阻与单纯肾盂扩张。

（三）输尿管镜检查

任何病因不明的输尿管梗阻的患者建议行输尿管镜检查，必要时活检以明确诊断。

三、治疗

对于输尿管梗阻的患者，应在寻找病因的基础上解除梗阻，最大限度地保护肾功能，控制感染，防止并发症。慢性不完全性输尿管梗阻，如果患者肾功能在正常范围内，应尽快明确梗阻的原因和部位，解除梗阻和病因治疗同时进行。如果解除梗阻和病因治疗不能同时进行，先解除梗阻，待梗阻解除病情稳定后再进一步针对病因治疗。如果患者肾功能已有明显损害，应立即解除梗阻，治疗并发症，恢复肾功能，然后再针对病因进一步治疗。慢性不完全性输尿管梗阻一般并不需要急诊处理，但是在下列情况下需要急诊解除梗阻：①反复的泌尿系感染。②有明显症状（如腰痛）。③反复进行性肾功能损害。一侧急性完全性输尿管梗阻，应尽快解除梗阻，尽可能保护患侧肾功能。急性完全性输尿管梗阻引起的无尿需要急诊治疗，解除梗阻。如无法接受手术治疗的患者可经皮肾穿刺留置造瘘管或逆行插管暂时解除梗阻，待病情稳定后再针对病因治疗。对于一时无法解除梗阻的重症患者，可考虑行血液透析治疗。

通常情况下，对局部病变严重，肾功能有进展性损害，肾脏形态学上变化明显，出现并发症的患者，应积极手术治疗。输尿管梗阻的手术治疗方式主要根据患肾受损的程度而定。如果患者患侧肾脏积水不重，肾功能尚可，常用腔内方法或外科修复治疗输尿管梗阻。

（一）腔内治疗

1.输尿管支架植入术

植入输尿管支架能够迅速有效地治疗大多数的输尿管梗阻，尤其是输尿管内在病变引起的梗阻。一般情况下，内在病变引起的输尿管梗阻适于腔内治疗，而外部病变压迫输尿管造成的梗阻，可考虑经皮穿刺造瘘缓解肾积水或手术治疗。如果患者其他治疗方法都无效或本身疾病预后很差，例如恶性肿瘤全身多处转移，可考虑植入输尿管支架，并定期更换输尿管支架，缓解由于梗阻引起的积水对肾脏功能的损害。

2.球囊扩张术

（1）逆行球囊扩张术：逆行球囊扩张术曾经是泌尿外科医生治疗输尿管梗阻的重要方法。这项技术没有明显的局限性，只是需要定期扩张。在20世纪80年代，在血管造影中应用的球囊被引进应用于泌尿外科的临床治疗中。随后，应用球囊扩张后暂时植入输尿管支架的方法成为大多数泌尿外科医生和输尿管梗阻患者均可以接受的治疗方法。对于输尿管梗阻的患者，如果已引起明显的梗阻，都可接受逆行球囊扩张治疗。下列情况被视为禁忌：活动期感染、输尿管狭窄长度超过2cm。因为在上述情况下，单独应用球囊扩张治疗梗阻很少能取得成功。

应用经尿道逆行技术在临床中较容易通过输尿管梗阻段。首先，应用逆行造影明确输尿管梗阻的部位和长度。然后在输尿管导管引导下置入一根柔软的金属导丝，通过梗阻处，在肾盂处盘绕。在导丝引导下置入带球囊的导管，在X线动态监视下，调整球囊的位置在输尿管梗阻处，使X线可以监测到球囊的位置。接着，使球囊膨胀扩张，对梗阻段进行扩张。球囊膨胀达到的程度为在球囊膨胀前，X线可见金属导丝，随着球囊膨胀，最终无法看见金属导丝。经过10分钟治疗后退出球囊导管。用于引导的金属导丝仍留在输尿管内，引导留置输尿管支架。输尿管支架留置时间一般为2～4周。拔除输尿管支架大约1个月后，复查排泄性尿路造影、B超和利尿肾图，了解治疗效果。随后，每6～12个月复查一次。少数情况下，X光无法准确定位，可借助输尿管镜直视下置入金属导丝后再置入球囊。部分球囊扩张术可在输尿管镜下直视操作。

（2）顺行球囊扩张术：当逆行插管失败时，可考虑顺行球囊扩张术。经皮肾穿刺建立顺行通道。应用X光或联合输尿管镜引导金属导丝到达输尿管梗阻处，其余步骤与逆行球囊扩张类似。只是在放置完输尿管支架后，应留置肾造瘘管。在术后24～48小时行X线片检查，了解输尿管支架的位置是否正确。如果输尿管支架位置无问题，可拔除肾造瘘管。如果患者术前有明显感染或肾功能明显受损，可先留置肾造瘘管引流，待感染控制、肾功能明显改善后，再治疗输尿管梗阻。

3.腔内输尿管切开术

腔内输尿管切开术是球囊扩张术微创治疗输尿管梗阻的延伸，方法类似于球囊扩张术。在输尿管镜直视下或借助X光定位，应用逆行或顺行的方法通过输尿管梗阻段，施行梗阻段切开。因为创伤较小，一般建议应用逆行方式。患者在术后3年内应定期随访，行利尿肾图检查，了解是否存在远期并发症。

（1）逆行腔内输尿管切开术：逆行腔内输尿管切开术最早借助X光定位，应用带有软尖端的引导导丝通过输尿管梗阻段。假如导丝在X光定位下无法通过梗阻段，可联合应用半硬性或软性输尿管镜引导。通过梗阻段后，输尿管镜退出，导丝仍留在输尿管内。

输尿管切开的部位应根据输尿管梗阻的部位而定。一般情况下，低位的输尿管梗阻选择前内侧切口，避免损伤髂血管；高位的输尿管梗阻选择侧方或后外侧切口，避免损伤大血管。

输尿管切开可选用冷刀、电刀或钬激光，切开的范围从输尿管管腔一直切到脂肪组织。无论近端还是远端输尿管切开，切开范围应包括正常2～3 mm输尿管。在特定的情况下，输尿管梗阻段可先用球囊扩张，再行内切开术。同样，也可以先内切开，再应用球囊扩张。完成内切开后，通过留置金属导丝引导置入输尿管支架。一般情况下，置入的支架直径最好在12F，利于提高治疗效果。糖皮质激素和其他生物反应调节剂可能在未来治疗输尿管梗阻方面发挥重要的作用。

（2）顺行腔内输尿管切开术：通过逆行途径无法使输尿管镜到达梗阻处时，可考虑顺行的方法。建立经皮通道，留置造瘘管，缓解肾积水和控制感染后，扩大通道至能通过输尿管镜，剩下步骤与逆行方法基本一致。始终留置安全导丝在输尿管内，远端盘绕在膀胱内。

（3）联合应用逆行和顺行腔内输尿管切开术：在少数情况下，输尿管梗阻的部位已完全闭锁，金属导丝无法通过输尿管闭锁段，无法施行球囊扩张或内切开术。这种情况下可以考虑联合应用逆行和顺行的方法行输尿管闭锁段的切开。在治疗前，同时施行逆行造影和顺行肾盂造影，了解闭锁段的情况。通过经皮顺行通道和逆行输尿管途径同时插入输尿管镜，输尿管闭锁的两端借助输尿管镜和X线尽量在一条直线上靠近。然后关闭一侧的输尿管镜的光源，让对侧的输尿管镜光源透过闭锁段照到关闭光源侧，从关闭光源侧应用金属导丝沿着光源的指引通过闭锁段，或应用钬激光、小的电刀边切边通过闭锁段，使输尿管再通。一旦输尿管再通，扩大通道，置入输尿管支架8～10周。与其他腔内治疗输尿管梗阻方法类似，该方法的成功率与输尿管闭锁的长度密切相关。

（二）外科修复

在施行任何类型的外科修复之前，必须仔细评估患者的肾脏功能，输尿管梗阻的部位、长度和程度。术前评估包括排泄性尿路造影（或顺行肾盂造影）、逆行尿路造影（必要时）、放射性核素检查、输尿管镜检查+活检等。完成上述术前评估后，才开始为患者制订相应的手术治疗方案。

1.输尿管-输尿管吻合术

（1）开放输尿管-输尿管吻合术：输尿管上段和中段的梗阻，如果梗阻长度在2～3 cm，首选输尿管-输尿管吻合术。由于吻合口的张力会影响输尿管的血供，导致术后再发梗阻。因此，输尿管-输尿管吻合术适于短的输尿管梗阻。对于输尿管长度是否满足输尿管-输尿管吻合要求，只有在手术中才能最终做出决定。

开放输尿管-输尿管吻合术的手术成功率很高，可达90%以上。假如出现吻合口瘘，首先行腹部平片了解输尿管支架的位置，出现移位，调整支架位置。如果吻合口处正在使用负压装置，应停用。因为吻合口部位的负压吸引不利于吻合口的愈合。尿液反流以及膀胱痉挛也可能影响吻合口愈合，可延长尿管留置时间和使用抗胆碱药物对症处理。吻合口瘘持续时间较长，可留置肾造瘘管，引流尿液。

（2）腹腔镜下输尿管-输尿管吻合术：临床上对腹腔镜下输尿管-输尿管吻合术应用例数较少，在这方面的临床经验不多。但是，对于有经验的腹腔镜泌尿外科医生，该项技术仍不失为一种治疗长度较短的输尿管狭窄的微创方法。

2.输尿管膀胱吻合术

（1）开放输尿管膀胱吻合术：输尿管下段短的狭窄首选输尿管膀胱吻合术。单纯开放输尿管膀胱吻合术不同时行膀胱腰肌悬吊术或膀胱瓣修复术适用于输尿管下段长约4～5 cm的输尿管梗阻。假如术后的膀胱输尿管反流是可以接受的，可直接吻合输尿管膀胱，不需要抗反流。否则，应行远端隧道再植术抗反流。对成年患者接受输尿管膀胱吻合术的回顾性研究发现输尿管膀胱吻合口是否抗反流并不影响患者术后肾功能的恢复，输尿管再发梗阻的危险性也无差异。但是，目前尚不清楚在成年患者直接行输尿管膀胱吻合术是否能减少肾盂肾炎的发生。

（2）腹腔镜下输尿管膀胱吻合术：已有多位学者报道成功施行腹腔镜下输尿管膀胱吻合术。对于输尿管下段的梗阻，腹腔镜下输尿管膀胱吻合术通常应用经腹腔联合体内缝合技术，常规放置输尿管支架。目前该手术的例数报道仍较少，经验尚欠缺。但是，从已有的文献报道来看，该手术方式较开放手术对患者的创伤要小，术后恢复时间短。

3.膀胱腰肌悬吊术

（1）开放膀胱腰肌悬吊术：膀胱腰肌悬吊术能有效治疗输尿管下段较长的梗阻、缺损以及输尿管膀胱吻合术后持续反流或梗阻的患者，一般推荐输尿管梗阻的长度在6～10cm之间施行该手术。膀胱腰肌悬吊术也被应用于断离的输尿管两端与对侧输尿管做端侧吻合术，治疗复杂的输尿管梗阻。如果膀胱容积小，不易游离，则不适合施行膀胱腰肌悬吊术。术前除了行排泄性尿路造影、输尿管镜检查外，应加做尿流动力学检查，了解膀胱容积和顺应性。一旦发现膀胱出口梗阻或神经源性膀胱，应先治疗，再行膀胱腰肌悬吊术。相比简单的输尿管膀胱吻合术，膀胱腰肌悬吊术可提供大约5cm的额外长度。而相比膀胱瓣修复术，膀胱腰肌悬吊术操作更简单，减少了血管损伤和排尿困难的危险。该手术对于成人和儿童的成功率均在85%以上，并发症很少见，主要包括输尿管再发梗阻、肠管损伤、髂静脉损伤、吻合口瘘和尿脓毒症。

（2）腹腔镜下膀胱腰肌悬吊术：术前常规放置输尿管支架，手术过程经腹腔完成。该手术的例数报道很少，经验欠缺。但是从短期和中期随访的结果看，临床的疗效令人满意。

第四节　尿道狭窄

尿道狭窄是指尿道基于某种原因导致管腔变细而言。可发生于尿道的任何部位，以男性为多见。女性尿道因短而宽大，故不易发生损伤与狭窄。

男性尿道的结构比女性复杂，分为前尿道与后尿道两部分。前尿道被尿道海绵体和球海绵体肌所包绕，血流丰富；后尿道部分的膜部尿道位于尿生殖膈之间，是后尿道最狭小和最固定的部分，在尿生殖膈与前列腺尖部之间有一段称之为膜上部尿道的部分是最薄弱的部分，此处常在骨盆骨折时受到损伤。

正常尿道的口径是：1岁幼儿可通过10Fr，5岁时可通过15Fr，10岁时可通过18Fr，而成年男性可通过24Fr的尿道探子。

男性尿道括约肌的控制与下述三部分有关：①膀胱颈部；②膜部尿道由横纹肌所构成的外括约肌；③位于外括约肌内层受α-肾上腺素能受体控制的环形平滑肌。因此，手术时要避免损伤血管神经及重要的环形括约肌，尿道嵴远端和外括约肌之间的不随意肌是在外括约肌损伤后保持括约功能的部分术中应注意保护。

一、病因

可分为先天性与后天性两大类，在后天性中以损伤及感染为常见，值得注意的是医源性尿道狭窄并不少见，应引起重视。

（一）外伤性尿道狭窄

大都为外来暴力所致，也可以是由于尿道内手术器械的操作所导致，狭窄的发生与损伤程度或与损伤早期处理不当有关。狭窄是由于创伤组织的纤维性变形成瘢痕挛缩所造成，局部的尿外渗、血肿与感染促使了这一病理过程的形成。狭窄常在外伤后数周至数月后发生。

在当今社会中交通事故（RTA）已成为尿道外伤的主要原因。当发生骨盆骨折时并发尿道损伤的发病率很高，其并发原因除骨折碎片的直接损伤外，更为主要的是骨盆受伤时所发生的剪力作用所导致。当骨盆受到外来暴力时常发生扭转，使骨盆内径发生急剧变化，当侧方受压时其横径短缩而前后径被拉长，骨盆之软组织也发生剧烈牵拉与错位，此时膜部尿道随三角韧带及耻骨弓向前方移动，而前列腺部尿道则随前列腺、膀胱及直肠向后上方浮动，从而使最为薄弱之前列腺尖部远端的膜上部尿道被撕裂，造成后尿道损伤，是此类创伤中最为常见的。此外尚有一定比例的骑跨伤，故球部尿道狭窄也并不少见。

（二）感染性尿道狭窄

目前常见的是非特异性细菌感染所致，大多发生于尿道损伤早期的处理不当之后。病毒性及结核性感染亦可导致狭窄，但已十分少见。而在解放初期十分常见的淋菌性尿道狭窄一度极为罕见，但鉴于近年来急性淋菌性尿道炎的发病率呈明显上升趋势，淋菌性尿道狭窄的发病率在数年内将有可能增多。尿道感染性狭窄常发生于尿道腺体分布集中的部分，因此多见于前尿道，且表现为长段的尿道狭窄。

（三）医源性尿道狭窄

常由于应用尿道器械时操作不当所致，如金属尿道探子、金属导尿管和内腔镜等，特别近年来由于腔内泌尿学的兴起，如TURP和TURBT等在临床上的广泛应用，这类医源性狭窄的发生有所增加，其好发部位以尿道外口及前尿道多见。即使是极其普通的软质导尿管的留置尤其是在长期留置的病例，如果固定方式欠妥或护理不当，特别是发生感染后未做相应有效的处理时，常可导致尿道及尿道周围炎症，最终可产生尿瘘或感染性尿道狭窄甚至闭锁。例如，使用导尿管管径过粗，使尿道内分泌物引流不畅；又如，常被部分医师忽视的导尿管的正确固定位置是应将阴茎及导尿管翻向下腹部，这样可使呈S形的尿道的第二个弯曲点不至于因导尿管的压迫而发生阴茎阴囊交界处的"压疮"而形成尿瘘或尿道狭窄，当然选用组织相容性较好的硅胶导管对减轻感染是有利的。

（四）先天性尿道狭窄

以尿道外口为多见，多发生于有包茎的儿童及成人。在一些重复尿道、尿道下裂的畸形病例也常并发。先天性尿道狭窄由于症状不明显而易发展成严重肾积水、继发感染或肾功能受损时才被发现。女性尿道狭窄或尿瘘常与产伤、严重的会阴部或骨盆损伤、感染等有关，少见。

二、病理

尿道狭窄的病理比较简单，是由于损伤部位由纤维组织替代了正常尿道黏膜与海绵体，形成瘢痕收缩而使管腔变窄小。

三、诊断

根据病史、体征、排尿情况、尿流率测定、试探性尿道扩张以及尿道镜的检查手段，本病的诊断是不困难的。尿道造影有助于了解狭窄之部位、长度、有否瘘管或假道等。尿道X线造影每次宜摄两张斜位片，一张是逆行尿道造影，一张为排尿期膀胱尿道造影片，后者对了解后尿道或狭窄段以上尿道的情况是至关重要的。如排尿期膀胱尿道造影未能满意地显示后尿道情况时，在已行耻骨上膀胱造瘘的病例可以采用经造瘘口将金属探子插入后尿道，同时配以逆行尿道造影的摄片方法，往往可显示狭窄的部位与长度。以往前后尿道均采用金属尿道探子替代造影剂的方法，由于手法上易发生错位而使造影结果严重失真，故已不再推荐使用。

近年来一些学者通过应用实时超声显像技术在尿流动力学方面应用的研究中，观察到超声显像对尿道狭窄的诊断有较大的帮助，通过直肠探头和（或）线阵探头利用向尿道内注水或排尿动作等配合，可清楚地观察到动态的尿道声像图，不仅可观察狭窄的部位、长度，还可观察狭窄周围瘢痕的厚薄程度，此点对选择何种手术方式有很大的参考价值，如狭窄段短而瘢痕少者可首选内切开术治疗，反之则宜选择开放性手术为佳。此外，超声显像对在X线造影时不易显示的后尿道往往可获得较好的显示，有假道者常可清楚显示为其独到之处。故超声对本病是一种颇有前途的新诊断技术。

应注意狭窄可以是节段性、多发的，当尿道造影片提示尿道可能完全闭锁时，事实上不一定全长均已闭锁，超声和尿道海绵体造影术可能有一定帮助，但最后还得依靠手术探查来明确，并据此选择最为合理的手术术式才是治疗能否成功的关键。

对上尿路的功能及形态学的检查在长期的、严重狭窄的病例是需要的。还应注意有否感染、结石等并发症。

真性狭窄是指因尿道黏膜与尿道海绵体受损后组织修复所形成的瘢痕环状包绕尿道所致，而假性狭窄是一些因尿道黏膜的局限性病损而产生的黏膜间粘连而形成的狭窄。这种狭窄一旦探子通过，即可顺利扩张到24Fr的正常口径，一般扩张1～3次即可痊愈，或尿扩后留置硅胶管3～4天，可防止粘连的再度形成，这类情形常见于留置导尿管时间稍久又有感染的病例。另一种类型的假性尿道狭窄见于尿道黏膜未曾受损，而尿道黏膜周围的海绵体等组织因故形成纤维瘢痕组织，压迫尿道黏膜使尿道内腔变细而形成的狭窄。在处理上只须切除或切开尿道黏膜外的瘢痕组织，即可见黏膜鼓起而狭窄解除，一般无须做狭窄段切除再吻合术。

在鉴别诊断上应注意与前列腺增生症、膀胱颈挛缩、神经源性膀胱、尿道结石及尿道异物等疾病相鉴别。

四、治疗

（一）尿道扩张术

一般尿道狭窄常首先采用尿道扩张这一简易的治疗方法，可使不少患者因而康复，这是一项物理性治疗，起到按摩软化瘢痕并促使其吸收的作用，使尿道扩大并保持通畅。扩张应定期进行，要循序渐进，扩张之幅度应视狭窄程度而定，操之过急或过度扩张是失败之原因，良好的麻醉有助扩张成功，丝状探了对严重狭窄的患者是有帮助的。

（二）尿道内切开术

尿道内切开术是一种简单而有效的治疗方法，对尿扩失败的部分病例特别是狭窄周围瘢痕组织较少的病例和多发性或长段狭窄的病例，如果尚能通过丝状探子，均可采用本法治疗，有学者提出当应用电切镜或碎石镜而尿道不够大时，虽无狭窄亦可采用本法以扩大尿道，使腔内治疗得以进行。尿道内切开术分盲目和直视下进行两大类，在20世纪70年代以前普遍采用的是盲目法，70年代以后因直视下尿道内切开镜的问世，使尿道狭窄的治疗发生了巨大的变化，目前已成为本病首选的手术方法。

（三）尿道修复术

尿道修复术是一种可能完全治愈尿道狭窄的方法，适用于尿道扩张或内切开术失败和有假道或瘘管形成的病例。尿道修复术之方法繁多，有分一期也有分二期或三期手术完成的，现分别选择几种具有代表性的手术方法简介如下：

1.尿道外口切开术

应用于尿道外口狭窄的病例。手术应将狭窄段尿道向腹侧做全长切开，切开应达正常尿道 0.5～1.0 cm 处止，再分别将尿道黏膜与皮肤缝合。近来有学者介绍将腹侧的包皮做倒"V"形切开并与尿道黏膜缝合，可防止狭窄之再发生。

2.尿道对端吻合术

适用于尿道狭窄段在 3 cm 以内的病例，手术可一期完成，如吻合满意可获良好效果，是应用开放性手术治疗本病的首选方法。手术必须充分切除瘢痕，充分游离两端之尿道，在无张力的条件下将两端正常之尿道组织做对端吻合，吻合口之断面应剪成斜面以防止吻合口狭小，尤其在前尿道吻合时更为必须。术后留置硅胶管一周左右，术后须应用雌激素以防止阴茎勃起造成吻合口出血或撕裂。为了使狭窄段较长的病例也能满意地完成对端吻合术，可以通过下列方法以利吻合：①充分游离远端尿道来减少张力，必要时游离段可直达舟状窝。②将阴茎根部之海绵体在中隔处予以分离或凿除部分耻骨联合或切除耻骨联合之方法，以求减少因尿道之弧形走向而带来的距离改变，为接近直行而缩短距离的方法，可大大扩大本术式的适应证和提高成功率。本法不适用多发性尿道狭窄和狭窄段过长的病例。

3.经耻骨联合尿道修复术

此法有暴露好、操作方便之优点，可提高后尿道狭窄手术的成功率，尤其是狭窄段长，急症手术时未将上浮的膀胱固定的病例，或有骨折片压迫尿道及伴有尿道直肠瘘的病例等。手术要点是切除 4 cm 左右的耻骨联合，充分暴露后尿道，切除病损部分的尿道做正常尿道间的对端吻合术。对狭窄段较长远端尿道游离有困难时，可同时做会阴切口以充分游离远端尿道，或同时做阴茎海绵体中隔切开有利于提高手术之成功率。曾有人提出在小儿病例中采用强行撑开耻骨联合的方法，由于可能发生骶髂韧带的损伤而遗留慢性腰背痛的后遗症，故目前已不再应用。

4.尿道套入法

适用于后尿道狭窄段较长，膀胱上浮近端尿道高而深，经会阴切口进行吻合有困难的病例。该手术之要点是在切除瘢痕后将远端尿道断端用可吸收线固定于导尿管上，并将该导尿管经近端尿道自膀胱切口引出，并固定于腹壁，令远端尿道套入并使两尿道断端相互对合，断端对合之要求，是在不能正确对合时其相距之间隙或相重叠处均以不超过0.5 cm为宜，否则易形成瓣膜或因缺损段过长而再度形成瘢痕。牵引用的导尿管在术后10 ~ 14天时可予以拔除。

5.皮片移植尿道修复术

（1）游离皮片（管）移植尿道修复术：适用于球部尿道以远之尿道狭窄之修复，由于手术效果较满意，其适应证在不断扩大。有学者认为自精阜以远的尿道任何部位的狭窄均可采用，特别对阴茎悬垂部尿道的对端吻合术易发生再狭窄或尿瘘，而本法可提高手术的成功率，对狭窄段较长的病例采用游离皮管修补的方法亦可获成功。做皮片修补时先将狭窄段尿道切开，两侧均应切至正常尿道0.5 ~ 1.0 cm处，然后取自体组织的皮片移植。目前被采用为自体组织材料包括包皮、口腔颊黏膜及大肠黏膜等。如果尿道已闭锁，则可切除已闭锁尿道；然后将游离之皮片缝合成一皮管移植。提高游离皮片（管）成活率的要点如下：①皮片之皮下脂肪须去尽。②受移植处的组织应有良好的血供。③移植后皮片应良好地固定。④充分引流防止感染，感染是失败的主要原因。术后尿道内留置硅胶管两周，术后3个月可行器械检查，少数病例术后可能有假性憩室形成。

（2）岛状皮片移植术：适用于前尿道狭窄的一期修复术，手术方法是在狭窄段尿道的邻近部位取一皮下组织不予离断的相应大小的带蒂皮片进行尿道修补，由于皮片保存了血供，故成活率高，提高了手术的成功率。将此法应用于前尿道瘘的修补，取得良好的效果。

6.皮肤埋入式尿道修复术

皮肤埋入式尿道修复术是一种分期进行的修复术式，其术式颇多，现将具有代表性的两种方法介绍如下：

（1）Johnson手术：适用于狭窄段长的前尿道病例，手术分两期进行，第一期是将狭窄段尿道切开后将两侧之皮肤埋入并与其边缘缝合，在已完全闭锁病例可将病损的尿道切除，然后将两侧邻近组织缝合于阴茎白膜上，此缝合之要求必须紧贴阴茎白膜，否则将影响二期手术之效果。此时在尿道狭窄段形成一尿沟和远近两个尿道瘘口。6个月可进行第二期手术，采用Brown的方法做尿道成形术。

（2）Turner Warwick手术：手术也分两期进行，第一期在切除狭窄的基础上将阴囊或邻近皮肤埋入形成尿瘘，再进行二期修复尿道。该方法适用于精阜远端任何部位的单一或多发性尿道狭窄，为了解决后尿道深部缝合时的困难，沃里克设计了一套专用手术器械，包括一把类似鼻镜的张开器、两把不同弧度的深部缝针等，以利操作和提高手术的成功率。

皮肤埋入法仅适用于狭窄段过长而无法用各种方式进行一期尿道对端吻合的病例。

第五节　膀胱损伤

一、病因

膀胱位于盆腔深部，耻骨联合后方，周围有骨盆保护，通常很少发生损伤。究其受伤原因大体分为以下三种：

（一）外伤性

最常见的原因为各种因素引起的骨盆骨折，如车祸、高处坠落等；其次为膀胱在充盈状态下突然遭到外来打击，如下腹部遭受撞击、摔倒等；少见原因尚有火器、利刃所致穿通伤等。

（二）医源性

最常见于妇产科、下腹部手术，以及某些泌尿外科手术，如TURBT、TURP及输尿管镜检查等均可导致膀胱损伤。尤其是近年来随着腹腔镜手术的日益开展，医源性损伤更加不容忽视。

（三）自身疾病

比较少见，可由意识障碍引起，如醉酒或精神疾病；病理性膀胱如肿瘤、结核等可致自发性破裂。

二、临床表现

无论何种原因，膀胱损伤病理上大体分为挫伤及破裂两类。前者伤及膀胱黏膜或肌层，后者根据破裂部位分为腹膜外型、腹膜内型及两者兼有的混合型，从而有不同的临床表现。

轻微损伤仅出现血尿、耻骨上或下腹部疼痛等，损伤重者可出现血尿、无尿、排尿困难、腹膜炎等。

（一）血尿

可表现为肉眼或镜下血尿，其中肉眼血尿最具有提示意义。有时伴有血凝块，大量血尿者少见。

（二）疼痛

多为下腹部或耻骨后的疼痛，伴有骨盆骨折时，疼痛较剧。腹膜外破裂者，疼痛主要位于盆腔及下腹部，可有放射痛，如放射至会阴部、下肢等。膀胱破裂至腹腔者，表现为腹膜炎的症状及体征：全腹疼痛、压痛及反跳痛、腹肌紧张、肠鸣音减弱或消失等。

（三）无尿或排尿困难

膀胱发生破裂，尿液外渗，表现为无尿或尿量减少，部分患者表现为排尿困难，与疼痛、恐惧或卧床排尿不习惯等有关。

（四）休克

常见于严重损伤者。由创伤及大出血所致，如腹膜炎或骨盆骨折。

三、诊断

膀胱损伤的病理类型关系到治疗效果，因而应尽量做出准确诊断。和其他疾病一样，须结合病史（如外伤、手术史等）及症状、体征，以及辅助检查，综合分析，做出诊断。

膀胱损伤常被腹部、骨盆外伤引起的症状干扰或被其所掩盖。当患者诉耻骨上或下腹部疼痛，排尿困难，结合外伤、手术史，耻骨上区触疼，腹肌紧张，以及肠鸣音减弱等，应考虑膀胱损伤的可能。

（一）导尿检查

一旦怀疑膀胱损伤，即应马上给予导尿，如尿液清亮，可初步排除膀胱损伤；如尿液很少或无尿，应行注水试验：向膀胱内注入200 ~ 300 mL生理盐水，稍待片刻后抽出，如出入量相差很大，提示膀胱破裂。该方法尽管简便，但准确性差，易受干扰。

（二）膀胱造影

是诊断膀胱破裂最有价值的方法，尤其是对于骨盆骨折合并肉眼血尿的患者。导尿成功后，经尿管注入稀释后的造影剂（如15% ~ 30%的复方泛影葡胺），分别行前后位及左右斜位摄片，将造影前后X线片比较，观察有无造影剂外溢及其部位。腹膜内破裂者，造影剂溢出至肠系膜间相对较低的位置或到达膈肌下方；腹膜外破裂者可见造影剂积聚在膀胱颈周围。亦有人采用膀胱注气造影法，向膀胱内注气，观察气腹症，以帮助诊断。需要指出的是，由于10% ~ 29%的患者常同时出现膀胱和尿道损伤，故在发现血尿或导尿困难时，尚应行逆行尿道造影，以排除尿道损伤。

（三）CT及MRI

临床应用价值低于膀胱造影，不推荐使用。但患者合并其他伤须行CT或MRI检查，有时可发现膀胱破口或难以解释的腹部积液，应想到膀胱破裂的可能。

（四）静脉尿路造影

在考虑合并有肾脏或输尿管损伤时，行IVU检查，同时观察膀胱区有无造影剂外溢，可辅助诊断。

四、治疗

除积极处理原发病及危及生命的并发症外，对于膀胱损伤，应根据不同的病理损伤类型，采用不同的治疗方法。

（一）膀胱挫伤

一般仅须保守治疗，卧床休息，多饮水，视病情持续导尿数天，预防性应用抗生素。

（二）腹膜外膀胱破裂

钝性暴力所致下腹部闭合性损伤，如患者情况较好，不伴有并发症，可仅予以尿管引流。主张采用大口径尿管（22Fr），以确保充分引流。两周后拔除尿管，但拔除尿管前推荐行膀胱造影。同时应用抗生素持续至尿管拔除后3天。

以下情况应考虑行膀胱修补术：①钝性暴力所致腹膜外破裂，有发生膀胱瘘、伤口不愈合、菌血症的潜在可能性时。②因其他脏器损伤行手术探查时，如怀疑膀胱损伤，应同时探查膀胱，发现破裂，予以修补。③骨盆骨折在行内固定时，应对破裂的膀胱同时修补，防止尿外渗，从而减少内固定器械发生感染的机会。而对于膀胱周围血肿，除非手术必须，否则不予处理。

（三）腹膜内膀胱破裂

腹膜内膀胱破裂其裂口往往比膀胱造影所见要大得多，往往难于自行愈合，因而一旦怀疑腹膜内破裂，即应马上手术探查，同时检查有无其他脏器损伤。术中发现破裂，应用可吸收线分层修补，并在膀胱周围放置引流管。根据情况决定是单纯行留置导尿，还是加行耻骨上膀胱高位造瘘，但最近有观点认为后者并不优于单独留置导尿。术后应用抗生素。有时，膀胱造影提示膀胱裂口很小，或患者病情不允许，可暂时行尿管引流，根据病情决定下一步是否行手术探查或修补。

以下两点须注意：①术中在修补膀胱裂口前，应检查输尿管有无损伤，通过观察输尿管口喷尿情况，静脉注射亚甲蓝或试行逆行插管来判定。输尿管壁内段或邻近管口的损伤，放置双J管或行膀胱输尿管再植术。②术中如发现直肠或阴道损伤，应将损伤的肠壁或阴道壁游离，重叠缝合加以修补，同时在膀胱与损伤部位之间填塞有活力的邻近组织，或者在修补的膀胱壁处注入生物胶，尽量减少膀胱直肠（阴道）瘘的发生；但结肠或直肠损伤时，如粪便污染较重，应改行结肠造瘘，二期修补。

（四）膀胱穿通伤

应马上手术探查，目的有二：①观察有无腹内脏器损伤。②观察有无泌尿系损伤。发现膀胱破裂，分层修补；同时观察有无三角区、膀胱颈部或输尿管损伤，视损伤情况做对应处理。当并发直肠或阴道损伤时，处理同上。

对于膀胱周围的血肿，应予以清除。留置的引流管须在腹壁另外戳洞引出。术后应用抗生素。

第六节　肾脏损伤

一、病因与分类

（一）闭合性损伤

造成肾脏闭合性损伤的外力因素可以是直接外力，也可以是间接外力。直接外力引起的闭合性损伤往往是钝性外力直接撞击腹部、腰部或背部造成的肾实质损伤。由交通事故、体育活动撞击或暴力冲突等产生的外力挤压肾脏，并导致肾脏与脊柱、肋骨相撞引起肾实质损伤或裂伤。

间接外力引起的闭合性损伤主要是指身体剧烈运动或体位变化导致的肾实质损伤。机动车突然减速、高处坠落等可以诱发瞬间的肾脏过度活动，进而导致肾实质裂伤、肾血管内膜撕脱或肾盂输尿管连接部断裂等。由于轻微外力引起肾损伤的患者往往提示其肾脏可能存在某种先天性或病理性改变如肾盂输尿管连接部狭窄导致的肾积水、肾肿瘤等。

（二）开放性损伤

开放性肾脏损伤主要以刀刺伤、枪击伤多见。刀刺伤引起的肾损伤往往为肾脏贯通伤，严重时可以同时穿透肾实质、集合系统及肾血管。此外，肾损伤的程度与刀具或匕首的长短、粗细、刺入部位和深度密切相关。枪击伤引起的肾脏贯通伤通常伴有延迟性出血、尿外渗、感染及脓肿形成等表现。这是由于子弹穿过肾脏可产生放射性或爆炸性能量，其气流冲击作用使软组织呈洞状损坏，其组织破坏程度与发射子弹的速度相关，并易出现延迟性组织坏死。

（三）医源性损伤

医源性损伤是指在疾病诊断或治疗过程中发生的肾损伤。如体外冲击波碎石、肾盂输尿管镜、经皮肾镜以及腹腔镜检查或治疗时造成的损伤。常见的医源性肾损伤是肾血管损伤引起的大量出血、肾实质损伤引起的肾周血肿、肾裂伤以及肾脏集合系统损伤引起的尿外渗等。

（四）自发性肾破裂

自发性肾破裂是指在无明显外伤情况下突然发生的肾实质、集合系统或肾血管的损伤，临床较罕见。自发性肾破裂的发生往往由肾脏本身病变所致，如巨大肾错构瘤或肾癌、肾动脉瘤、肾积水以及肾囊肿等疾患引起。

二、诊断

在肾损伤的诊断中最主要的一项内容就是创伤或外伤史的了解，同时配合全面的体格检查和各种辅助检查对患者进行全面的评估，获得明确的诊断。

（一）创伤史

创伤史的了解应该首先考虑患者的受伤程度和病情的危急状况，尽可能在较短的时间内了解外伤或创伤现场的情况，有无体表创伤的发生，体表创伤的部位、深度和利器的种类。无论损伤是来自钝器直接暴力或刀刺贯通伤，根据体表解剖特点，如果受伤部位是从后背、侧腰部、上腹部或下胸部，均可能导致肾损伤。贯通伤的利器或子弹类型等也是询问并记录的重要内容，这不仅可评估损伤程度，也有助于考虑对失去血供组织清创术的范围。如因机动车交通事故所致，须了解机动车车速，伤者是司机、乘客或是行人。高处坠落伤应了解坠落高度及坠落现场地面情况。无论是机动车或高处坠落突然减速致伤，虽然未出现血尿也不能忽略有肾损伤的可能，必须进一步检查以明确有无肾损伤和是否需要外科治疗。

（二）临床表现

患者受到各种创伤后的临床表现非常复杂，同时临床表现会随时发生变化，因此，在了解创伤史的同时应该掌握其临床表现的特征，做到不延误治疗时机。

1.休克

患者受到各种创伤后发生的休克分为创伤性休克和失血性休克。创伤性休克是由于创伤后腹腔神经丛受到创伤引起的强烈刺激，血管张力下降和心排出量下降出现暂时性血压下降所致，一般情况下经输液治疗后可以获得恢复。而失血性休克是因为肾损伤伴随的大量出血和血容量的减少导致血压下降，需要及时输血补充患者的血容量，并同时采用各种方法止血，迅速达到救治目的。

2.血尿

尽管血尿被认为是肾损伤最常见，也是最重要的临床表现，但是我们不能忽略的是有5%～10%肾损伤的患者可以暂时没有血尿的表现。出现肉眼血尿通常预示患者有较严重的肾损伤，但是血尿的严重程度并不完全和损伤机制及肾损伤的程度相关。某些重度肾损伤如肾血管断裂、肾盂输尿管连接部破裂、输尿管断裂或血块阻塞输尿管，可能表现为镜下血尿，甚至无血尿。而在受到创伤前明确有肾脏疾病的患者如肾肿瘤、肾血管畸形、肾囊肿等，有时较轻的创伤也会出现不同程度的血尿。

3.疼痛

疼痛往往是患者受到外伤之后的第一个症状。一般情况下，疼痛部位和程度与受创伤的部位和程度是一致的。疼痛症状可以由肾被膜下出血导致的张力增加引起，表现为腹部或伤侧腰部的剧烈胀痛等疼痛症状。输尿管血块梗阻引起的疼痛常表现为钝痛。血块在输尿管内移动可导致痉挛，出现肾绞痛症状。肾损伤后出现的肾周血肿和尿外渗通常伴随明显的进行性的局部胀痛，在部分患者可以触及腰部或侧腹部肿块。

如果肾损伤引起的出血仅局限于腹膜后，疼痛症状以腰肌紧张、僵直以及较剧烈的疼痛为主。如果腹膜后血肿或尿液刺激腹膜或后腹膜破裂，血肿进入腹膜腔就会出现明显的腹痛和腹膜刺激征。同时合并腹腔脏器损伤的患者也会表现为明显的腹膜刺激征，但是应该注意的是出现腹膜刺激征并非一定有腹腔脏器损伤。

4.多脏器损伤

肾损伤合并其他脏器损伤的发生率和创伤部位与创伤程度有关。与肾损伤同时出现的合并伤主要涉及与肾相邻的脏器如肝、脾、胰腺、胸腔、腔静脉、主动脉、胃肠道、骨骼及神经系统等。有合并伤的肾损伤患者其临床表现更为复杂。合并腹腔内脏器损伤者主要表现为急腹症及腹胀等症状。合并胸腔脏器损伤者多表现为呼吸循环系统症状。合并大血管损伤的患者可以表现为失血性休克，合并不同部位骨折及神经系统损伤的患者也会出现相应的临床表现。

（三）体格检查

对所有创伤患者首先应该积极监测各项生命体征的变化。定时监测患者的血压、脉搏、呼吸及意识等。如果患者的收缩压＜90 mmHg应该考虑有发生休克的可能。在进行全面体格检查时，注意观察创伤的部位和创伤程度。如果受伤部位在下胸部、上腹部、腰部并伴随有血尿等症状时，应考虑有肾损伤的可能。腰部或腹部触及肿块表明有严重肾损伤和腹膜后出血的可能。对于体表或体内有利器残留的患者，应该观察利器扎入体内的深度，是否伴随有出血或尿液样体液的流出，以及利器是否随呼吸移动等特征。

因肾损伤同时合并腹部脏器损伤发生率高达80%，临床检查时确认是否合并腹部脏器损伤。对于已经明确有腹部脏器损伤的患者，应该注意有无同时发生肾损伤的可能。

（四）尿液检查与分析

对于疑有肾损伤的患者应尽早获取尿液标本进行检测，判断有无血尿的发生。血尿的判断分为肉眼血尿和镜下血尿两种，出现肉眼血尿的患者同时还应该通过血尿的状况，如有无血块等初步判断出血量的多少以及是否需要留置尿管进行膀胱冲洗等。尿液标本收取过程中应该特别注意收集伤后第一次尿液进行检测，因为有些伤者在受伤后第一次排尿为血尿，而之后的几次排尿由于输尿管血块堵塞出现暂时性血尿消失的现象。

（五）影像学检查

影像学检查包括腹部平片、静脉尿路造影、计算机断层扫描（CT）、肾动脉造影、超声检查、磁共振成像（MRI）及逆行造影等各种类型检查手段。

1. B超

由于B超检查的普及以及快捷方便的特点，对于怀疑有肾损伤，尤其是闭合性损伤的患者应该尽早进行B超检查。必要时可以反复进行B超检查进行动态对比，目的就是对肾损伤获得早期诊断。由于方便可靠的特点，在肾损伤的影像学检查中B超检查被认为是首选检查手段。

B超检查可以判断肾脏体积或大小的变化、有无严重肾实质损伤的存在、肾血管的血流是否正常等，同时也能够对肾脏有无积水、肿瘤占位等病变做出判断。对造影剂过敏、不能接受X线检查的患者（如妊娠妇女）及有群体伤员时可以作为一种筛查性手段。

2. 腹部平片与静脉尿路造影

腹部平片应包括双肾区、双侧输尿管及膀胱区。在获得腹部平片后应该首先观察骨骼系统有无异常、伤侧膈肌是否增高等泌尿系统之外的变化，及时判断有无多脏器损伤的可能。对于开放性肾损伤的患者，通过腹部平片还可以了解体内有无金属利器、断裂刀具以及子弹或碎弹片的残留。

静脉尿路造影通常采用大剂量造影剂快速静脉推入后连续观察的手段。当静脉尿路造影显示患肾不显影表明功能严重受损，可能为肾损伤严重或肾动脉栓塞，而肾动脉栓塞的可能性约占50%。

3. CT

CT对肾周血肿及尿外渗范围的判断能力均优于静脉尿路造影。采用增强扫描可观察肾实质缺损部位、程度，辨别有无肾动脉或分支的损伤和栓塞。采用螺旋CT可更清晰地显示复杂肾损伤的生理解剖学图像。CT应包括全腹及盆腔，必要时口服对比剂或灌肠以排除胃肠道的破裂，达到了解腹膜内脏器有无合并伤的目的，为重度肾损伤患者是否能采用非手术治疗提供更多信息，避免过多开放手术导致肾切除的风险，尤其是孤立肾及双肾损伤患者。

CT平扫对创伤部位、深度，肾血管损伤，有无尿外渗及肾功能的判断效果差，常须增强扫描补充。临床经验认为无论是闭合性还是贯通性损伤常常以CT作为首选，减少过多地搬动患者，并能为医生对病情判断提供更快更有价值的信息。

三、分级

肾损伤的分级在肾损伤的诊断与治疗中意义重大，对肾损伤严重程度的正确评估是确定合理地进一步检查和处理措施的基础。而根据肾损伤的分级判断患者能否进行进一步检查、选择何种治疗手段，以最大限度地达到救治患者及保护患肾的目的。

最初肾损伤按其损伤机制进行分类，即分为闭合性损伤及贯通性损伤，其中包括医源性损伤及自发性肾破裂等。

为了临床诊治的方便，有学者提出肾损伤只分轻度和重度。轻度损伤为肾挫伤、被膜下少量血肿、肾浅表裂伤。重度损伤为肾深层实质裂伤、裂伤深达髓质及集合系统、肾血管肾蒂损伤、肾破碎、肾周大量血肿。并认为轻度损伤占70%，破碎肾和肾蒂损伤占10% ～ 15%。也有学者将肾损伤分为轻度、中度、重度。轻度为肾挫伤和小裂伤占70%；中度为较大裂伤，约占20%；重度为破碎伤及肾蒂损伤，约占10%。

然而，这些分级及分类方法只是根据肾脏本身的损伤程度限定的，并不完全反映伤者的整体状况。创伤患者的特点和整体状况密切相关，如肾损伤常常同时合并多脏器的损伤。然而，目前关注更多的问题是对肾损伤的评估应该建立在对患者全身状况正确评估的基础上，尤其是合并多脏器损伤的患者，在进一步的临床检查和治疗过程中常常需要多个科室医师的密切配合。因此，不论何种肾损伤的分级方法都不能替代对患者全身状况的评估。

四、肾脏损伤的治疗

在肾损伤的临床治疗中，如何选择手术时机和手术方法一直都是泌尿外科医师关注的问题。在决定治疗方式之前，更重要的一点就是需要判断患者是否具有手术适应证。而手术适应证的判断主要是根据患者的创伤史、损伤的种类与程度、送入急诊室后的临床表现及全面检查的结果决定。

（一）急诊救治

实际上，对送入急诊室的创伤患者来讲，临床治疗和检查是同步进行的。通过对血压、脉搏、呼吸及体温等生命体征的监测，需要立即决定患者是否需要输血、输液或复苏处理。在询问创伤史的同时，完成各项常规检查。根据创伤的分类即闭合性或开放性损伤，初步判断患者是单纯肾损伤还是多脏器损伤。对于仅怀疑为单纯肾损伤的患者，应该根据患者有无血尿以及血尿常规检查和B超等辅助检查的结果决定患者进一步的治疗计划。如果是多脏器损伤需要与相关科室的医师取得联系，共同决定下一步临床检查的内容和救治方案。

（二）保守治疗

肾脏闭合性损伤的患者90%以上可以通过保守治疗获得治疗效果。近年来随着影像技术的进展与普及，尤其是CT检查，对闭合性肾损伤患者肾脏损伤的程度能够获得明确的判断，手术探查发生率明显下降。手术探查往往会出现难以控制的出血而导致患肾切除，因此，需要严格把握手术探查的适应证。一般认为接受保守治疗的患者应该具备以下条件：①各项生命体征平稳。②闭合性损伤。③影像学检查结果显示肾损伤分期为Ⅰ、Ⅱ期的轻度损伤。④无多脏器损伤的发生。

在保守治疗期间应密切观察各项生命体征是否平稳，采取输液，必要时输血补充血容量和维持水电解质平衡等支持疗法，并给予抗生素预防感染。注意血尿的轻重、腹部肿块扩展及血红蛋白、血细胞比容的改变。患者尿量减少，要注意患者有无休克或伤后休克期过长发生急性肾衰可能。患者有先天性畸形或伤前有病理性肾病如先天性孤立肾，对侧肾有病理性肾功能丧失而发生肾血管栓塞、尿路血块梗阻等均可导致尿量减少或无尿。必要时进行影像学检查或复查，随时对肾损伤是否出现进展或并发症进行临床判断和救治。在观察期间病情有恶化趋势时应及时处理或手术探查。

接受保守治疗的患者需要绝对卧床两周以上，直到尿液变清，并限制活动至镜下血尿消失。因伤后损伤组织脆弱，或局部血肿，尿外渗易发生感染，因此，往往在伤后1～3周内因活动不当常可导致继发出血。

（三）介入治疗

随着血管外科介入治疗的发展，越来越多的肾损伤患者可以通过介入治疗获得明确的效果。当肾损伤合并出血但血流动力学平稳、由于其他损伤不适宜开腹探查或延迟性再出血、术后肾动静脉瘘及肾动脉分支损伤，均可采用选择性动脉插管技术，在动脉造影的同时栓塞出血的肾动脉。由于介入治疗失败后还存在外科治疗的可能，因此，对暂时不具备外科治疗适应证，同时存在出血风险的患者可以考虑进行血管造影及介入治疗。目前介入治疗可以达到超选择性血管栓塞的效果，对止血以及保护肾功能都具有临床意义。介入治疗尤其适用于对侧肾缺如，或对侧肾功能不全的肾损伤患者。肾损伤患者介入治疗后需要卧床休养和观察，在此期间一旦病情发生变化需要外科治疗时应该积极准备下一步外科治疗的实施。

（四）外科治疗

对于肾损伤患者，在决定外科治疗时应该考虑的几个问题是该患者是否需要手术治疗、手术治疗的目的是外科探查还是目标明确的肾修补术。在外科治疗之前一定要明确对侧肾脏的状况，同时要告知患者及其家属伤侧肾脏有切除的可能。因为不论是手术探查还是肾修补术，手术前都很难判断伤侧肾脏的具体情况，必要时术者需要术中向患者家属交代病情，决定手术方式。

1.外科探查

外科探查主要见于下列几种情况：

（1）难以控制的出血：由于肾外伤导致大量的持续性显性出血或全身支持疗法不能矫正休克状态的患者，应立即手术止血挽救生命。可以在手术中进行静脉尿路造影了解双肾功能。

（2）腹部多脏器损伤：腹部脏器损伤是手术适应证。肾损伤往往伴有腹部多脏器损伤。腹部多脏器损伤采用CT、超声波等综合诊断后可以进行手术，同时探查肾脏损伤状况。

（3）大量尿外渗：尿外渗是由于肾损伤导致肾脏集合系统包括肾盂、输尿管连接部损伤断裂所致。少量的尿外渗大部分可以自然愈合，大量的尿外渗可形成尿性囊肿，若继发感染后可导致脓肿及肾出血。肾损伤后出现大量尿外渗的患者，应该积极进行手术探查，尽早修补集合系统的损伤。

2.外科探查原则

（1）外科探查前或打开腹膜后血肿前未做影像学检查者应手术中行大剂量静脉尿路造影，了解肾损伤严重程度及对侧肾功能。对侧肾脏有病理性改变及先天缺如者应尽力保留伤肾。对侧肾功能正常者原则上也须尽力保留，不能轻易切除伤肾。

（2）在打开后腹膜清除肾周血肿暴露肾脏前必须控制肾脏的血液循环，以避免出现难以控制的出血而导致生命危险及患肾切除。

（3）探查时，肾血管控制温缺血时间不应超过60分钟，如超时须用无菌冰降温并给予肌苷以保护肾功能的恢复。

（4）暴露整个肾脏并仔细检查肾实质、肾盂、输尿管及肾血管，并评估损伤程度，注意有无失去活力组织及尿外渗。

（5）须彻底清创，尤其是因枪伤所致的肾损伤。清除因子弹爆炸效应出现的组织缺血坏死，可减少术后感染、出血及高血压等并发症。

（6）腹膜后留置导管引流。因肾损伤常累及集合系统，术后尿外渗及渗血可经引流管导出，避免术后尿性囊肿及感染等并发症。

3.外科探查手术入路

（1）急性肾创伤的手术探查最好采取经腹途径，以便探查腹腔脏器和肠管。通常取剑突下至耻骨的腹正中切口，此入路能在打开肾周筋膜清理血肿前较易游离并控制双肾的动脉及静脉。

（2）迅速进入腹腔，在出血不严重时探查腹腔脏器并可修补。在探查肾脏之前，如有必要，应先对大血管、肝脏、脾脏、胰腺和肠管创伤进行探查及处理。当出血证实主要来自肾脏应尽快暴露肾血管及肾脏控制出血。

（3）由于腹膜后有大量血肿使正常解剖关系破坏变形，须仔细辨别标志。可提起小肠暴露后腹膜，在肠系膜下动脉、主动脉前壁向下剪开后腹膜。血肿过大难以辨认主动脉时可以肠系膜静脉作为标志，祛除血肿找到主动脉前壁向下剪开后腹膜。

（4）从左肾静脉与下腔静脉连接处提起左肾静脉较易暴露双侧肾动脉和腹主动脉。游离双肾的动脉静脉，注意约25%患者双侧有多个肾动脉而15%患者有多个肾静脉。多个肾静脉者约80%发生在右侧肾脏。

（5）将游离的肾脏血管分别用橡皮带提起或用无损伤血管钳夹住。确保肾血管已得到控制后，提起伤肾侧结肠，剪开侧腹膜并打开肾周筋膜清理肾周血肿并完全暴露肾脏，观察肾脏损伤程度及范围。也可分别从升结肠或降结肠外侧腹膜处剪开上至肝区或脾区，将结肠推向中线，暴露肾脏血管。

4.肾修补缝合术和肾部分切除术

当肾裂伤比较局限时可行肾脏修补缝合术控制出血。在肾上极或下极有严重裂伤也可采用肾部分切除术。在控制肾血管及暴露肾脏之后，剥离肾包膜并尽可能保留肾包膜，锐性清除破碎及无活力组织。肾创伤断面有撕裂肾盏或肾盂及较大血管可用蚊式钳夹住并以4-0可吸收铬制线间断缝扎关闭破碎集合系统及止血。再以2-0铬制缝线通过肾包膜贯穿褥式缝合裂开肾实质，以游离的包膜遮盖肾裂伤处，避免术后出血。结扎缝线时应松紧适度，于裂伤及缝线处置垫备好的脂肪或可吸收的明胶海绵，避免结扎缝线用力过度，撕裂肾实质。包膜短缺也可用带蒂网膜或邻近裂伤处腹膜遮盖创面并缝合止血。网膜中间切开勿损伤主要血管。将其网膜片由外侧裹向前方，可用1-0可吸收肠线绑扎数道避免大网膜滑脱。开放肾循环观察无出血后，冲洗伤口并腹膜后留置引流管一根，缝合伤口。大网膜包裹伤肾，取材方便，能增加伤肾血供，可促进其恢复。

肾脏损伤后的修复技术可影响损伤的愈合。过多的缝合肾实质可能导致局部压迫性坏死，破坏肾实质的结构。因此，尽可能缝合肾包膜而少缝肾实质。包膜不够时可用腹膜或大网膜移植皮片或特殊结构网套（聚乙醇酸网）包绕肾脏。应用该网套60天可完全吸收。肾被膜重建完整而用肠线缝合三个月仍有肠线残留且伴炎性反应。因此，采用合成缝线较铬制肠线更佳。

5.肾切除术

术中发生难以控制的出血，肾蒂损伤，集合系统断裂无法修复与吻合，或肾栓塞时间过长，功能难以恢复时，在对侧肾功能良好的情况下可考虑肾切除术。以肾蒂钳双重钳夹肾蒂，剪断肾蒂血管，用10号丝线双重结扎及缝扎肾蒂血管，钳夹及剪断上段输尿管，以7号丝线结扎输尿管远端。切除伤肾后清除血肿并冲洗肾窝，如止血充分可不置引流管。如放置引流可于术后1～3天祛除。

6.肾切除术的适应证

肾创伤修补术受很多因素影响。体温低、凝血功能差的病情不稳定患者，如果对侧肾脏功能良好则不应冒险进行肾修补术。如前所述，24小时内有计划的紧急处理（包扎伤口、控制出血和纠正代谢和凝血异常）为治疗提供了选择机会。对于广泛肾创伤，如行肾修补术危及患者生命时，应立即采取完整肾切除术。Nash和同伴回顾由于肾创伤行肾切除术的病例时发现，77%的肾切除是因为肾实质、血管创伤和严重的复合伤，其余的23%是在肾修补术中因血流动力学不稳定而被迫施行肾切除术。

7.肾损伤外科治疗术后观察要点

（1）注意观察生命体征，包括血压、脉搏、体温、尿量、尿颜色、伤口出血、血红蛋白、血细胞比容等变化，必要时可用止血药物。

（2）保持卧床两周以上，直到尿液变清。

（3）引流管无血性液体或尿外渗等分泌物排出可于术后5～10天祛除。

（4）采用抗感染治疗一个月。

（5）定期检测肾功能及影像学检查。

（6）观察可能发生的并发症如延迟性出血、局部血肿、尿性囊肿、脓肿形成及高血压等，必要时应用超声及CT检查。根据不同情况选用穿刺引流、选择性肾动脉栓塞或再次手术肾切除等方法治疗。

（五）医源性损伤的救治

在医源性损伤的救治过程中，及时明确诊断非常重要。由于医源性损伤主要是由于各种腔镜操作不当引起，因此，规范化的腔镜操作是预防医源性损伤的唯一途径。一旦发生医源性损伤，应该及时进行治疗，以免延误最佳治疗时机。

1.肾血管损伤引起的大量出血

腔镜操作引起肾血管或腔静脉损伤并继发的大量出血往往来势迅猛，突然之间腔镜的视野全部被出血掩盖。这时就需要迅速判断可能的出血部位。经过迅速的腔内处理仍然达不到止血效果时应该及时改开放手术，在清晰的视野下完成损伤血管的修复手术。

腹腔镜操作引起肾静脉或腔静脉损伤的另一个特点是由于气腹的高压状态，即使发生了损伤也有可能无明显的出血。当解除或降低气腹压力后，才能表现出明显的出血。对于这类状况最好的处理也是及时发现出血，可以在降低气腹压力后再次观察，或及时观察引流管的引流液，一旦确认有活动性出血应该积极处理。

2.肾周血肿、肾裂伤或尿外渗

腔镜操作引起的肾周血肿、肾裂伤或尿外渗一般通过手术中的缝合处理都能够达到救治的目的，但是需要引起重视的是手术后应该按照肾外伤的处理原则观察引流液的状况、必要的卧床休息和追加的抗感染治疗。

第七章 外科护理技术

第一节 伤口、造口护理

一、基本伤口换药技术

无菌观念和换药技术是一个护理人员必备的专业技能，本节依照无菌技术观念、用物准备、换药技术依次介绍并呈现步骤，以期让护理人员的专业知识与专业技术更加相得益彰。

（一）伤口换药技术

护理人员时时刻刻都须将无菌原则铭记在心并正确执行无菌技术，如此才能提供患者一个安全的环境，防止感染的传播。

1.无菌原则

（1）灭菌用品须在有效期限内。

（2）灭菌物品须置于腰部以上、胸部以下，视线直视范围内的无菌区域中。

（3）灭菌物品或无菌区应避免长时间暴露于空中。

（4）灭菌物品应保持干燥。

（5）非无菌物品应远离无菌区。

（6）勿面对无菌区说话、咳嗽或打喷嚏。

（7）勿将非无菌物品横跨过无菌区。

2.无菌技术

拥有了无菌原则的观念，更重要的是操作的正确性，以下为无菌技术正确操作方法。

（1）洗手

先将手上的饰品及手表等摘去，蘸湿双手后以肥皂（一般使用于备药或非侵入性与患者接触的前后等）或消毒剂（手上有明显污渍、血渍，或执行侵入性治疗前后等）涂抹于双手，摩擦起泡后，仔细将手背、手掌、指尖、指缝、手腕（要清洗至手腕上5cm）等处搓洗至少10次，然后双手朝下以清水冲洗干净，最后用擦手纸拭干双手。

（2）泡镊罐镊子的使用

将无菌镊子用拇指及示指、中指将其夹紧，移至泡镊罐中央，垂直取出无菌镊子，保持无菌镊子尖端朝下，然后才可松开镊子尖端夹取无菌物品。用毕后仍须用拇指及示指、中指夹紧镊子尖端后，再垂直放回泡镊罐中央。

（3）有盖容器的使用

打开有盖容器时，须保持盖口朝下将容器盖提起，盖子移离容器后，将其放于桌上时须将盖口朝上。要将盖子盖回时，须将盖子拿起，反转让盖口朝下，再移到容器上方盖下。取盖时勿用手接触盖口及盖缘，盖口不接触任何未消毒灭菌的物品。

（4）无菌溶液的使用

确定溶液名称及有效的消毒日期，检视是否有沉淀物或悬浮物质。依打开有盖容器的无菌技术打开瓶盖，手握标签面（避免弄湿标签），倒少量的溶液以冲洗瓶口，再倒所需的溶液至无菌容器或纱布块内，使用无菌纱布从上往下擦拭，保持瓶口干燥，无菌溶液一经开封保存期限为24h。

（5）打开无菌包的方法

依无菌原则检视无菌包，将其置于干燥清洁的桌面上，撕去消毒试纸，并打开远程包布，然后逐一打开无菌包的其他三角，注意此时双手因非无菌，故不可以横跨过无菌包上空，双手打开包布的四个角时，皆须抓包布外侧面，不可接触内侧面包布。

（6）打开无菌单包敷料及棉签的方法

依无菌原则检视单包敷料，从外包装封口处撕开，避免碰触包装内面，抓住纱布的一角，取出纱布覆盖于伤口中心。如果需要湿敷大范围伤口，此时需多份无菌单包纱布，将纱布包从封口处撕开后，双手持包装外侧将纱布置入无菌换药弯盆中，不可用手取用。拆开棉签时，不可将包装全部撕开，只须撕开约1/3即可取用棉签，手持签端，棉球端朝下，执行清洁或消毒伤口的步骤。

（7）将无菌物品放置到无菌区的方法

依无菌原则检查物品后，按照打开无菌包的方法打开无菌包的四个包布角，此时以一手（左手）由外面隔着包布抓住无菌物品，另一手（右手）抓住四个包布角并向后拉至手腕（左手）处，在距离无菌区高10～15cm处置入无菌物品（或将无菌物品递给有戴无菌手套者），勿将无菌物品抛丢入无菌区，因容易造成无菌物品掉落至边缘造成污染或破坏无菌包内物品。

（8）穿戴无菌手套

依无菌原则检视无菌手套包，将其置于一干燥清洁的桌面，依次打开包装纸，以右手抓住左手手套反折处的外缘，将其慢慢地套入左手，此时右手只能沿着左手套的反折处慢慢将手套拉好，将戴好手套的左手伸入右手手套反折处的内侧面，将手套拿起后套进右手，协助将手套戴好，最后用戴好手套的右手将左手手套反折处内侧翻至平顺。戴无菌手套时若不小心污染，须重新更换新的无菌手套。

（二）无菌换药技术的执行

1.用物准备

（1）换药车或护理工作车。

（2）无菌棉签。

（3）无菌生理盐水。

（4）无菌手套及清洁隔离手套。

（5）无菌纱布块。

（6）剪刀及透气胶带。

（7）高密度PE红色塑料袋。

（8）弹性纱带。

2.无菌换药技术

（1）执行前

①洗手。

②核对患者身份，向患者及家属说明。

③围上隔帘或床帘，保护患者的隐私。

（2）移除敷料

① 戴上清洁手套，以一手固定皮肤，另一手顺着毛发生长方向，轻柔地撕下胶布，胶布痕迹可用石油苯清溶液去除。

② 移去伤口敷料置入感染性垃圾中，如果去除敷料时，发现有敷料粘连伤口的情况，可用无菌生理盐水润湿敷料后再行移除。

（3）清洗及涂敷伤口

① 使用生理盐水沾湿棉签，以饱和但不滴水为原则，棉签的湿润端保持朝下。

② 使用生理盐水棉签清洗伤口，由伤口中央环形向外旋转擦拭，棉签本身旋转擦拭一圈即必须丢弃，棉签不可来回擦拭，重复此动作直到伤口分泌物清除干净，清洗的范围从伤口本身，一直到伤口周围外。如果是范围大且分泌物多的脏污伤口，可用伤口灌洗协助清洁伤口，移除部分粘连的坏死组织。伤口灌洗的方法：布置一个无菌区域，可使用灌洗器或50mL空针接上18号静脉注射软针头，抽取生理盐水对着伤口冲洗，须记录冲洗液的进出量、分泌物颜色及质地，但伤口有出血情况时不适用伤口灌洗。

③ 依医嘱选择消毒溶液、敷料或药膏涂抹于伤口，消毒及涂抹的方式也是由内至外，不可来回涂抹。

④ 依伤口状况不同，部分伤口可能需要应用湿纱浸泡法（将纱布浸泡生理盐水后填塞入伤口内），可分为干敷料及湿润敷料两种。干敷料主要是用在机械性清创；而湿润敷料则可用于干净有肉芽生长的伤口或欲缓慢性清创的伤口，其执行换药的步骤一样，两者差别只在于换药的时间，为保持湿润敷料的效果，必须在纱布仍有湿度前进行更换，一般为4～6h更换一次，而干敷料，由于必须借由纱布干燥后黏附坏死组织，以达清创的作用，因此其换药时间为6～8h。其步骤分述如下：

第一，先打开适量的纱布置于无菌弯盆内，或可将纱布包直接打开，纱布置于塑料面上（避免沾湿后因毛细现象而污染），以无菌技术倒入适量的无菌生理盐水或医嘱指定的其他消毒溶液。

第二，戴上无菌手套，取出湿纱布以不滴水为原则，将湿纱布展开做成松散状覆盖于伤口，如果是有深度的伤口，则必须使用无菌棉签的木柄端，将纱布填塞入伤口，切记不宜过度挤塞纱布，纱布尾端必须露出伤口外视线可及处。

第三，记录上须注明填塞纱布的数量，下次换药的护理人员在取出敷料时，也要确实计算纱布块的数量，避免发生异物存留于患者体内。

（4）覆盖及包扎伤口

① 依伤口大小选择合适的无菌敷料覆盖伤口，由纱布的一角拿起，对准伤口覆盖（须注意已覆盖的纱布不能随意再移动），使用透气胶布固定敷料。

② 胶布固定敷料的粘贴方式必须和肌肉组织成垂直方向。

③ 伤口如果位于关节活动区，为避免敷料脱落，应以弹性纱带辅助固定，但不宜缠绕过紧。

④ 如果是须观察末端血液循环及监测温度的伤口，则包扎时须注意露出肢体末端以利随时观察监测。

⑤ 因现代敷料种类愈来愈多，覆盖伤口的敷料不只有纱布而已，须考虑患者伤口的情况、各类敷料的特性等，挑选最利于患者伤口愈合的敷料使用，以达事半功倍之效。

（5）执行后

① 洗手。

② 记录伤口情形，与医师讨论敷料的选择或现阶段的换药方式是否适合患者伤口愈合。

（三）伤口清洁液及消毒液的种类

伤口清洁消毒溶液的种类繁多，而其所具有的特性也有差异，故应依据伤口特性来选用。

由于现代普遍对伤口愈合机制有更深的了解，加上生化科技的快速发展，使得对慢性伤口敷料的选择不仅更加多样，也更具疗效。伤口护理已由传统以敷料为主的治疗，变成多元化的复合敷料治疗，这使得伤口护理迈向更新的纪元。传统上，伤口护理是运用生理盐水湿纱布对慢性感染伤口做一物理式清创过程，虽然医材成本低，但往往需要大量的人力与时间。所幸随着提供伤口一个适当湿润的愈合环境的观念开始被广泛应用，随即而生的现代敷料也一一上市。不仅在伤口护理技术上有很大的进步，也给医护人员提供了更多样、更便利的选择。但是敷料的选择往往必须取决于对伤口的评估与对敷料有基本的认识，才能帮助患者在对的时机选择对的敷料。由此可知，对现代敷料的认识与应用，将成为临床医护人员一个重要课题。

二、伤口敷料的选择与应用

（一）伤口敷料概述

伤口的形成是多样的，伤口愈合过程更是多变，而伤口敷料的演进与发展无非是要营造一个安全、舒适又快速的自然环境，帮助伤口早日愈合。敷料科技发展神速，但总非完美，如何取长补短、灵活运用，将考验着医护人员的智慧。而怎样的敷料才是理想的敷料呢？我们就伤口愈合需要的要件与敷料的基本属性，归纳出理想敷料的必要条件。

一是提供保护，避免感染。

二是维持伤口适当湿润的环境，并能吸收过多渗液，同时保持伤口周围干燥。

三是可协助伤口自体清创，移除坏死组织，具结菌落，兼顾局部杀菌疗效。

四是操作简便，易于固定，易于移除，并可减轻疼痛。

五是可传递药物，并能控制异味。

六是经济实惠，同时节省成本与人力。

临床上，具有如此完备功能的完美敷料，实属难求，但相信假以时日，应是可以期待。话虽如此，只要我们具备伤口评估的基本技能与知识，加上对现代敷料的属性、功能和用法也有所了解，再根据伤口状况，选择一适当敷料提供患者好的伤口照护质量，应非难事。以下提供敷料选择的几点原则，供大家在敷料选择上做一参考。①依伤口分期与状况选择敷料。②依循伤口愈合程度变更敷料。③尽可能选择最安全、最有效、最经济、最便利的敷料。④依个案经济状况及医疗成本效益作为考虑的因素之一。

（二）现代敷料的种类与选择

伤口护理一直都是临床上常见且重要的议题，然而随着伤口护理观念的不断进步，维持适当湿润伤口愈合环境观念的普遍化，使得各种现代敷料也应运而生。近年来更由于生物科技的蓬勃发展，伤口敷料的演进变得更加快速，面对市场琳琅满目的产品，如何根据患者的伤口及经济能力的不同状况，选择最安全、有效、便利且经济的敷料，更是对我们医护人员的一大挑战。

以下列举临床上常用敷料，就其作用机制、适用范围、优点及缺点等，做一清晰、简要的整理与介绍，期望提供给临床医护同人对于伤口敷料选择有进一步认识，进而更有效地运用各种敷料，提供给患者更好的医疗护理。常见敷料的种类如下：

1.覆盖于伤口上之物品

（1）纱布

① 产品成分：棉质或合成纤维制作合成。分为粗网状（普通）、细网状（不织布），其规格大小不一，常用大小有4×4、2×2等。

② 作用机制：利用纱布吸收渗液，一片4寸×4寸（1寸=0.03m）的纱布约吸收5mL的液体。

③ 适用范围：可适用于各种伤口，常为伤口最外层敷料。干纱布直接使用可用来保护伤口，吸收少量渗液；亦常为其他敷料的第二层敷料；生理盐水湿纱布使用，可用来保持伤口湿润，移除纱布时可利用纱布将坏死组织与菌丛带出，有效达到清创作用；合并药物使用，可有效传递药物于伤口上。

④ 优点：材料易取得，乃为最经济敷料，可搭配适当溶液，如N/S保持伤口湿度；可吸收少量伤口分泌物；可利用物理清创作用，协助除去坏死组织。

⑤ 缺点：须常更换敷料、费时，无法吸收多量渗液；更换时容易造成新生肉芽组织损伤，增加患者疼痛感；容易导致伤口干燥，降低上皮移行与胶原蛋白的合成。

（2）透明薄膜式敷料

① 产品成分：聚氨基甲酸乙酯，常见产品如OpSite、Tegaderm、Me-film。

② 作用机制：是一透明半通透性的敷料，氧分子及少许水蒸气可自由通透，可有效防止细菌及异物通过防水敷料；因其不透气，故具有保湿作用，可维持伤口湿润，促使皮层细胞增生及游移，使坏死组织白体溶解。

③ 适用范围：适用于小面积浅层烧伤、撕裂伤及压疮第一及第二期（局部增厚少量渗液）的伤口，也可用于压疮性水疱。临床上亦常使用于固定静脉注射位置。

④ 优点：透明，容易观察伤口情况；具有效固定支持作用，无须第二层敷料包扎；可促进自溶性清创作用；防水及阻隔外界液体及细菌渗入伤口内。

⑤ 缺点：无法吸收伤口渗出液；瘘管或感染性伤口不能使用；若使用油性药物或油性皮肤者，黏固性较差，易脱落；撕除时会造成新生上皮细胞组织受损；少数人皮肤会有过敏反应。

（3）亲水性敷料

① 产品成分：动物胶、果胶、甲基碳化钠纤维素（CMC）。

② 作用机制

a.含软化纤维原成分，可将纤维蛋白软化清除。

b.含有亲水性粒子，可与水作用产生胶膜，减少疼痛，不会使新生组织受损伤。

c.可活化多形核白细胞（PMN）及巨噬细胞，使它们发挥自体清创的功用。

③ 适用范围：压疮第二期平面式干净伤口、轻度渗出液伤口（可选用薄片人工皮）、中度渗出液伤口（可选用厚片人工皮）、静脉溃疡伤口（须配合弹性绷带使用）、取皮区。

④ 优点：能软化黄色腐肉，具清创功能；可吸收伤口渗出液；良好的屏障；保温、保湿、防水、舒适，移除时不会粘连伤口基部；减少换药次数。

⑤ 缺点：不透明，不易观察伤口情况；易因热或摩擦而软化、变形；伤口上若残留敷料，会产生异味；边缘下方易出现渗漏、皱缩现象，分泌物渗漏可能导致皮肤浸润；伤口已感染、可见肌腱和骨骼、周围皮肤较脆弱，或是瘘管式有大量分泌物的伤口不可使用此类敷料。

（4）聚氧酯泡棉敷料

① 产品成分：聚氨基甲酸乙酯、硅胶。

② 作用机制：吸收泡棉层，可吸收大量渗出液、减少浸润，使伤口保持在湿润的状态，即使在压力下仍具吸收功能。

③ 适用范围：第三、四级压疮之伤口，疼痛伤口，对水胶体过敏者，中、大量渗出液的伤口及周边皮肤脆弱的伤口。

④ 优点：可吸收多量渗出液，高舒适度、容易撕除、不伤皮肤；减少渗漏及浸润对伤口的影响；可长时间使用。

⑤ 缺点：不透明，无法直接观察伤口状况；干燥性伤口无法使用此类敷料，成本较高。

2.填塞在伤口内之物品

（1）伤口胶及伤口粉

① 产品成分：甲基碳化钠纤维素（CMC）。

② 作用机制：同亲水性敷料。

③ 适用范围：浅层凹洞清洁伤口、伤口基部湿度够，伤口胶及伤口粉可吸收过多渗出液，促进肉芽组织增生。

④ 优点：同亲水性敷料。

⑤ 缺点：同亲水性敷料。

（2）亲水性凝胶

① 产品成分：甲基碳化钠纤维素、果胶、三仙胶、NaCl、丙烯乙二醇、水。

② 作用机制：使伤口湿润及促进多形核白细胞及巨噬细胞活化，以达到自体清创的

效果。

③适用范围：有结痂或渗出液少的伤口，黄、黑色干燥的伤口，已坏死或坏疽的伤口，窄小无效腔或肉眼可见肌肉的伤口。

④优点：清除容易，不会粘连在伤口上；能湿润伤口，加强自体溶解之扩创成效；可填塞无效腔；减轻疼痛；感染性伤口可使用。

⑤缺点：有多量渗出液的伤口不可使用，会浸润伤口周围皮肤，需要第二层敷料包扎。

（3）藻酸盐敷料

①产品成分：甲基碳化钠纤维素、藻酸钙。

②作用机制：

a.在伤口内富含钠离子及水分的组织液，与敷料内的钙离子进行接触性的离子交换，会使藻酸转变成凝胶，此种凝胶可提供伤口所需的湿润环境，促进伤口细胞增生，加速伤口愈合。

b.巨噬细胞会受凝胶和藻酸钙的纤维激发而活化，协助去感染及去结痂的物质；促进生长因子的释放，如白介素-1，而转成促使成纤维细胞/角质层细胞的增生，加快愈合。

c.可刺激血小板的黏着/凝集及活化内在血液凝集因子，在 $1 \sim 2\mathrm{min}$ 可完成止血的效应。

③适用范围：第三、四级压疮伤口，易出血伤口，中量渗出液的伤口，癌症伤口，腔室型、有瘘管的伤口，感染性伤口。

④优点：可吸收大量渗出液；可被生物溶解；没有毒性、不会造成过敏、完全兼容；具止血功能；不会粘连，可保护新生组织，避免疼痛；提供伤口床湿润环境及自体清创的效果。

⑤缺点：干燥性伤口不适用；须使用第二层敷料固定；渗出液量大且深度瘘管性伤口，不易清除残留的敷料。

（4）亲水性纤维敷料

①产品成分：甲基碳化钠纤维素。

②作用机制：甲基碳化钠纤维素可锁住渗出液形成凝胶，除可维持伤口适宜的湿润度，并可使坏死组织软化，以达自体溶解。

③适用范围：深度性瘘管伤口、感染性且渗出液量多的伤口、腔洞型伤口。

④优点：可用于填塞腔洞型伤口；能吸收多量渗出液，可吸收本身25倍重量的渗出液；减少换药次数；撕除容易，避免疼痛。

⑤缺点：干燥或有轻微渗出液的伤口不适用，须第二层敷料包扎固定，会使伤口床变干燥。

（5）胶原蛋白

①产品成分：胶原蛋白。

②作用机制：胶原蛋白可以和伤口紧密结合，促进伤口周围的健康细胞增生，并可作为细胞生长时的骨架，以利新生组织的成长；也具止血效果。

③适用范围：无感染、不易愈合的伤口。

④优点：促进上皮组织生长，降低瘢痕产生，移除渗出液并减轻发炎及水肿。

⑤缺点：须第二层敷料固定、感染性伤口不可使用。

（6）玻尿酸（HA）

①产品成分：玻尿酸酯、玻尿酸钠盐。

②作用机制：玻尿酸属于糖类，具有天然的生物活性及很好的生物兼容性，相较于其他化学合成敷料的被动帮助伤口愈合，玻尿酸则可利用本身的生物活性，主动促进伤口愈合，不会和其他敷料（如抗生素）产生交互作用。分子量小的玻尿酸，经研究证实可有效渗透进入伤口基部组织，而被吸收利用。玻尿酸可帮助血管新生，消除自由基的伤害，减少瘢痕产生，协助成纤维细胞增生和移行，促进角质细胞增生及上皮组织的再生。

③适用范围：捐皮区、浅层和深层皮肤溃疡（如压疮、糖尿病溃疡、动静脉溃疡），各类顽固不易愈合的伤口。

④优点：感染性伤口适用；提供加速伤口愈合的环境；不会粘连，容易分解。

⑤缺点：须第二层敷料固定、无法吸收大量渗出液、成本较高。

（7）生长因子

生长因子是体内重要的功能蛋白，身体的生长、组织修复、老化细胞的取代等，都需要生长因子的参与。常见的生长因子有：血小板衍生因子（PDGF）、转化生长因子（TGF）、表皮细胞生长因子（EGF）、成纤维细胞生长因子、角质细胞生长因子、肿瘤坏死因子（TNF）、白介素等。生长因子可对细胞产生趋化作用、使成纤维细胞发生有丝分裂、促进血管生成、使伤口收缩、刺激角质细胞移植增生、活化巨噬细胞等，可缩短伤口愈合时间，但其缺点是价格昂贵。

三、急性外科伤口的评估与护理

虽然急性伤口评估与护理通常由住院医师、专科护理师或医师助理执行，但护理人员最接近个案，直接观察到个案伤口的变化，因此，有必要了解目前其他先进国家一些新的护理方法，可适时协助医疗小组，提供给个案最好的伤口护理质量。

（一）常见的伤口问题

皮肤结构在很短的时间内遭受外力的破坏，而形成的伤口称之为急性伤口。急性伤口可发生在任何年龄层的患者，若妥善照顾而没有任何并发症的发生（如感染），一般可在预期的时间愈合。在临床上急性伤口可涵盖外科手术伤口与外伤伤口两大类。

（二）影响急性伤口愈合的因素

急性伤口愈合过程与慢性伤口相同，皆须靠患者本身系统性的免疫修补与外界环境的配合，达到伤口组织修复。与慢性伤口相较之下，各种急性伤口其护理目标与方法较为一致，因为此种伤口属于健康型，以复原组织功能与皮肤完整性为导向，在复原过程中，最担心的是手术部位裂开与感染，通常裂开是感染的前兆。造成急性伤口感染主要危险因子可涵盖环境、患者本身与手术伤口等特性。

1.环境因素

（1）术前住院时间越长，造成院内感染的机会越高，如无特殊状况，患者应该在术前一晚或当天才住院；以避免院内感染的风险。

（2）术后活动量较少，感染的机会越高。若无禁忌证应鼓励患者多下床活动。

（3）手术室若缺乏一致性的标准技术规范，造成术后感染的机会越大，标准技术应包括外科无菌洗手、患者皮肤准备、消毒溶液配备与管理、铺单的材质、清洗与监测方法等。

（4）手术室的陈列与通风设备须符合规范，以降低感染的概率。

2.患者因素

（1）年龄愈大，手术感染的概率愈高。

（2）营养过剩如肥胖症，血液循环易受阻挠，增加感染风险。

（3）糖尿病及肾脏患者，因新陈代谢功能受损，导致伤口愈合机制受阻，相对感染的概率也增加。

（4）使用类固醇或抑制免疫药物，会减弱嗜中性白细胞与巨噬细胞功能，伤口易感染。

（5）未使用剪毛方式处理开刀部位的毛发，其感染风险较大。

3.伤口因素

（1）手术的种类如污染性伤口，其感染风险较大。

（2）手术时间的长短与伤口大小，皆为感染风险因子。

（3）开刀技术，例如缝线缝得过紧。

（4）开刀部位皮肤准备与无菌表面的完整性，皆会影响感染风险，例如皮肤准备后，并未粘贴含碘感染防护膜，其手术部位感染的概率相对来说比较高。

（5）引流管的位置，越接近污染区（如会阴部位的引流管），其感染概率越高。

（三）外科手术伤口评估与护理

我们须先了解伤口闭合方式、伤口引流管使用目的，并针对缝合部位、植皮区及取皮区提供评估及护理。

1.伤口闭合方式

外科手术伤口闭合方式一般分为一、二、三级闭合，无论选择何种方式闭合，伤口闭合最主要的目的是希望恢复组织的功能与皮肤完整性。

（1）一级闭合

没有感染的清洁伤口，经由缝合而关闭，缝合方式包括：钉皮针、缝合线或免缝胶带贴合，一般外科手术伤口皆采取此方式闭合。

手术完成后，由于伤口的特性与临床考虑，不会将伤口缝合，此时开放性的伤口须借由肉芽组织填满以达到自然闭合，或可将伤口腔室的脓液引流干净后再进行缝合关闭，其护理方式与慢性伤口护理相同，临床常见二级闭合伤口有取皮区、盲肠破裂所引起的腹膜炎等。

（2）三级闭合

又称为延迟性闭合，手术完成后，考虑到细菌对伤口组织深度的污染，会将手术部位的腔室先进行缝合，但涉及污染部位会开放进行引流管或湿至干的换药方式处理，经过 5 ~ 7d 再依据伤口状况进行缝合，此方式与二级闭合极为相似，但不包含自然闭合部分。

手术部位无论采取何种方式闭合伤口，当创伤一发生，身体就自然反应会经历伤口愈合机制三阶段。此三阶段为发炎期、增生期、重塑期。为加速术后伤口愈合的机制，除了正确的局部伤口换药，患者还须注意以下几点：

① 保持温暖。

② 摄取足够的水分。

③ 控制疼痛得当。

④ 如有需要则给予氧气补充，促进组织的含氧量增加灌流，以加速伤口愈合。

2.伤口引流管

其主要目的是将伤口内的血水或脓液引流出来，引流管可分为开放式及封闭式。开放式的引流管较易造成感染，因此，目前临床大多使用封闭式引流管，最常见为真空抽吸原理的 Hemovac，其置放时间 24 ~ 48h，当引流液非常少时，应考虑尽早移除以降低感染的风险。引流管固定时应避免管路弯折造成阻塞，临床上引流管的固定常应用 3 寸宽的丝绸管路胶带，将其撕成三等份，做螺旋环绕，以防止管路弯折，尤其是胸管。

3.缝合部位的评估与护理重点

缝合部位的评估及护理，可分为三期说明：术后 1 ~ 4d、术后 5 ~ 14d 及术后

15d ～ 1年。

（1）术后1 ～ 4d

① 评估

缝合部位与周边组织：评估伤口时会发现有红、肿、痛、触诊有微温感等情形，这些都属于正常现象，因为此阶段是伤口愈合过程中的炎症期，而免疫系统方面疾病或长期服用类固醇的患者将会缺乏这类症状，若无炎症期的发生，伤口将无法进行下一阶段的愈合。

出血：出血可发生在手术过程中与手术部位缝合后，此类出血称为主要性或立即性出血，其与手术及缝合技术不良有关；若出血现象发生在术后的第7 ～ 10d，可视为二度出血，通常是因感染所引起。而伤口出血的状况可分为聚集在伤口内部、渗出伤口外及内出血3种，以下分别阐述：

a.首先是伤口内部出血，从外观通常可见有瘀青情形，可触摸此部分，感觉是否为松软凹陷或血肿块，若出血持续聚集在无效腔形成血肿会成为细菌温床时，医师会将伤口拆线把血块取出并寻找出血点加以电烧控制。

b.出血有时会外渗到敷料上，因此,须定时在敷料上做记号，标示渗血的范围，随着时间消逝，渗血量会逐渐变少，颜色也会由红色逐渐变淡、透明，到术后48 ～ 72h，渗血应该停止。

c.内出血的局部外观症状通常较不明显，因此,患者有早期休克症状（如低血压、心跳加速、疲倦、皮肤湿冷等）出现时须特别注意。

上皮再生：手术伤口由于毛囊、皮脂腺并未被破坏，使得上皮再生非常快，通常发生在术后的第3 ～ 4d，因此,缝合部位会由红变为较淡的粉红颜色。

② 护理重点：当手术部位缝合后，会使用纱布与胶带保护伤口，但一般会在24 ～ 48h由医师执行第一次换药，当敷料移除后会使用稀释的优碘消毒或生理盐水清洗伤口，拭干并换上含透明膜的岛吸式敷料，当上皮细胞完成再生后就无须使用敷料。若患者出院时伤口尚未拆线，则返家后会继续使用透明胰岛吸式敷料，最主要的目的是方便患者沐浴与保护伤口新生组织。

（2）术后5 ～ 14d

① 评估

正常伤口愈合：外科手术伤口通常在缝合后5 ～ 10d，会在缝线四周各1cm内形成有弹性的硬组织，此为胶原蛋白组织，临床上称为愈合嵴，其长度与缝合长度大约一样长。当此现象出现时，即代表伤口从炎症期进入增生期，伤口上的缝线或钉皮针即可移除。

伤口愈合不良：若缝合部位红、肿、热、痛持续增强，或裂开有渗出液时，须评估是否有感染情形并告知医师。伤口裂开可分为早期裂开与晚期裂开两大类，伤口裂开主要的

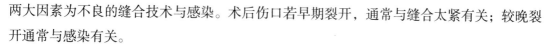

两大因素为不良的缝合技术与感染。术后伤口若早期裂开，通常与缝合太紧有关；较晚裂开通常与感染有关。

②护理重点

正常伤口愈合：当缝线拆除后，有些医师会持续使用免缝胶带或含透明胰岛吸式敷料，免缝胶带最主要的目的是美观瘢痕，降低伤口裂开的机会，含透明胰岛吸式敷料最主要目的是为方便观察伤口并提供患者舒适度。

伤口愈合不良：当伤口裂开时，医师会评估裂升的因素进行治疗。若与缝合太紧有关，医师会将张力较大的缝合部位先拆线，再次进行缝合或利用免缝胶带粘贴即可。若与感染有关，除了会进行伤口处的菌落培养，给予抗生素治疗，会将伤口拆线成为开放性伤口，利用湿至湿换药方法，促进肉芽组织增生进行二级闭合，因湿至湿换药方法，通常会造成伤口周边皮肤的浸润，因此，临床上会使用无痛保肤膜做保护。

（3）术后15d～1年

缝合部位会有瘢痕组织形成，当肉芽组织过度增生时会形成瘢痕肿或蟹足肿，通常与体质、伤口部位过度牵扯有关。过度牵扯如伤口在关节处或过早拆线，由于增生肉芽并未稳定，会因地心引力牵扯到新生的胶原蛋白，刺激造成过度增生，所以有些医师会在伤口拆线后，使用免缝胶带粘贴数周，预防此问题。

4.皮瓣移植的伤口护理

皮瓣移植经常应用于烧烫伤、创伤、无法愈合的压疮或静脉溃疡等患者身上，其皮瓣厚度会依据病况需求而有所不同。通常可直接使用缝合线、钉皮针将皮瓣固定在移植部位，或只把皮瓣放置在移植部位上，再利用副本固定。目前有关副本的部分有种较新的做法，利用树脂石膏副本取代传统石膏副本，树脂石膏副本的好处是轻巧、易塑造，支撑功能性的硬度较传统型好，皮肤过敏的机会较低。皮瓣移植的伤口护理重点如下：

（1）皮瓣移植处必须保持不动，避免皮瓣的移位，可依医嘱采用副本固定、弹绷固定支撑。

（2）避免移植处有张力与压力，以预防血液循环不足，造成皮瓣坏死。

（3）观察移植处是否有血肿或感染现象。血肿现象通常会造成皮瓣的剥离；当皮瓣移植处有疼痛、异味、瘙痒或发热现象时应注意，此为感染征兆，通常发生在植皮后2～4d，其中最怕铜绿假单胞菌与β型溶血性链球菌所引起的感染，通常会造成皮瓣坏死。

（4）皮瓣移植后，其部位通常会覆盖无菌油蜡纱布或手术舒软胶布，当油蜡纱布或舒软胶布移除前2h，可将婴儿油擦拭在油蜡纱布或舒软胶布上，让油质浸润渗透以方便移除，并避免黏胶对皮瓣造成伤害。

（5）当皮瓣移植后，其部位组织非常脆弱，应避免高温刺激或阳光照射。

（6）当皮瓣移植处愈合后，应常规性地使用含保湿滋润因子的乳霜，每日应按摩两次，促进皮肤恢复正常功能。

5.取皮区的伤口护理

利用身体某部位的皮肤作为皮瓣，此部位称为取皮区，最常见的取皮区为大腿，因为此部位的皮肤范围可有效地覆盖大范围受皮区。其伤口护理重点如下：

（1）由于取皮区的末梢神经接收器裸露在外，患者在此处的疼痛强度会高于皮瓣移植部位，因此，在取皮后的3～5d会常规性地给予止痛药。

（2）取皮后的数天，局部会不断渗血与红肿，传统护理方法是使用油蜡纱布覆盖，然后再放上纱布，并上棉卷与弹绷加压止血，通常此油蜡纱布会留在伤口7～10d，当棉卷与弹绷移除时，经常发现油蜡纱布已干掉并粘连在伤口上，撕除时常会造成疼痛感，因此，在移除敷料前可使用生理盐水润湿或将乳霜涂抹在敷料上，但此传统方法多少会伤害新生组织，尤其是伤害上皮细胞。

（3）取皮区在肢体部位易有瘢痕过度增生情形，应告知患者穿上管袋式弹绷或弹性衣，预防瘢痕过度增生。

（4）当取皮区愈合后，其皮肤变得干燥、缺乏弹性，须告知患者每日至少3次，在取皮区涂抹含高滋润性的乳霜。

（5）患者外出时，应避免阳光的照射，若无法遮阳，可在取皮区部位涂抹防晒膏。

（四）外伤伤口评估与护理

外伤伤口的范围非常广泛，一般分为大范围主要性外伤与小范围次要性外伤。大范围主要性外伤包括烧烫伤或外界刺激物所造成的粉碎性骨折及皮肤受损，常见的小范围次要性外伤包含切割伤、表皮撕裂伤、擦伤或小范围的一、二级部分皮层烫伤。大范围主要性外伤有其特殊性与专一性，本节不再详加介绍，以下将讨论一些临床上常见的小范围次要性外伤的护理。

1.擦伤

表皮受到摩擦所引起的伤害，常因为跌倒，皮肤与地面上的砂石摩擦所引起的。其伤口护理如下：

（1）利用生理盐水冲洗伤口并评估伤口是否有砂石嵌入，若有砂石嵌入破损的皮肤，须清创移除。

（2）依据伤口的大小与范围选取敷料。

（3）由于擦伤属表浅性伤口，伤口的神经末梢经常裸露在外，患者常有剧痛感，因此，临床上可使用透明贴膜或人工皮覆盖，以遮蔽神经末梢降低疼痛感，并提供湿润环境促进伤口愈合。

2.撕裂伤

皮肤受到张力作用，将皮肤撕裂形成齿状形的伤口，临床上常发生在老年患者身上，例如摔倒、皮肤被尖锐物品戳破撕裂，或胶带撕除不当引起皮肤撕裂受损。伤口护理的重点如下：

（1）先用生理盐水冲洗伤口并评估伤口是否有异物或坏死组织。

（2）利用免缝胶带，将破损部位的皮肤闭合，若有感染疑虑，可使用含碘免缝胶带闭合，外层再以含透明胰岛吸式敷料或纱布覆盖保护。

3.浅层皮肤灼伤

皮肤受热，表皮并未破裂，但真皮层微血管床遭受破坏，造成组织液流出形成水疱，肉眼观察水疱下的伤口呈现潮湿粉红状态，临床最常见此类意外伤害如摩托车排气孔所排出的热气烫伤。护理的过程如下：

（1）先用生理盐水将伤口清洗干净，水疱无须刺破，因其可形成天然保护屏障，降低感染风险。

（2）直接粘贴人工皮，让水疱在敷料里自行破裂，并在保护的环境下进行愈合。

（3）人工皮无须每日更换，更换频率依敷料对伤口渗液吸收饱和度决定，依临床经验，若渗出液量少的情况下，3～7d不等。

四、下肢溃疡伤口的护理

（一）患者评估

1.观察

下肢出现严重慢性的缺血，会有肌肉萎缩、缺乏毛发等外观。

2.触诊

由于血液供应不全，故其皮肤触诊较冰冷，脉搏较微弱。

3.皮肤颜色测试——苍白和站立

当患者动脉血流灌注不足时，若下肢抬高45°，皮肤会呈现苍白，当下肢站立或下垂时，皮肤颜色因重力产生反应性充血，出现牛肉红；或透过微血管填充试验测试，此时轻压下肢皮肤其时间若超过3s则显示血流下降。

4.感觉神经评估

患者可能因感觉神经传导功能损伤疾病，如糖尿病，增加其发生溃疡伤口的机会。可以借由单股线5.07 Semmes-Weinstein monofilament来评估，这是一种尼龙材质做的细小纤维丝，用它碰触患者的足底，当其无法察觉此感觉刺激时，被认为是糖尿病神经性病变。

5.血管测试

听诊有没有出现嘈杂声，或采用经皮血氧测试了解血流供应情形。

6.脉搏与压力测试

测量比较足部血压与手臂血压，进而决定足部血压供应是否足够，通常是利用Doppler进行，称之为足踝–手臂指标（ABI），由于某些疾病，如糖尿病下肢血管可能钙化，因此会影响数值的判断，为了精确获得测量数值，可以采用测量脚趾的血压代替足踝收缩压作为判断的方向。一旦证据显示患者下肢血流供应不足（如较弱的足部脉搏、足部呈现紫色、冰冷、ABI < 0.6以及足趾压力低于50mmHg），则不应贸然为患者伤口进行清创处置，应将患者转介给心血管外科医师。

足踝–手臂指标是监测周边动脉疾病（PAD）最理想的方法，它有以下优点：便宜、准确、可近性，可预测下肢状况、伤口愈合的情况、患者的存活率等。

有以下情况宜进行足踝–手臂指标的测量：①现存或怀疑的跛行。②休息疼痛。③无法愈合的足部溃疡。④年龄 ≥ 70岁或 ≥ 50岁合并相关高危险群（如糖尿病、吸烟等）。

足踝–手臂指标之执行过程如下：

（1）工具准备：听诊器、Doppler、压脉带、润滑凝胶等。

（2）患者准备：进行测量前，患者须平躺5 ~ 15min。

（3）执行过程；

① 将压脉带置放在手臂上，使用Doppler判读收缩压脉压的声音。分别测量两手，记录较高的数值。

② 选择大小合适的压脉带，缠绕在可能有周边动脉疾病的下肢之足踝上方。

③ 在足动脉的部位涂上凝胶。

④ 以45°角将Doppler的探头轻置于足动脉部位的皮肤上。

⑤ 打气，使压脉带的压力高于手臂收缩压20 ~ 30mmHg。

⑥ 慢慢放气，当动脉开始恢复跳动的那一刻，其压力即为足踝的收缩压。

⑦ 依同样步骤再测量相同下肢他处足动脉的收缩压，取两次测量中较高的数值作为计算ABI的数值。若只能取得一次足踝收缩压，则利用其计算ABI。

（4）计算ABI。将前面取得的足踝收缩压、手臂收缩压带入公式。

足踝手臂指标计算出结果后即可进行判读，但仍须注意是否有因压脉带不正确使用而产生脉压误差、下肢血流速率及心排血量、末梢高血压、末梢动脉损伤、肢体肿胀、肾脏疾病、肥胖等原因影响判读的正确性。应每三个月重新评估一次，必须评估患者肢体外观与骨突处，考虑患者是否有其他疾病，评估患者是否可以忍受加压治疗。

（二）动脉溃疡伤口评估

下肢动脉溃疡常发生在动脉血流灌注的末梢部位，其中足趾顶端是最常见的溃疡发生位置。以伤口评估量表及相片进行伤口大小及外观的描述记录。最初伤口的特征是较小的、小点状及表皮性伤口，随着缺血状况日益严重，此伤口则逐渐扩大甚而侵犯真皮及皮下组织，同时伴随缺血状况发生，患者常出现剧烈疼痛。

周边动脉血管阻塞性疾病，主要是动脉粥样硬化所造成的血管狭窄，以至于血液无法顺利循环至双腿下肢，而导致下肢缺氧，产生疼痛，其原理与心肌缺氧相同，只是反应的部位不同。其治疗方式可分内科及外科两种。

1.内科治疗：药物

由于动脉溃疡患者多同时有动脉粥样硬化，故在进行伤口护理时，也应配合患者检验值采用药物治疗。常见药物治疗种类包括：血小板抑制药、抗脂质药物与血管紧张素转化酶抑制药。

2.外科治疗：恢复动脉血流

若口服药物无法改善症状，可以考虑血管成形术或放置支架，若更严重者，则考虑血管绕道手术，手术本身风险最大的部分还是来自患者身体的全身性疾病如冠状动脉心脏病等，因此，术前要做好评估，才能有良好的手术结果。并非所有患者皆需要执行血管绕道手术，但是对于严重的下肢动脉血管障碍患者，一般皆采用血管绕道手术，所选用的血管常为人造静脉或是自体静脉，如下肢足背动脉血管绕道手术，是进行足背动脉或脚踝附近的胫后动脉绕道手术，借由绕道手术的执行，作为提供末梢肢体血流供应。若是在动脉血管评估之后，无法进行动脉绕道手术，次要的选择才会是以促进侧支血流提供该区域血流供应。

（三）护理原则

动脉溃疡伤口处置着重于避免溃疡产生的相关因素，其次才是伤口床的处置。增加伤口床血流供应是非常重要的策略，患者的姿势对于伤口床血流供应有很大的影响，再者，提供伤口组织生长环境、伤口床保护及避免组织破坏都是护理的重要环节。其重点如下：

1.出现溃疡伤口必须执行伤口微生物培养，通常建议再进行组织切片检查。

2.执行全细胞计数、血糖值、生化检查等实验室检查。

3.若患者出现深部组织溃疡伤口，建议辅助局部X线摄影术、计算机断层及磁共振等，来确认患者是否因为骨髓炎造成伤口迟迟不能愈合。

4.动脉溃疡、任何干结痂或坏疽性伤口都应等到血流重新供应时才可以执行伤口清创。

5.伤口敷料的选用应依据伤口床的特性而决定敷料的种类，使用敷料时也应避免伤口过度潮湿导致伤口周围皮肤浸润。

（1）简单未具黏性的敷料可以使用在较浅且没有大量分泌物的伤口。

（2）吸收性泡棉或海藻胶性敷料对于大量渗液伤口其效果很好。

（3）亲水性敷料可用在腐肉及具臭味的伤口。

（4）透明质酸敷料则应用在腐肉及坏死性伤口。

6.足部若出现胼胝皮肤应予以清除，以降低感染机会或因胼胝引发压力造成周边皮肤伤害。

7.抬高床头60～90°，利用重力促使下肢血流供应及保持下肢的温暖。

8.评估患者疼痛情形并适时依医嘱给予止痛药，若出现休息性疼痛或急性感染症状，则应立即转介患者给心血管外科医师。

（四）预防性处置

1.运动计划：规则性、渐进性运动可以促进下肢产生并行性血流现象。

2.戒烟：由于吸烟会减少全身性血流，因此，患者避免吸烟以恢复足够血流供应，是成功治疗下肢溃疡伤口重要的一环。

3.体重控制。

4.药物。

5.足部护理

（1）定期检视下肢及足部。

（2）每天以温水进行足部泡脚护理，避免水温过热造成伤害，同时以毛巾拭干足部及脚趾，可涂抹凡士林油或皮肤润滑乳按摩足部，并避免皮肤干燥，但此润滑乳不建议使用在足趾间。

（3）活动时尽量穿棉袜及舒适的鞋子，勿穿着凉鞋及拖鞋，以避免足部受伤。

（4）指甲护理，指甲修剪为平型为宜。

（5）预防患者因反复的压力造成伤口出现开裂，可以提供具缓冲压力性鞋垫的鞋子，指导患者及其家属，并定期复诊让相关医师及护理师检查患者足部。护理人员也应教导患者在下肢容易受压之处或骨凸处实行保护措施。

第二节　手术室护理技术

一、洗手、刷手技术

（一）基本概念

1.外科刷手术

指手术人员通过机械刷洗和化学药物作用以去除并杀灭手部皮肤表面上的污垢和附着的细菌，从而达到消毒手的目的。

2.外科手消毒

指用消毒剂清除或杀灭手部及上肢暂居菌和减少常居菌的过程。

3.常居菌

也称固有性细菌，能从大部分人的皮肤上分离出来的微生物，是皮肤上持久的微生物。这种微生物是寄居在皮肤上持久的固有的寄居者，不易被机械的摩擦清除。如凝固酶阴性葡萄球菌、棒状杆菌类、丙酸菌属、不动杆菌属等。

4.暂居菌

也称污染菌或过客菌丛，寄居在皮肤表层，是常规洗手很容易清除的微生物。接触患者或被污染的物体表面可获得，可随时通过手传播。

（二）刷手前的准备

一是穿洗手衣裤、隔离鞋，最好脱去本人衣衫；如未脱者，衣领衣袖应卷入洗手衣内，不可外露。

二是戴口罩、帽子，头发、口鼻不外露。轻度上呼吸道感染者戴双层口罩，严重者不可参加手术。

三是剪短指甲（水平观指腹不露指甲为度），去除饰物，双手及前臂无疖肿和破溃。

四是用肥皂或洗手液洗手，清除手上污垢。

由于肥皂液在存放过程中容易滋生微生物，加上刷手时间长、烦琐等，逐渐被淘汰。目前市售的氯己定醇洗手液最大的特点是方便、快捷，容器多为一次性使用，不易受细菌污染，有的还具有芳香味及护肤作用等特点，已广泛应用于手的刷洗和消毒。

（三）外科刷手法

外科刷手方法分3个步骤：机械刷洗、擦拭水渍、手的消毒。下面介绍氯己定醇洗手液刷手法。

1.机械刷洗与消毒

（1）刷手方法

① 取消毒毛刷。

② 用毛刷取洗手液5～10mL，刷洗手及上臂顺序为：指尖→指蹼→甲沟→指缝→手腕→前臂→肘部→上臂。刷手时稍用力，速度稍快。范围包括双手、前臂、肘关节上10cm（上臂下1/3～1/2）处的皮肤，时间约3min。

③ 刷手毕，用流动水冲洗泡沫。冲洗时，双手抬高，让水从手、臂至肘部方向淋下，手不要放在最低位，避免臂部的水流向手部，造成污染。

现部分医院采用的是七步揉搓洗手法，先用流动水弄湿双手。取适量洗手液，揉搓双手。方法为：第一步是掌心擦掌心；第二步是手指交叉，掌心擦掌心；第三步是手指交叉，掌心擦掌心，两手互换；第四步是两手互握，互擦指背；第五步是指尖摩擦掌心，两手互换；第六步是拇指在掌心转动，两手互换；第七步是手指握腕部摩擦旋转向上至上臂下1/3～1/2。手朝上，肘朝下冲洗双手。按此方法洗3遍，时间不少于10min。

（2）擦拭手臂

用灭菌毛巾或一次性纸巾依次擦干手、臂、肘。擦拭时，先擦双手，然后将毛巾折成三角形，搭在一侧手背上，对侧手持住毛巾的两个角，由手向肘顺势移动，擦去水渍。

（3）消毒手臂

取消毒液按七步洗手法揉擦双手至上臂下1/3～1/2，待药液自行挥发至干燥，达到消毒目的。

2.注意事项

（1）修剪指甲，指甲长度不得超过0.1cm。

（2）用洗手液清洗双手一定要冲洗、擦干后，方能取手消毒液。

（3）刷洗后手、臂、肘部不可碰及他物，如误触他物，视为污染，必须重新刷洗消毒。

（4）采用肥皂刷手、酒精浸泡时，刷手的毛刷可不换，但每次冲洗时必须洗净刷子上原有的肥皂液。

（5）采用酒精浸泡手臂时，手臂不可触碰桶口，每周须测定桶内酒精浓度一次。

（6）刷子最好选用耐高温的毛刷，用后彻底清洗、晾干，然后采用高压或煮沸消毒。

（四）连台手术的洗手原则

当进行无菌手术后的连台手术时，若脱去手术衣、手套后手未沾染血迹、未被污染，直接用消毒液涂抹一次即可。当进行感染手术后的连台手术时，脱去手术衣、手套，更换口罩、帽子后，必须重新刷手和消毒。

二、穿手术衣、戴无菌手套、无菌桌铺置原则、方法

（一）穿手术衣

常用的无菌手术衣有两种：一种是对开式手术衣，另一种是折叠式手术衣。它们的穿法不同，无菌范围也不相同。

1.对开式手术衣穿法

（1）手消毒后，取无菌手术衣，选择较宽敞的空间，手持衣领面向无菌区轻轻抖开。

（2）将手术衣轻抛向上的同时，顺势将双手和前臂伸入衣袖内，并向前平行伸展。

（3）巡回护士在其身后协助向后拉衣、系带，然后在手术衣的下摆稍用力拉平，轻推穿衣者的腰背部提示穿衣完毕。

（4）手术衣无菌区域为肩以下，腰以上的胸前、双手、前臂，腋中线的侧胸。

2.折叠式手术衣穿法

（1）（2）同"对开式手术衣穿法"。

（3）巡回护士在其身后系好颈部、背部内侧系带。

（4）戴无菌手套。

（5）戴无菌手套将前襟的腰带递给已戴好手套的手术医生，或由巡回护士用无菌持物钳夹持腰带绕穿衣者一周后交给穿衣者自行系于腰间。

（6）无菌区域为肩以下，腰以上的胸前、双手、前臂、左右腋中线内，后背为相对无菌区。

3.注意事项

（1）穿手术衣必须在手术间进行，四周有足够的空间，穿衣者面向无菌区。

（2）穿衣时，不要让手术衣触及地面或周围的人或物，若不慎接触，应立即更换。巡回护士向后拉衣领、衣袖时，双手均不可触及手术衣外面。

（3）穿折叠式手术衣时，穿衣人员必须戴好手套，方可接触腰带。

（4）穿好手术衣、戴好手套，在等待手术开始前，应将双手放在手术衣胸前的夹层或双手互握置于胸前，不可高于肩低于腰，或双手交叉放于腋下。

4.连台手术衣的更换方法

进行连台手术时，手术人员应洗净手套上的血迹，然后由巡回护士松解背部系带，先后脱去手术衣及手套，脱手术衣时注意保持双手不被污染，否则必须重新刷手消毒。

5.脱手术衣的方法

（1）他人帮助脱衣法。脱衣者双手向前微屈肘，巡回护士面对脱衣者，握住衣领将手术衣向肘部、手的方向顺势翻转、扯脱。此时手套的腕部正好翻于手上。

（2）个人脱衣法。脱衣者左手抓住右肩手术衣外面，自上拉下，使衣袖由里向外翻，同样方法拉下左肩，然后脱下手术衣，并使衣里外翻，保护手臂、洗手衣裤不被手术衣外面所污染，将手术衣扔于污物袋内。

（二）戴手套

由于手的刷洗消毒仅能去除、杀灭皮肤表面的暂居菌，对深部常驻菌无效。在手术过程中，皮肤深部的细菌会随术者汗液带到手的表面。因此，参加手术的人员必须戴手套。

1.戴手套的方法

（1）术者戴手套法

①先穿手术衣，后戴手套。

②打开手套包布，显露手套，将滑石粉打开，轻轻擦于手的表面。

③右手持住手套返折部（手套的内面），移向手套包布中央后取出，避免污染。

④戴左手，右手持住手套返折部，对准手套五指，插入左手。

⑤戴右手，左手指插入右手套的返折部内面（手套的外面）托住手套，插入右手。

⑥将返折部分向上翻，盖住手术衣袖口。

（2）协助术者戴手套法

①洗手护士双手手指（拇指除外）插入手套返折口内面的两端，四指用力稍向外拉出，手套拇指朝外上，小指朝内下，呈外"八"字形，扩大手套入口，有利于术者穿戴。

②术者左手对准手套，五指向下，护士向上提。同法戴右手。

③术者自行将手套返折翻转压住手术衣袖口。

2.注意事项

（1）持手套时，手稍向前伸，不要紧贴手术衣。

（2）戴手套时，未戴手套的手不可触及手套外面，已戴手套的手不可触及手套内面。

（3）戴好手套后，应将翻边的手套口翻转过来压住袖口，不可将腕部裸露；翻转时，戴手套的手指不可触及皮肤。

（4）若戴手套时使用了滑石粉，应在参加手术前用无菌盐水冲洗手套上的滑石粉。

（5）协助术者戴手套时，洗手护士应戴好手套，并避免触及术者皮肤。

3.连台手术脱手套法

先脱去手术衣，将戴手套的右手插入左手手套外面脱去手套，注意手套不可触及左手皮肤，然后左手拇指伸入右手鱼际肌之间，向下脱去右手手套。此时注意右手不可触及手套外面，以确保手不被手套外面的细菌污染。脱去手套后，双手须重新消毒或刷洗消毒后方可参加下一台手术。

（三）无菌桌铺置原则、方法

手术器械桌要求结构简单、坚固、轻便及易于清洁灭菌，有轮可推动。手术桌一般分为大、小两种。大号器械桌长110cm、宽60cm、高90cm（颅脑手术桌高120cm），小号器械桌长80cm、宽40cm、高90cm。准备无菌桌时，应根据手术的性质及范围，选择不同规格的器械桌。无菌桌选择清洁、干燥、平整、规格合适的器械桌，然后铺上无菌巾4～6层，即可在其上面摆置各种无菌物品及器械。

1.铺无菌桌的步骤

（1）巡回护士将器械包放于器械桌上，用手打开包布（双层无菌巾），只接触包布的外面，由里向外展开，保持手臂不穿过无菌区。

（2）无洗手护士时，由巡回护士用无菌持物钳打开器械布或由洗手护士穿好手术衣、戴好无菌手套再打开，先打开近侧，后打开对侧，器械布四周应下垂30cm。

（3）洗手护士将器械按使用先后次序及类别排列整齐放在无菌桌上。

2.铺无菌桌的注意事项

（1）无菌桌应在手术开台前铺妥。

（2）备用（第二、第三接台手术）无菌桌所需用物。

（3）铺无菌桌的无菌单应下垂桌缘下30cm以上，周围的距离要均匀。桌缘下应视为污染区。

（4）未穿无菌手术衣及戴无菌手套者，手不得穿过无菌区及接触无菌包内的一切物品。

3.使用无菌桌原则

（1）铺好备用的无菌桌超过4h不能再用。

（2）参加手术人员双手不得扶持无菌桌的边缘：因桌缘平面以下不能长时间保持无菌状态，应视为有菌区。

（3）凡垂落桌缘平面以下物品，必须重新更换。

（4）术中污染的器械、用物不能放回原处：如术中接触胃肠道等污染的器械应放于弯盘等容器内，勿与其他器械接触。

（5）如有水或血渗湿者，应及时加盖无菌巾以保持无菌效果。

（6）手术开始后该无菌桌仅对此手术患者是无菌的，而对其他患者使用无菌物品，则属于污染的。

（7）洗手护士应及时清理无菌桌上器械及用物，以保持无菌桌清洁、整齐、有序，并及时供应手术人员所需的器械及物品。

（8）托盘：为高低可调之长方形托盘。横置于患者适当部位之上，按手术需要放1～3个，如为胸部手术，则托盘横过骨盆部位；颈部手术，则置于头部以上。在手术准备时摆好位置，以后用双层手术单盖好，其上放手术巾，为手术时放置器械用品之用。

三、手术器械台的整理及注意事项

（一）无菌台使用原则

一是选择范围较为宽敞的区域开台。

二是徒手打开外层包布，用无菌持物钳开内层包布，顺序为：先对侧，后近侧。

三是无菌包打开后未被污染又重新包裹，有效期不超过24h。

四是无菌巾打开并暴露于无菌环境中超过4h，应重新更换或加盖无菌巾。

（二）开台方法与要求

1.无菌器械物品桌

为了便于洗手护士了解手术步骤，迅速、准确、有效地传递手术用品，缩短手术时间，避免差错，要特别注意洗手护士配合手术时所站立的位置和手术器械分类摆放顺序的协调一致。一般情况下，洗手护士与术者位置的取向关系是：护士站在术者的对侧，若为坐位正面手术，站其右侧（二者同向）；坐位背面手术，站其左侧（二者相向）。洗手护士与患者位置的取向关系是：仰卧位时站其左侧（盆腔手术站其右侧），侧卧位时站其腹侧，俯卧位时站其右侧。

（1）器械桌的分区

将器械桌面分为4区，按器械物品使用顺序、频率分类摆放，以方便洗手护士拿取物品。各区放置的物品有：Ⅰ区为碗、弯盘、杯、缝针盒、刀片、线束、消毒纱球、KD粒、注射器等。碗在上，弯盘在下，小件物品放于弯盘或杯中。Ⅱ区为刀、剪、镊、持针钳。Ⅲ区为各种止血钳、消毒钳。Ⅳ区为各种拉钩、探针、咬骨钳、纱布、纱垫、皮肤保护巾等。拉钩等零散器械最好用长方形不锈钢盆盛装，保持整齐，不易丢失。如有专科器械桌在检查器械种类是否齐全和器械完整性后应加盖无菌巾，待要使用时再逐步打开使用，以减少污染机会。

（2）无菌桌的建立

无菌桌的铺巾至少4层，四周垂于桌缘下30cm。无菌巾一旦浸湿，应立即更换或加铺无菌巾，以防止细菌通过潮湿的无菌单进入切口。有条件的医院，宜在无菌桌面加铺一层防水无菌巾，保持无菌桌在使用过程中不被水浸湿。

无菌桌的建立有两种方法：一是直接利用无菌器械包的包布打开后建立无菌桌，二是用无菌敷料重新铺盖建立无菌桌。前者是临床上最常用、最简单、最经济、最快的方法，开台时不仅占地小，还节约用物。若采用后者铺设无菌桌，则在已打开的无菌敷料中用两把无菌持物钳（或由穿戴好手术衣、手套的护士执行）夹住双层包布的两端后抖开，然后由远到近平铺于器械车桌面上，同法再铺一块无菌巾，使之达到4层。铺巾时应选择四周范围较宽的区域，无菌巾不要过度打开，无菌物品不要触及他物，以确保无菌桌不被污染。

同时摆放两个器械桌时，宜将专科器械和公共器械分开，器械桌可采用直角形或平行放置，公共器械桌靠近洗手护士侧。当呈直角形放置时，手术人员最好穿折叠式手术衣或在其后背加铺无菌巾，避免手术衣后襟触碰器械桌造成污染。

2.托盘

托盘是器械桌的补充形式，摆放正在使用或即将使用的物品，以协助护士快速传递物品。因此，应按照手术步骤放置物品种类和数量，及时更换，不可大量堆积，以免影响操作。托盘可分为单托盘和双托盘两种。

（1）托盘的分区

托盘可分4区。Ⅰ区为缝合线，将1、4、7号丝线备于治疗巾夹层，线头露出1~2cm，朝向切口，巾上压弯盘，盘中放浸湿或备用的纱布（垫）；Ⅱ区为血管钳，卡在托盘近切口端边缘，弧边向近侧；Ⅲ区为刀、剪、镊、持针钳；Ⅳ区为拉钩、皮肤保护巾等。其中Ⅰ区物品相对固定，Ⅱ、Ⅲ、Ⅳ区物品按手术进展随时更换。若为双托盘，血管钳卡在两盘衔接处边缘上，Ⅱ区留作机动，如放心脏血管手术专用器械、物品等，其他区物品基本不变。

（2）无菌托盘的建立

托盘的铺垫有3种解决方法：①直接将手术衣或敷料包展开在托盘上，利用原有的双层外包布。②使用双层托盘套。③在托盘上铺双层无菌巾。第一种方法简便、节约、实用，经过大单、孔巾的铺设后，盘上铺巾能达到4~6层。若铺双托盘，可用前两种方法铺设单托盘，在此基础上再加盖一层布巾，使托盘衔接紧密。临床上单托盘使用较多，双托盘多用于心脏外科手术。

（三）手术野基本物品准备

手术野基本物品指的是手术切皮前切口周围的物品准备。洗手护士应在整理器械桌后，迅速备齐切皮时所用物品，加快手术进程。

1.准备干纱垫

切口两侧各放1块干纱垫，一是为了在切皮时拭血；二是将皮缘外翻，协助术者对组织的切割。因手套直接接触皮肤，比较滑，固定不稳，皮缘易致电灼伤，影响切口愈合。

2.固定吸引胶管

一般吸引管长100～150cm，将吸引管中部盘一个约10cm环，用组织钳提起布巾。将其固定在切口的上方，接上吸引头。此环既可防止术中吸引管滑落，又方便术中进行吸引。

3.固定高频电刀

高频电刀线固定在切口下方，固定端到电刀头端留有50cm。一是方便术者操作；二是不用时电刀头能放回托盘上，以免术中手术人员误踩脚踏或误按手控开关造成患者皮肤灼伤。

（四）注意事项

一是手术室护士穿手术衣、戴手套后，方可进行器械桌整理。

二是器械桌、托盘的无菌区域仅限于桌面，桌缘外或垂于器械桌缘下视为污染区，不可将器械物品置于其外侧缘。

三是器械物品的摆放顺序是以手术室护士为中心分近、远侧，以切口为中心分近心端、远心端。

四是小件物品应放弯盘里，如刀片、线束、针盒、注射器等。一方面保持器械桌整齐，另一方面避免丢失。

五是妥善保管缝针：缝针细小，术中极易被手套、敷料黏附而丢失，导致物品清点不清。因此，缝针应放在针盒内或别在专用布巾上。不可随意摆放在器械桌面上，以免丢失。若缝针离开针盒，必须保持针不离钳。持针器夹持好的针应弯弓向下，放置在无菌台上，以免损坏针尖和针尖穿过布巾造成污染。在术中，回收的针应仔细检查针的完整性，以及针有没有因为医生的操作不当而出现倒钩。如出现倒钩应及时更换，如不完整应及时通知医生查找，以免异物遗留体内。

六是手术人员不能接触桌缘平面以下：凡垂落于桌缘平面以下的物品视为污染，不可再用或向上拉提，必须重新更换。

四、手术野皮肤的消毒及铺无菌巾

皮肤表面常有各种微生物，包括暂居菌群和常驻菌群，特别是当术前备皮不慎损伤皮肤时，更易造成暂居菌寄居而繁殖，成为术后切口感染的因素之一。皮肤消毒的目的主要是杀灭暂居菌，最大限度地杀灭或减少常驻菌，避免术后切口感染。因此，严格进行手术区、皮肤消毒是降低切口感染的重要环节。

（一）消毒原则

一是充分暴露消毒区域：尽量将患者的衣服脱去，充分显露消毒范围，以免影响消毒效果。

二是碘酊干后，方可脱碘；否则，影响杀菌效果。

三是消毒顺序以手术切口为中心，由内向外，从上到下。若为感染伤口或肛门消毒，则应由外向内。已接触边缘的消毒纱球，不得返回中央涂擦。

四是消毒范围以切口为中心向外15～20cm：如有延长切口的可能，则应扩大消毒范围。

五是消毒前须检查消毒区皮肤清洁情况。

（二）手术野皮肤消毒范围

一是头部手术皮肤消毒范围：头部及前额。

二是口、唇部手术皮肤消毒范围：面唇、颈及上胸部。

三是颈部手术皮肤消毒范围：上至下唇，下至乳头，两侧至斜方肌前缘。

四是锁骨部手术皮肤消毒范围：上至颈部上缘，下至上臂上1/3处和乳头上缘，两侧过腋中线。

五是胸部手术皮肤消毒范围，侧卧位：前后过中线，上至肩及上臂上1/3处，下过肋缘，包括同侧腋窝。仰卧位：前后过腋中线，上至锁骨及上臂，下过脐平行线。

六是乳腺癌根治手术皮肤消毒范围：前至对侧锁骨中线，后至腋后线，上过锁骨及上臂，下过脐平行线。如大腿取皮，则大腿过膝，周围消毒。

七是上腹部手术皮肤消毒范围：上至乳头，下至耻骨联合，两侧至腋中线。

八是下腹部手术皮肤消毒范围：上至剑突，下至大腿上1/3，两侧至腋中线。

九是腹股沟及阴囊部手术皮肤消毒范围：上至脐平行线，下至大腿上1/3，两侧至腋中线。

十是颈椎手术皮肤消毒范围：上至颅顶，下至两腋窝连线。如取髂骨，上至颅顶，下至大腿上1/3，两侧至腋中线。

十一是胸椎手术皮肤消毒范围：上至肩，下至髂嵴连线，两侧至腋中线。

十二是腰椎手术皮肤消毒范围：上至两腋窝连线，下过臀部，两侧至腋中线。

十三是肾脏手术皮肤消毒范围：前后过正中线，上至腋窝，下至腹股沟。

十四是会阴部手术皮肤消毒范围：耻骨联合、肛门周围及臀、大腿上1/3内侧。

十五是四肢手术皮肤消毒范围：周围消毒，上下各超过一个关节。

十六是耳部手术：术侧头、面颊及颈部。

十七是髋部手术：前、后过正中线，上至剑突，下过膝关节，周围消毒。

（三）消毒注意事项

一是面部、口唇和会阴部黏膜、阴囊等处，不能耐受碘酊的刺激，宜用刺激性小的消毒液来代替。

二是涂擦各种消毒液时，应稍用力，以便增加消毒剂渗透力。

三是消毒腹部皮肤时，先在脐窝中滴数滴消毒液，待皮肤消毒完毕后再擦净。

四是碘酊纱球勿蘸过多，以免流散他处，烧伤皮肤。脱碘必须干净。

五是消毒者双手勿与患者皮肤或其他未消毒物品接触，消毒用钳不可放回手术器械桌。

六是采用碘伏皮肤消毒，应涂擦两遍，作用时间3min。

七是注意脐、腋下、会阴等皮肤皱褶处的消毒。

八是实施头面部、颈后入路手术时，应在皮肤消毒前用纱布保护双眼，用棉球保护耳部，以防止消毒液流入，造成损伤。

（四）铺无菌巾

1.铺无菌巾的目的

手术野铺无菌巾的目的是防止细菌进入切口。除显露手术切口所必需的最小皮肤区之外，遮盖手术患者其他部位，使手术周围环境成为一个较大范围的无菌区域，以避免和尽量减少手术中的污染。

2.铺无菌巾的原则

（1）铺无菌巾由洗手护士和手术医生共同完成。

（2）铺巾前，洗手护士应穿戴无菌手术衣、手套。手术医生操作分两步：未穿手术衣、未戴手套，直接铺第一层切口单；双手臂重新消毒一次，穿戴好手术衣、手套，方可铺其他层单。

（3）铺无菌单时，距切口2～3cm，悬垂至床缘30cm以下，手术切口四周及托盘上至少4层，其他部位应至少两层以上。

（4）无菌巾一旦放下，不要移动，必须移动时，只能由内向外，不得由外向内。

（5）严格遵循铺巾顺序。方法视手术切口而定，原则上第一层无菌巾是从相对干净到较干净、先远侧后近侧的方向进行遮盖。如腹部无菌巾的顺序为：先下后上，先对侧后同侧。

3.常见手术铺巾

（1）腹部手术

① 洗手护士递1、2、3块治疗巾，折边对向铺巾者，依次铺盖切口的下方、对方、上方。

② 第4块治疗巾，折边对向自己，铺盖切口的同侧，用4把布巾钳固定。

③ 铺中单两块，于切口处向上外翻遮盖上身及头架，向下外翻遮盖下身及托盘，保护双手不被污染。

④ 铺孔被1块，遮盖全身、头架及托盘。

⑤ 对折中单1块铺于托盘面上。

⑥ 若肝、脾、胰、髂窝、肾移植等手术时，先在术侧身体下方铺对折中单1块。

（2）胸部（侧卧位）、脊椎（胸段以下）、腰部手术

① 对折中单两块，分别铺盖切口两侧身体的下方。

② 切口铺巾同腹部手术。

③ 若为颈椎后路手术，手术铺巾同"头部手术"。

（3）头部手术

① 对折中单1块铺于头、颈下方，巡回护士协助抬头。

② 治疗巾4块铺盖切口周围，在切口部位覆盖皮肤保护膜。

③ 折合中单1块，1/3搭于胸前托盘架上，巡回护士放上托盘压住中单，将剩余2/3布单外翻盖住托盘。

④ 铺中单两块，铺盖头部、胸前托盘及上身，两把布巾钳固定连接处中单。

⑤ 铺孔被，显露术野。

⑥ 对折治疗巾1块，组织钳两把固定在托盘下方与切口之间布单上，形成器械袋。

（4）眼部手术

① 双层治疗巾铺于头下，巡回护士协助患者抬头。

② 将面上一侧治疗巾包裹头部及健眼，1把布巾钳固定。

③ 铺眼孔巾，铺盖头部及胸部。

（5）乳腺癌根治手术

① 对折中单1块，铺于胸壁下方及肩下。

② 如患侧手悬吊，同"腹部铺单法"。

③如患侧手外展，于铺治疗巾的同时由助手将患侧手抬起，铺中单后在患侧手托上放一治疗巾将患肢包裹，铺孔被，将患肢从孔被牵出，用无菌绷带将患肢固定。

（6）经腹会阴直肠癌根治手术

①中单治疗巾各1块铺于臀下，巡回护士协助抬高患者臀部。

②3折无菌巾1块，横铺于腹部切口下方，无菌巾3块分别铺于切口对侧、上方、近侧。4把布巾钳固定。

③双腿分别套上腿套，从脚到腹股沟套托盘套。

④铺中单3块，1块遮盖上身及头架，两块铺于两腿上方，将托盘置于腿上方。

⑤铺孔被，将治疗巾对折铺于托盘上。

（7）四肢手术

①上肢：对折中单（一次性中单、布单各1块）两块铺于木桌上；对折无菌巾1块围绕上臂根部及止血带，1把布巾钳固定，同法再包绕第两块无菌巾；无菌巾两块上、下各一，两把布巾钳固定；折合治疗巾包裹术侧末端，于铺完孔被后无菌绷带固定；中单1块铺盖上身及头架，中单1块铺盖下身；铺孔被，术侧肢体从孔中穿出。

②下肢：中单（一次性）两块、布中单1块依次铺于术侧肢体下方；对折治疗巾1块，由下至上围绕大腿根部及止血带，同法再包绕第两块治疗巾，1把布巾钳固定；无菌巾两块在肢体上、下各铺1块，两把布巾钳固定；折合治疗巾包裹术侧末端，无菌绷带固定；中单1块铺盖上身及头架；铺孔巾1块，术侧肢体从孔中穿出。

（8）髋关节手术

①对折中单1块，铺于术侧髋部侧下方。

②中单（一次性）两块、布中单1块依次铺于术侧肢体下方。

③治疗巾3块，第1块折边向术者由患者大腿根部向上围绕，第两块折边向助手铺于切口对侧，第3块折边向术者铺于同侧，3把布巾钳固定。

④铺中单，包裹术侧肢体末端；铺孔巾，同"下肢手术"。

（9）脊柱手术

①同腹部手术依次铺好4块治疗巾、两块布中单。

②于切口上方加盖一次性中单1块，于托盘外侧加铺一次性中单1块，两把直钳固定，铺孔被。

（五）术中的无菌要求

一是保持无菌区域不被污染：手术台面以下视为有菌，手术人员的手、器械物品不可放到该平面以下；否则，视为被污染。

二是由洗手护士打开无菌包内层，无洗手护士的手术，由巡回护士用无菌持物钳打开，手术医生铺毕第1层巾后，必须重新消毒双手1次。

三是器械应从手术人员的胸前传递，必要时可从术者手臂下传递，但不得低于手术台边缘，手术者不可随意伸臂横过手术区域取器械。

四是手术人员的手不要接触切口周围的皮肤，切皮后应更换刀片和盐水垫，铺皮肤保护巾，处理空腔脏器残端时，应用盐水垫保护周围组织，已污染的器械和敷料必须放于弯盘中，不能放回无菌区。

五是术中因故暂停如进行X线摄片时，应用无菌单将切口及手术区域遮盖，防止污染。

六是无菌物品一经取出，虽未使用，但不能放回无菌容器内，必须重新灭菌后再使用，无菌包打开后未被污染，超过24h不可使用。一次性物品应由巡回护士打开外包装后，洗手护士用镊子夹取，不宜直接在无菌桌面上撕开。

七是手术人员更换位置时，如两人邻近，先由一人双手放于胸前，与交换者采用背靠背形式交换；如非邻近，则由双方先面向手术台退后，然后交换。

八是术中尽量减少开关门次数，限制参观人员，参观人员距离手术者30cm以上。

九是口罩潮湿及时更换，手术人员咳嗽、打喷嚏时，应将头转离无菌区。及时擦拭手术人员的汗液。

十是无菌持物钳主张干燥保存，每台一换，若历时长，每4h更换。

五、手术护理

手术患者进入手术室期间，手术室护士应热情接待患者，按手术安排表仔细核实患者，确保患者的手术部位准确无误。在手术间的空调环境中，应注意手术患者的保温护理，防止患者在手术过程受凉感冒，影响术后康复。在手术中的输液、输血是手术室常用的治疗手段，掌握有关输液、输血的理论知识和操作技能，是配合手术的保证。围手术期患者的途中转运、手术台上的安全保护等均是手术室护士应重视的方面。

（一）患者的接送

手术当日手术室负责接送的人员，应将手术患者由病区接到手术室接受手术。为防止手术患者错误以及防止患者的照片、药物、物品遗失，手术患者的交接应使用"手术患者接送卡"，在手术患者按程序离开或返回病房、进入手术室等候区、进入手术间、手术前等不同时间、地点有交接工作时，交接双方的工作人员均应按照"手术患者接送卡"的内容，共同核对患者姓名、病区、性别、手术部位、手术名称、病历和住院号及患者所带物品等。

（二）患者的核对

1.患者识别方法

对手术患者的核对是落实正确识别患者，保证患者安全、尊重生命的重要手段。所有相关人员都应该通过合适的流程以及扮演积极的角色来保证外科手术患者手术治疗的正常进行。其方法为以下几点：

（1）核查腕带标记

所有的手术患者必须配有身份识别的腕带标记，并在送入手术室前确认是系在手腕上。患者腕带上应提供患者的个人资料，包括姓名、身份证号、住院号、病区、电话号码、住址等，如果基于某种原因要摘除该腕带标记，则负责摘除的人员必须保证采用其他替代方式，以确保患者仍能被识别。

（2）以主动沟通方式确认患者

医护人员首先自我介绍，主动告知患者自己的身份和称呼，与患者建立良好的护患关系。如"您好，我是您的手术护士，叫某某"。并以询问患者的方式，核对患者的资料如"您好，请问您贵姓"，由患者主动告之姓名。对意识清楚的患者，可由患者自行叙述其姓名，手术室护士根据其叙述的情况与腕带标记资料判断是否符合。

（3）通过家属或陪伴者确认患者

对虚弱/重病/智力不足/意识不清的患者，可由家属/陪伴者叙述其姓名，护士确认其叙述情况与腕带标记资料是否符合，以便确认患者的正确性。确认患者个人资料包括姓名、身份证号、住院号、电话号码、住址等，以上内容具备两种即可。

（4）护理指导

①告知患者或家属佩戴的腕带标记请勿任意移除，以利于患者身份的识别。

②告知患者或家属如因接受医疗和护理操作时患者必须暂时取下腕带标记，应在操作后及时戴上。

③告知患者或家属在接受医疗护理操作前，医护人员称呼全名及称谓正确时，务必回答。

④告知患者或家属凡医护人员对患者未确认身份或确认不正确时，务必及时予以澄清。

（5）患者识别的"三确""六核"规则

规则中"三确"即正确的患者、正确的手术部位、正确的手术方式。"三确"规则的执行应从接患者开始，接患者时应查对患者的姓名、性别、床号、住院号、诊断、手术名称、手术部位（上、下、左、右）、手术区域及备皮情况等，直到确实正确地识别患者后，方可将患者移置推车上。患者进入手术室后，巡回护士应再次确认患者。手术部位的标记应在手术前，由主刀医生与患者共同确认后，在手术部位明确标记。"六核"规则的执行时间分别是在患者入院登记时；患者到病房报到后佩戴上腕带，护士正确书写患者资料于床头卡上时；手术室接手术患者时；手术患者至手术室等候区时；手术间负责巡回的护士接患者入手术间时；手术即将开始时。六核涉及患者在接受手术前操作的种种环节，手术室护士应重点核查落实在接手术患者开始到患者进入手术间这段时间的四次核查。

2.患者识别的形式

（1）识别单：外科手术患者的识别单。

（2）腕带：患者腕带标记。

（三）患者的保温护理

患者在手术过程中易发生低体温这一现象容易被医务人员所忽视，有研究显示大约50%的手术患者中心体温低于36℃，33.3%患者中心体温＜35℃，而人体体温调节系统通常将中心体温调节恒定在37℃。全麻手术超过3h、一般手术超过2h，容易出现术中低体温。术中低体温对患者造成的危害是十分严重的，针对造成术中低体温的原因进行有效预防是围手术期护理的一个重要内容。

在手术期为预防低体温的发生常采用主动保温措施，应用的方法包括以下几点：

1.监测体温

在手术过程中注意监测体温，维持体温在36℃以上。

2.调节室温

随时注意调节室温，维持室温在22 ~ 24℃，不能过低。

3.保暖

可采用暖水袋、电热毯、压力气体加温盖被等对手术床、推床加温，或盖被覆盖、穿脚套等措施对患者保暖，确保患者围手术期温暖、舒适。其中压力气体加温盖被是目前较新的一种方法，它具有使用方便、安全、有效等特点，可对体温下降的危害起到预防作用。

4.输注液加温

使用恒温加热器、温箱或血液制品加温器等加温设备，对输入体内的液体和血液制品加温至37℃，可以预防低体温的发生，并防止体温下降。液体加温输入的方法可以使用压力气体加温器、保湿加温过滤器等。已存在休克和低温的手术患者，可采用加温器加压快速输注37℃的液体以尽快恢复有效循环血容量，避免因低血容量休克而死亡。研究表明液体或血液制品加温至36 ~ 37℃是安全、舒适的，且对药液成分无影响。但注意部分药物如青霉素、维生素、代血浆等不能加温。

5.冲洗液加温

在进行术中体腔冲洗时，应注意使用温箱将冲洗液加温至37℃左右，可避免体内过多热量散失，防止术中体温下降。

（四）患者的保护

进入手术室的患者不是以单纯的疾病代称"甲状腺"或"冠状动脉搭桥"，他们是需要做手术的人。离开那些术后将照顾他们的亲人，来到手术室他们将单独面对一次令人迷惘和可怕的经历。因此，患者来到手术室需要得到手术室护士的真切关心和照顾。其保护措施包括如下内容：

1.患者的途中转运措施

（1）各种车、推床应有安全带或护栏，患者由病区到手术室时，每个患者的转运途中需要始终有人一直照顾他，固定好患者安全带和围栏，防止患者摔伤。决不能让患者独自躺在推床上。

（2）到病房接送患者时严格遵守患者的查对制度。

（3）在接送患者过程中，确保患者温暖、舒适、不被伤害。

（4）必要时，危重手术患者应有麻醉及手术医生陪同接送，防止患者在途中出现病情变化。

（5）患者转运过程中，避免颠簸碰撞，应将患者安全送入手术室。

（6）患者身上携有输液管、引流管的，应保持管子在正常位置，避免发生液体反流或管子脱落。

2.患者在手术间的保护措施

在进入手术室时，患者在感情上的需要可能和身体情况一样各有不同。手术室的护理工作是让患者在回忆他们的手术经历时是愉快的心情。

（1）患者从上手术推床到躺至手术床的过程中，应注意随时遮挡患者，保证患者的隐私权不受侵犯。

（2）患者在手术床上应注意使用约束带约束，防止患者从手术床上坠落。

（3）一旦患者进入手术间，必须有人看护。患者不能单独留在手术间。

（4）患者在手术室期间，随时注意给患者保暖，避免体温过低或过高。

（5）手术结束，气管插管拔管阶段，护士应守候在患者身边，防止患者烦躁，导致坠床或输液管道的滑脱。

（6）手术结束后，由麻醉医生、手术医生和手术室护士等协助将患者从手术床移至推床，移动过程应注意防止各类引流管的脱落。

（7）手术结束后应由手术医生、麻醉医生协助护送患者至麻醉复苏室。

（五）物品的清点

随着新、高、尖手术的不断开展，手术器械、手术敷料也在不断地变化，手术室与供应室的一体化管理，促成了手术室对清点核对制度的规范化。清点核对制度是手术室工作中非常重要的制度之一，严格清点核对制度能完全避免异物遗留体腔。坚持在术前、术中、术后"三人四次"清点核对制度，以保证患者的安全，避免器械在回收、清洗、灭菌过程中的丢失。

1.清点原则

（1）严格执行"三人四次"清点制度。"三人"指手术医师第二助手、刷手护士、巡回护士，"四次"指手术开始前、关闭体腔前、关闭体腔后、术毕（缝完皮肤后）。

（2）在一些腔隙部位如膈肌、子宫、心包、后腹膜等的关闭前、后，刷手护士与巡回护士应共同清点物品。

（3）术中临时添加的器械、敷料，刷手护士与巡回护士必须在器械台上及时清点数目至少两次，并检查其完整性，及时准确记录无误后方可使用。

（4）"三不准"制度的执行。刷手护士在每例手术进行期间原则上不准交接换人；巡回护士对手术患者病情、物品交接不清者，不许交接班；抢救或手术紧急时刻不准交接班。

（5）清点物品时坚持"点唱"原则。刷手护士大声数数，巡回护士小声跟随复述。

（6）准确及时记录所有手术台上物品、器械，巡回护士两人核对无误后并在手术器械敷料清点单上签全名。

2.清点内容

（1）器械

包括普通器械、内镜器械等所有手术台上的器械。手术开始前严格核对器械是否齐全完整，功能是否良好，螺丝是否松动、完整等。手术中，凡使用带有如螺丝、螺帽、弹簧、支撑杆等小配件的器械时，使用之前和使用之后都应仔细检查其数目及其完整性，内镜器械术前必须检查镜面，有无破损或模糊不清，对操作钳、钩，配件、盖帽、胶皮等进行清点检查，确保其完整性，并由巡回护士记录。

（2）敷料

主要包括纱布垫、大纱布、小纱布、小纱条、棉片、棉球等。清点时必须分类清点，检查其完整性并防止重叠及夹带。小纱条、棉片等物品严禁重叠在一起清点，必须将其摊开，检查正、反两面是否一致；手术中严禁裁剪纱布、纱垫等敷料制作成其他的敷料使用。

（3）其他

包括手术刀片、电刀笔、线轴、缝针等，手术中刷手护士随时监控所有物品如对缝针数目进行清点，随时了解缝针去向。

3.清点时机

手术前，刷手护士提前20min洗手上台，整理台上所有器械、敷料，执行清点查对制度。

（1）第一次清点

手术开始前整理器械时，由刷手护士与巡回护士对台上所有用物进行面对面的一对一点唱，巡回护士边记录边复述，有错时要及时指出并再次点唱，原则上所有用物，尤其对纱布垫、纱布、棉片、缝针、棉球、电刀笔、吸引头、刀片等小件物品必须点唱两遍，点唱、记录双方确认名称、数目无误后方可使用台上用物，如有疑问时应及时当面纠正核实，杜绝错误记录的发生。

（2）第二次清点

在关闭体腔前，刷手护士与巡回护士对手术使用的所有器械敷料至少清点两遍，并在清点单上写明清点数目，清点无误后手术医师方可关闭体腔，刷手护士对器械数目及去向应做到心中有数。

（3）第三次清点

第一层体腔关闭结束时，刷手护士、巡回护士及医师第二助手，对术前及术中添加的器械进行至少两遍的清点，并在清点单上写明清点数目。

（4）第四次清点

手术结束缝完皮肤时，刷手护士与巡回护士清点手术使用的所有器械、敷料数目，并在清点单上写明清点数目。需要清洗的器械集中放置在清洗箱内，巡回护士填写器械交接卡，刷手护士核查后，密闭送入供应室或清洗间，进入清洗、打包、灭菌流程。

4.清点注意事项

（1）当有器械、纱布垫、纱布、缝针、棉片等掉下手术台时刷手护士应及时提示巡回护士拾起，放于固定地方，任何人未经巡回护士许可，不得拿出手术间。

（2）深部脓肿或多发脓肿行切开引流时，创口内所填入的纱布数目，应详细记录在手术护理记录单"其他"栏内，手术结束后请主刀医师签名确认，作为提示外科医师在手术后取出时与所记录的数目核对，防止异物遗留体腔。

（3）术中如送冰冻、病理标本检查时，严禁用纱布等手术台上的用物包裹标本，特殊情况必须记录用物名称及数目并签名确认。

（4）有尾线的纱布，手术前、后检查其牢固性和完好性，防止手术过程中的断裂、脱落。

（5）手术台上污染的器械，刷手护士与巡回护士清点无误后，在手术台上用无菌垃圾袋密闭保存，防止在清点过程中加重污染。

（6）器械在使用过程中，发现有性能上或外观上的缺陷无法正常使用必须更换时，刷手护士在器械上用丝线做标记，以便术毕更换。

（7）手术切口涉及两个或两个以上部位或腔隙，关闭每个部位或腔隙时均须注意清点。

（8）建立"手术器械、敷料清点记录单"使用制度。目前，国内大部分医院都采用了"手术器械、敷料清点记录单"来客观、动态记录手术过程中使用的器械、敷料，并且需要刷手护士和巡回护士签名确认。

5.清点意外

（1）术中断针的处理

断针处理的最终目标是必须找到断针并确认其完整性。

① 根据当时具体情况马上对合断针的完整性，初步确定断针的位置，缝针无论断于手术台上或手术台下，刷手护士都应立即告之手术医师并请巡回护士应用寻针器共同寻找。

② 若断针在手术台上找到，刷手护士将缝针对合与巡回护士共同核对检查确认其完整性后，用无菌袋装好，妥善放于器械车上，以备术后清点核查。

③ 若断针在手术台下找到，巡回护士将缝针对合与刷手护士共同核对检查确认其完整性后，用袋装好，用消毒钳夹住放于消毒弯盘内，以备术后清点。

④ 倘若在手术台上或台下都未找到，行X线摄片寻找。

（2）术中用物清点不清的处理

① 手术中刷手护士一旦发现缝针、纱布等有误时即刻清点，并告之手术医师、巡回护士协助共同寻找。

② 仔细寻找手术野、手术台面、器械车、手术台四周及地面、敷料等。

③如寻找未见，立即报告护士长，并根据物品性质联系放射科摄片。

④ 最终目标是寻找到缺少的用物，确保不遗留于患者体腔及手术间，防止造成接台手术清点不清。

（六）护理记录

随着经济、科技的快速发展，高等教育普及，人权意识加强，法制建设日益完善，人们的法律意识不断强化，对医疗服务的要求也不断提高，医疗决策参与及追究医疗责任的诉讼增加。各种法律法规的完善需要人们去执行，《医疗事故处理条例》中明确规定：护理记录是病历的组成部分，护士对患者的护理过程应做到客观记录，患者有权复印病历以及医院应为患者提供病历复印或复制服务。因此，规范护理记录，是执行各项规章制度的重要体现和保护护患双方安全的保证，是《医疗事故处理条例》中"举证倒置"预防护理纠纷自我保护的法律武器。

1.护理记录重要性及书写要求

病历是指医务人员在医疗活动中形成的文字、符号、图表、影像、切片等资料的总和，是对患者的疾病发生、发展情况和医务人员对患者的疾病诊断、检查、治疗和护理情况的客观记录，是一种重要的原始文字记录。因此，护士应认识到其重要性并正确书写病历中各项护理记录。

（1）护理记录的重要性

护理记录是指护士在进行医疗护理活动过程中，对患者生命体征的反映、各项医疗措施的执行以及护理措施落实情况的具体体现及其结果的记录。围手术护理记录是为患者提供连续性的整体护理所必需的，它是整体护理不可缺少的一部分，是手术室护理工作和质量的主要反映。围手术护理记录不仅能反映医院医疗护理质量、学术及管理水平，为医疗、教学提供宝贵的基础资料，而且从法律责任的角度出发，围手术护理记录作为法律文件，在涉及医疗纠纷时，也是重要的举证资料，是判定法律责任的重要依据。因此，围手术护理记录无论对患者、医务人员或医疗机构都是必需而且必备的重要文件资料。

（2）护理记录的步骤及要求

① 护理记录前准备：在护理患者和书写记录前，先了解患者的病情；书写时核实患者的身份，每一页记录上都有患者身份的资料及页码，记录的内容应为解释或补充患者的资料，避免重复记录。

② 描述患者的病情：客观地描述患者健康问题及临床反应；准确地描述患者的症状，在适当的情况下，可直接引用患者的话语，用符号""标明；记录患者病情的变化和当时的处理措施；记录与病情变化前征兆有关而采取的护理措施；记录护理措施的效果；及时记录完成的护理活动。

③ 记录技巧：书写记录应客观、专业、基于事实、简明扼要，及时准确、有逻辑性和可读性强；书写资料必须与患者有关；记录内容应注意避免主观评价和带风险性、不安全的措施；应明确记录事实，避免含糊和隐晦的语句；若患者拒绝治疗，必须记录对患者所做出的解释和患者及家属的意见，并请家属在记录上签字表示确认。

④ 记录格式要求：使用蓝色/黑色钢笔/签字笔；记录清晰、美观、规范；书写过程中出现错字，应用双线画在错字上，不得采用刮、粘、涂等方法掩盖或去除原来的字迹，准确填写记录单上患者基本信息和页码；不代他人做记录；不更改他人的原始记录资料；记录资料连续书写，字间避免留空格，行间避免留空行；不在已完成的记录上补充或更改，如须补充，应标记补充记录；护士学生或无执照护士的书写项目，必须有具备护士执

照的人员审核签字。

护理记录的基本原则是客观、真实、准确、及时和完整。其客观、真实原则要求记录记载的内容应当真实，不得涂改和伪造护理记录资料；准确原则要求记录的内容应当准确无误，文字工整，字迹清晰，表述准确，语句顺畅，标点正确；及时原则要求医务人员应当在规定的时间内完成相关内容的书写；完整原则，要求医务人员认真记录，有关资料收集齐全，保证其内容的完整性。

（3）影响护理记录的原因

在临床护理记录过程中，有以下两种主要因素影响护理记录质量：

① 护士对护理记录认识不足，法律意识淡薄：由于传统的护理记录不随病历存档，使护士和管理者都产生误解认为护理记录只是医院保存的内部资料。因此，护士对护理记录书写只停留在应付质量检查上，在书写时不注意语句的使用，存在记录简单、潦草、不完整、不规范、有涂改、有漏项等现象。围手术护理记录作为法律文件，在涉及医疗纠纷时，是重要的举证资料。因此，护士认真做好术中各种记录，可避免一些因医护记录不一致而引起的医疗纠纷。这也有助于在利用法律武器维护好患者权益的同时，加强医护自我保护。

② 护士人员不足，工作量大：护理记录需要一定的时间，目前国内大部分医院的记录以传统的纸张表格为主，在多数医院普遍存在护士缺编的情况下，护士往往需要用大量的时间完成患者治疗操作，护理记录普遍存在做了不记、多做少记、记录不及时的现象，致使护理记录不完整，缺乏连续性。因此，管理者在重视护理记录的书写质量、规范书写要求的情况下，积极处理在护理记录过程中影响记录质量的各种因素，可利用电子表格尽可能使记录简单方便，对患者、医务人员、医疗单位都是有益的。

2.围手术护理记录的内容

手术室护理分为前期、中期、后期，同时强调三期护理活动的连续性与完整性。围手术期从患者决定外科治疗开始至患者在家中或诊所接受评估为止，完整的围手术护理记录应包括：术前访视、手术当日的核查、术中护理记录、复苏室的观察记录、术后随访记录等几个方面。

（1）术前访视

通常在术前一日，由手术室护士到病房进行术前访视。随着日间手术的开展，此项工作可以在门诊进行，即患者决定手术并预约手术日后，会到手术室门诊咨询处。电话访问也是一种便捷可行的方法。

术前访视记录的重点包括对患者病情既往史的了解，目前的生理、心理状况，对患者所需的术前准备的指导，如进入手术室的要求，术前饮食、个人卫生、肠道准备等。

不同医疗专业的工作人员都需要对患者做术前评定，如负责手术的医师、麻醉医师、病房的护士、手术室护士等。目前的术前评价记录资料分别由各个专业自行进行，设计一种外科各专业可共享的综合性评定记录表格，可以让评价的资料更集中和全面，有助于加强各专业的沟通与协作。

（2）手术当日的核查

手术当日的核查记录通常发生在手术室外的等候区或手术室内。由手术责任护士进行术前最后的核查，以确保手术前所需的各项文件资料齐备、安全手术所必备的各项准备工作的完成。

记录的内容包括患者身份的确认、手术部位的确认、术前常规准备的情况，如禁食时间、手术皮肤的准备、患者随身饰物的情况（有无戒指、手表等）、患者随身辅助物品的情况（有无义齿、眼镜、助听器等）、病历记录和检查报告齐备、患者的配血情况、手术当日患者的生命体征、负责核查护士签名等。

（3）术中护理记录

术中记录应详细记录患者在手术过程中接受的护理活动。该记录包括护理程序中的评估、计划、实施和评价等护理活动环节。

记录的内容包括患者的个人基本资料（如科室、床号、姓名、诊断、手术名称等）；患者在手术间各个阶段的时间点（如入室时间、麻醉时间、手术开始时间、手术结束时间、患者离开手术间的时间等）；术中手术器械、敷料的核对记录；术中标本处理、留送记录；术中输血、输液记录；术中患者皮肤保护记录、伤口引流管的种类及部位；术后患者的去向记录；参加手术人员的姓名，若出现工作人员交接，应记录交接人员的双方的姓名等。

（4）复苏室的观察记录

复苏室的记录承接着患者从手术室到病房之间的联系。

记录的内容重点包括病情的观察及相关的护理措施，具体包括以下内容：患者生命体征、意识、各种引流管的引流情况、伤口疼痛评估、输血输液的种类、给予药物的时间、剂量、患者的入室时间、出室时间、复苏室护士与病房护士的交接签字等。

（5）术后随访记录

对手术后三天的住院患者或手术后即日回家的日间手术患者，术后随访了解患者伤口愈合情况、皮肤情况及对手术室护理的满意情况等。

记录指导应包括：患者活动受限的种类及时限、伤口护理指导、识别异常情况及处理方法指导、用药指导、饮示指导、随访护士签名等。

3.围手术护理记录的方式

护理记录的方式主要有传统的纸张记录方式和目前逐渐推广的电子化的护理记录方式。

（1）传统的纸张记录方式

手术室护理记录是按不同的护理问题，配合相应的护理措施和预期的护理成果而设立的一套护理记录表格。不同的医院手术室护理记录内容项目、内容排列顺序、详细程度等都有所不同。由于各家医院的工作习惯不同，难以统一。但手术护理记录的原则应符合手术室紧急、快速工作特点。核查记录在设计上应考虑归类清单、确认性选择使书写者较易达到快而准的效果。术中的护理记录使用护理程序，按正常的手术进展顺序排列记录事项，并提供多种选择的方式，使书写者能保质高效地完成书写记录。

（2）电子化的护理记录

临床信息系统模式，是利用计算机来记录和储存有关患者的各项资料。从记录模式可以看到临床发展的主要趋势是综合性和数字化，信息科技改革使医疗文件电子化成为趋势，手术护理记录电子化系统已经开始在一些医院使用。

电子化的护理记录与传统的纸张表格相比有以下优点：电子表格版面美观整洁，字迹清晰规范工整；工作人员点击式的操作使记录便捷化；加强了记录行动的时间性，而且允许多位医疗人员在不同的地点利用计算机终端同时读取同一位患者的资料；缩短了临床工作中翻找病历的时间；减少病历储存空间占用。电子化护理记录使记录便捷化，可以提高医务工作人员工作效率，同时电子表格数据便于资料筛查和统计处理，可为临床护理管理、护理研究提供准确可信的资料。

在使用电子化护理记录的同时，需要注意加强临床医务人员的职业道德培训，强化保护患者隐私权和患者个人数据保护的意识。同时需要对工作人员进行计算机操作培训，提高使用计算机的知识与技能。在科室管理中，应制定规章制度保障患者个人资料的安全性，同时注意资料的备份处理及制定计算机故障或日常维修而导致停机的应急措施，以保证护理记录的顺利进行。

第八章　体液代谢失调病人与休克病人的护理

第一节　体液代谢失调病人的护理

体液的主要成分是水和电解质，其含量占成年男性体重的60%、女性的50%。体液分为细胞内液和细胞外液，细胞内外液之间不断进行交流，保持着动态平衡。体液容量和渗透压的稳定受神经–内分泌系统的调节，而酸碱平衡的维持则有赖于血液中的缓冲系统、肺和肾三方面的协同作用。体液平衡和内环境稳定是维持机体正常代谢和器官生理功能的基本保证，当机体遭遇损伤、感染、肿瘤、空腔器官梗阻或手术治疗等特殊情况时，有可能打破这种平衡，引起一系列的病理生理变化和临床病症，甚至危及病人的生命。

一、水和钠代谢紊乱

体内水的主要来源为饮料、含水食物和代谢氧化生水，主要排出形式为尿液、汗液、呼吸道蒸发、皮肤蒸发和粪便含水。正常情况下每日摄入和排出的水量保持相对稳定，成人一般在2000 ~ 2500mL。钠是细胞外液中的主要阳离子（占阳离子总量的91%），随饮食摄入经消化道吸收，正常成人对钠的日需量为6 ~ 10g，过剩的钠大部分经尿液、小部分经汗液排出体外。血清钠浓度正常为135 ~ 150mmol/L。在体液代谢中，水与钠的关系十分密切，共同维持细胞外液的容量和渗透压的平衡，钠还能影响神经–肌肉、心肌的兴奋性。任何能使水和钠摄入、排出或分布异常的因素，均可导致水和钠代谢紊乱。临床常见的有缺水与缺钠、水中毒两类情况。缺水与缺钠又依据两者缺少的比例分为等渗性缺水、高渗性缺水和低渗性缺水三种，其中等渗性缺水最常见；而水中毒则依其发病过程的急缓分为急性水中毒和慢性水中毒，临床上以急性水中毒较多见。

（一）病因

1.等渗性缺水

又称急性缺水或混合性缺水。系指水和钠成比例丧失，血清钠和细胞外液渗透压维持在正常范围。常见原因如下：

（1）消化液急性丧失：如大量呕吐、腹泻和肠瘘等。

（2）体液丧失在第三间隙：如急性肠梗阻、急性腹膜炎、大面积烧伤早期等。

2.高渗性缺水

又称原发性缺水。系指水和钠同时丢失，但失水多于失钠，血清钠高于正常（＞150mmol/L），细胞外液渗透压增高。常见原因如下：

（1）水分摄入不足：如过分限制水摄入量、长期禁饮食、食管癌不能饮水、昏迷未能补水、高温环境作业得不到饮水等。

（2）水分丧失过多：如高热、大量出汗、大面积烧伤暴露疗法、糖尿病病人的高渗性利尿或大量使用渗透性利尿剂等。

3.低渗性缺水

又称慢性缺水或继发性缺水。系指水和钠同时丧失，但失水少于失钠，血清钠低于正常（＜135mmol/L），细胞外液渗透压降低。常见原因如下：

（1）消化液的持续丧失：如长期胃肠减压、反复呕吐或慢性肠瘘。

（2）大面积创面的慢性渗液。

（3）钠丧失过多：如使用排钠利尿剂依他尼酸、氯噻酮等。

（4）钠补充不足：如治疗等渗性缺水时过多地补充水分而忽略钠的补充。

4.水中毒

又称水潴留性低钠或稀释性低钠血症。系指总摄入水量超过了排出量，以致水分在体内潴留，引起血浆渗透压下降和循环血量增多。常见原因如下：

（1）各种原因导致的抗利尿激素分泌过多。

（2）肾功能不全，排尿能力降低。

（3）摄入水分过多或接受过多的静脉输液。

（二）病理生理

1.等渗性缺水

由于丧失的为等渗液，细胞外液渗透压基本不变，细胞内液并不会代偿性向细胞外液转移，故细胞内液的量一般不发生变化。但如果这种体液失衡持续时间较久，细胞内液也将逐渐外移，随同细胞外液一起丧失，以致出现细胞内缺水。机体的代偿机制是：细胞外液的减少可刺激肾脏入球小动脉壁的压力感受器及远曲肾小管致密斑的钠感受器，引起肾素－血管紧张素－醛固酮系统兴奋，醛固酮分泌增加，促进远曲小管对Na^+和水的重吸收，使细胞外液量得以恢复。

2.高渗性缺水

由于失水量大于失钠量，细胞外液渗透压高于细胞内液，细胞内液向细胞外液转移，导致以细胞内液减少为主的体液容量变化。细胞外液高渗透压时，机体出现如下代偿：①刺激视丘下部的口渴中枢，病人感到口渴而饮水，使体内水分增加，以降低细胞外液渗透压；②引起ADH分泌增加，使肾小管对水的重吸收增加，尿量减少，细胞外液量和渗透压得以恢复。若缺水加重致循环血量显著减少又会引起醛固酮分泌增加，加强对钠和水的重吸收，以维持血容量。

3.低渗性缺水

由于体内失钠多于失水，细胞外液呈低渗状态，细胞外液可向细胞内转移引起细胞内水肿，出现以细胞外液减少为主的体液容量变化。细胞外液低渗时，机体出现如下代偿：①ADH分泌减少，使肾小管重吸收水分减少、增加尿量，以提高细胞外液渗透压，但这种代偿会使细胞外液量进一步减少，于是细胞间液进入血液循环，以部分补偿血容量。②为避免循环血量的再减少，机体将不再顾及渗透压而着力保持和恢复血容量，此时肾素-醛固酮系统兴奋，使钠和水的重吸收增加；ADH由分泌减少转为增加，使水的重吸收增加。但若循环血量继续减少，超过机体的代偿能力时，将出现休克。

（三）临床表现

1.等渗性缺水

既有缺水表现，也有缺钠表现，严重者可出现低血容量性休克。

（1）轻度：病人有口渴、皮肤和黏膜干燥、皮肤弹性差、尿量减少、恶心、呕吐、厌食、头昏等缺水和缺钠症状。

（2）中度：当短期内体液丧失达体重的5%时，病人可有心率增快、脉搏弱、血压不稳或降低、肢端湿冷等血容量不足表现。

（3）重度：当短期内体液丧失达体重的6%～7%时，即可有休克和酸中毒表现。

2.高渗性缺水

以缺水为主要表现，严重者可因脑细胞缺水而出现昏迷。

（1）轻度：缺水量占体重的2%～4%，除口渴外，无其他临床症状。

（2）中度：缺水量占体重的4%～6%，极度口渴，并伴有烦躁、乏力、皮肤弹性差、眼窝凹陷、尿少等表现。

（3）重度：缺水量占体重的6%以上，除上述症状外，可出现躁狂、幻觉、谵妄、昏迷等脑功能障碍表现。

3.低渗性缺水

以缺钠为主要表现，严重者可出现周围循环衰竭。

（1）轻度：血清钠130～135mmol/L，出现疲乏、头晕、手足麻木等症状，尿中钠含量减少；缺钠量约0.5g/kg。

（2）中度：血清钠120～130mmol/L，除上述症状外，还有恶心、呕吐、脉搏细速、视物模糊、血压不稳或下降、脉压变小、浅静脉瘪陷、站立性晕倒、尿量减少等表现，尿中几乎不含钠和氯；缺钠量为0.5 ～ 0.75g/kg。

（3）重度：血清钠低于120mmol/L，常有休克症状，并可伴肌肉痉挛性抽搐、腱反射减弱或消失、木僵、惊厥或昏迷等表现；缺钠量为0.75 ～ 1.25g/kg。

4.水中毒

以急性水中毒多见，主要为颅内压增高表现。

（1）急性水中毒：起病急，因脑细胞肿胀可造成颅内压增高，引起头痛、嗜睡、躁动、精神错乱、谵妄甚至昏迷等神经系统症状；严重者可合并急性脑疝，表现出相应的症状和体征。

（2）慢性水中毒：在原发病的基础上逐渐呈现体重增加、软弱无力、呕吐、嗜睡、唾液和泪液增多等症状，一般无凹陷性水肿。

（四）辅助检查

1.等渗性缺水

可有红细胞计数、血红蛋白和血细胞比容均增高等血液浓缩表现，血清钠浓度正常，尿比重升高等。

2.高渗性缺水

可有血液浓缩表现，血清钠超过150mmol/L，尿比重超过1.020等。

3.低渗性缺水

可出现血液浓缩表现；血清钠浓度低于135mmol/L；尿比重低于1.010，尿中钠和氯明显减少等。

4.水中毒

可有红细胞计数、血红蛋白和血细胞比容均降低等血液稀释表现，血浆渗透压降低，红细胞平均容积增加和平均血红蛋白食量降低，血清钠降低等。

（五）治疗原则

首先应去除导致水和钠代谢失调的原因，再根据水和钠失调的类型给予相应的处理。

1.等渗性缺水

可静脉滴注平衡盐溶液或等渗盐水，使血容量得到尽快恢复。平衡盐溶液有两种：①碳酸氢钠和等渗盐水：生理盐水2份+1.25%碳酸氢钠溶液1份。②乳酸钠和复方氯化钠溶液：复方氯化钠溶液2份+1.86%乳酸钠1份。平衡盐溶液的电解质含量比等渗盐水更接近血浆，用来治疗等渗性缺水比较理想，大量使用也比较安全。此外，平衡盐溶液还含有碱性物质，有助于纠正酸中毒。

2.高渗性缺水

可静脉滴注5%葡萄糖溶液或0.45%氯化钠溶液，补充已丧失的液体。但因高渗性缺水体内实际也存在缺钠，只是因为缺水更多才使血钠浓度升高，故应动态观察血清钠浓度，必要时适量补钠。

3.低渗性缺水

轻、中度缺钠者，可静脉滴注5%葡萄糖盐溶液，以纠正细胞外液的低渗状态和补充血容量。重度缺钠者，应先静脉滴注晶体溶液（如平衡盐溶液、等渗盐水）和胶体溶液（如羟乙基淀粉、右旋糖酐或血浆），以改善微循环和组织器官灌注；再静脉滴注高渗盐水（5%氯化钠）200～300mL，尽快纠正血钠过低，以进一步恢复细胞外液量和渗透压，使水从水肿的细胞中外移。

4.水中毒

轻者，限制水分摄入即可；严重者，除禁止水分摄入外，还应静脉输注高渗盐水，以缓解细胞肿胀和低渗状态，并酌情使用渗透性利尿剂（如20%甘露醇），以促进水分的排出。

（六）护理评估

1.健康史

包括年龄、体重、生活习惯、疾病史及治疗史等。

（1）年龄：老年人常因伴慢性疾病、服用各类药物、器官功能减退、对内环境失调的代偿能力减弱等，容易出现体液代谢失调。

（2）体重：若短期内体重迅速减轻或增加，提示水与钠缺失或潴留。

（3）生活习惯：如近期饮食明显减少、饮水异常增多或减少，可能是导致体液代谢失调的原因。

（4）疾病史：有无导致体液代谢失调的相关疾病，如腹泻、糖尿病、肝或肾疾病、充血性心力衰竭、消化道梗阻、消化道瘘、严重感染、创伤等。

（5）治疗史：有无能导致体液代谢失调的治疗，如手术、快速输液、长期胃肠减压、使用利尿剂或导泻剂等。

2.身体状况

包括口渴、皮肤黏膜、生命体征、尿量、意识、体重及出入量等方面的情况。

（1）口渴：高渗性缺水最早表现为口渴，低渗性缺水无口渴，等渗性缺水可有不同程度的口渴。

（2）皮肤、黏膜：皮肤弹性差、口唇黏膜干燥、浅静脉瘪陷等，提示缺水。

（3）生命体征：体温过高可能为脱水热，体温过低提示严重血容量不足；脉搏增快是体液不足的代偿，脉搏细速而微弱，则提示血容量不足；呼吸短促或困难可能为体液过多所致的肺水肿；血压下降多为血容量不足表现。

（4）尿量：尿量减少、尿比重升高，提示高渗性缺水；尿量减少、尿比重低，提示低渗性缺水。

（5）意识：神情淡漠，常提示低渗性缺水；躁狂、谵妄、昏迷等提示高渗性缺水或急性水中毒。

（6）体重：体重短时间内明显减轻，表示水与钠缺少；体重短时间内明显增加，提示水和钠潴留。

（7）出入水量：排水总量明显少于入水总量，见于水中毒。

3.辅助检查

了解血液浓缩或稀释的程度，血清钠、氯、钾浓度和渗透压的改变，血液酸碱度等。

4.心理-社会状况

了解病人和家属对疾病及其伴随症状的认知程度，评估其心理承受能力和心理反应情况。

（七）护理诊断与合作性问题

1.体液不足

与水分摄入不足、体液丢失过多和第三间隙积液等有关。

2.体液过多

与水分摄入过多和排出过少有关。

3.有皮肤完整性受损的危险

与组织灌流不足、皮下水肿和长时间卧床皮肤受压等有关。

4.有受伤的危险

与感觉减退、意识障碍、血压降低或血压不稳等有关。

5.潜在并发症

低血容量性休克。

（八）护理目标

病人体液恢复平衡，无缺水与缺钠、水中毒的症状和体征；皮肤黏膜保持完整，未出现破溃或压疮；未出现受伤情况；低血容量性休克得到预防或被及时发现并得到有效处理。

（九）护理措施

1.纠正体液不足

（1）消除病因

配合医生采取有效预防措施或治疗原发病，以减少体液的丢失。

（2）实施补液计划

对缺水与缺钠的病人，医生根据定量、定性和定时的要求拟订补液计划，护士应熟知补液计划的来龙去脉，并遵循先快后慢、先盐后糖、先晶后胶、尿畅补钾、交替输注、宁少勿多的原则实施补液计划。

①定量：包括生理需要量、已丧失量和继续丧失量3个方面。

生理需要量：正常人静息状态下每天的基础需水量，成人为2000～2500mL。其简单的计算方法是体重的第1个10kg×100mL/（kg·d）＋体重的第2个10kg×50mL/（kg·d）＋其余体重×20mL/（kg·d）。对于年龄超过65岁或患有心脏病者，实际补液量应少于上述计算所得量。

已丧失量：指在制订补液计划前已经丢失的体液量，可按脱水程度计算。第1个24小时补充计算量的1/2，余下的1/2在第2个24小时补充。

继续丧失量：又称额外丧失量，指在补液治疗开始后继续丢失的体液量，如呕吐、高热、出汗、引流等损失的体液量。一般体温每升高1℃，每公斤体重增加补水3～5mL；中、重度出汗约须增加补水500～1000mL；气管切开呼吸道蒸发的水分是正常的2～3倍，故成人气管切开者每日应增加补水700～1000mL。

②定性：同样包括生理需要量、已丧失量和继续丧失量3个方面。

生理需要量：补给等渗盐水500～1000mL，剩余用5%～10%葡萄糖溶液补充。

已丧失量：等渗性缺水一般补充平衡盐溶液或等渗盐水；高渗性缺水给5%葡萄糖溶液或0.45%氯化钠溶液，并根据病情适量补充等渗盐水；低渗性缺水轻、中度者给5%葡萄糖盐溶液，重度者还须补充适量的胶体液和高渗盐水。

继续丧失量：原则上丧失什么补什么。如消化液丧失应根据消化道不同部位消化液中所含电解质的特点给予等质和等量补充；发热、气管切开主要丢失水分，给5%葡萄糖溶液补充即可；中、重度出汗除丢失水分外，还有钠的丢失，故在补水的同时，还应补钠1.25～2.5g。

③定时：单位时间内的补液量及输注速度，应根据缺水与缺钠的程度、补液总量及病人心、肺、肝、肾等重要器官功能状态而定。对各器官功能良好者，按照先快后慢的原则可在第1个8小时补充总量的1/2，剩余的1/2在后16小时内均匀输入。

2.纠正体液过多

（1）消除病因

包括停止可能继续增加体液的各种治疗，如大量低渗液或清水洗胃或灌肠；对可能引起ADH分泌过多的高危病人（如疼痛、失血、休克、创伤、大手术或急性肾功能不全等），应严格执行补液计划，切忌过量和过快。

（2）控制水入量

每日水入量应限制在700 ~ 1000mL。

（3）促进水排出

遵医嘱给予3% ~ 5%氯化钠溶液和20%甘露醇静脉滴注，消除细胞内水肿，促进水分自肾脏排出。

（4）配合透析疗法

对严重水中毒的病人，应配合实施透析疗法，并做好相关护理。

3.预防皮肤、黏膜受损

（1）评估危险因素

有无意识不清、长时间卧床、水肿、血液循环不良、身体虚弱等可引起皮肤黏膜受损的危险因素。

（2）皮肤护理

对有危险因素的病人，采取相应的护理措施，以预防压疮。包括保持皮肤清洁、干燥；保证床单平整、干燥、无皱褶；应定时帮助病人翻身、按摩骨隆凸部位，用气圈或海绵垫托垫肢体，防止局部皮肤长时间受压。一旦出现压疮，按压疮护理。

（3）口腔护理

对有危险因素的病人，指导其定时漱口，以清洁口腔；若病人不能自行清洁口腔，应定时进行口腔擦洗，以预防口腔炎。一旦出现口腔炎，遵医嘱给予漱口液漱口，并实施局部或全身药物治疗。

4.预防受伤

（1）评估危险因素

有无意识障碍、血压降低或不稳、肌肉无力等容易导致损伤的危险因素。

（2）采取防范措施

对有危险因素的病人，应采取防范措施。如意识障碍者，应加床栏保护、适当约束，并加强观察，以防坠床；对血压降低或不稳者，告知其改变体位尤其是起立时，动作宜缓慢，以免因直立性低血压造成眩晕而跌倒受伤；对轻度肌无力能自行活动者，移除环境中的障碍物和危险物，减少意外受伤的可能；对严重肌无力不能自行活动者，提供周到的生活照顾，防止病人强行取放用物而导致损伤。另外，病情许可时，应指导和协助病人进行功能锻炼，以增强肌力，恢复体力，减少受伤的可能性。

5.观察病情

应动态观察水和钠代谢失调的程度，判断治疗及护理效果，注意有无治疗并发症等。

（1）水钠代谢失调征象

如口渴、乏力、淡漠、皮肤弹性差、口唇黏膜干燥、浅静脉瘪陷、尿量减少、体重减低等缺水与缺钠症状有无改善或加重，头痛、烦躁、谵妄、惊厥、昏迷及呕吐、嗜睡、唾液和泪液增多、体重增加等急、慢性水中毒症状有无好转或恶化。

（2）生命体征

如体温过高或过低、脉搏增快或微弱、呼吸短促或困难、血压下降或不稳有无好转或加重。

（3）出入水量

24小时水的出入量是否平衡。

（4）辅助检查

了解血液浓缩、血液稀释、尿液比重、血清和尿钠浓度、血液渗透压、中心静脉压测定等检查结果的变化趋势。

（5）并发症

有无因输液过多或过快而导致的心力衰竭、急性肺水肿等并发症。

（十）健康教育

1.以防为主

教育人们在高温作业或进行高强度的体育活动时，因出汗较多可造成水和钠的丢失，应及时饮用含盐饮料，以防发生缺水和缺钠；机体一旦存在导致体液代谢失调的危险因素，如进食困难、呕吐、腹泻、出血、意识障碍等，应及早到医院检查和治疗。

2.及时治疗

教育人们若在原有疾病的基础上，出现口渴、乏力、眩晕、烦躁、尿少、口唇黏膜干燥、皮肤弹性减低、脉搏增快或出现近期体重明显增加，伴头昏、头痛、烦躁或呕吐、嗜睡、唾液和泪液增多等症状，均提示体内水和钠代谢异常，应及时到医院诊治。

二、体内钾异常

钾是细胞内的主要阳离子，细胞内钾含量占体内钾总量的98%。钾随饮食摄入经消化道吸收，正常成人对钾的日需量为3～4g，多余的钾主要经肾脏排出体外。血清钾浓度正常为3.5～5.5mmol/L。钾参与和维持细胞代谢，维持细胞内渗透压、酸碱平衡、神经肌肉兴奋性和心肌的生理功能。任何能使钾摄入、排出或分布异常的因素，均可引起体内钾的异常，包括低钾血症和高钾血症，以前者多见。

（一）病因

1.低钾血症

是指血清钾浓度低于3.5mmol/L。常见原因如下：

（1）摄入不足：如长期不能进食或进食不足、疾病或手术需要禁食等，会使钾摄入不足。

（2）丢失过多：如严重呕吐或腹泻、持续胃肠减压、肠瘘等，使钾离子从胃肠道丧失过多；长期使用利尿剂或急性肾衰竭多尿期，使钾离子随尿排出增多。

（3）分布异常：如输入大量葡萄糖溶液，尤其与胰岛素合用，在糖原合成时使K^+转入细胞内；碱中毒时，大量K^+从细胞外转入细胞内，可引起血清钾浓度下降。

2.高钾血症

是指血清钾浓度高于5.5mmol/L。常见原因如下：

（1）钾排出障碍：如急性肾衰竭的少尿期是钾排出障碍的最主要原因。

（2）内源性钾增加：如严重挤压伤、大面积烧伤、严重感染、重症溶血等，可使细胞内的钾离子释放入细胞外液，导致血清钾浓度增高。

（3）外源性钾增加：如静脉输注钾盐过多或浓度过高、输入大量库血等，会使血清钾的含量增加。

（4）钾分布异常：如酸中毒时，钾离子从细胞内转向细胞外，可使血清钾增高。

（二）临床表现

1.低钾血症

主要表现为神经-肌肉、消化道、循环系统、中枢神经系统症状和代谢性碱中毒等。

（1）神经-肌肉症状：肌肉软弱无力为最早出现的症状，严重者出现四肢松弛性瘫痪、腱反射减弱或消失、抬头及翻身困难、呼吸困难、吞咽困难等。

（2）消化道症状：因胃肠道平滑肌张力降低，出现恶心、呕吐、腹胀、便秘、肠鸣音减弱或消失等表现，严重者可出现麻痹性肠梗阻。

（3）循环系统表现：主要为传导阻滞和节律异常。表现为心悸、心动过速、心律不齐、血压下降等，严重者心搏骤停。

（4）中枢神经症状：可表现出神志淡漠、倦怠、嗜睡或意识不清等抑制症状。

（5）代谢性碱中毒：血清钾过低时，细胞内钾离子向细胞外转移，细胞内的3个K^+与细胞外的2个Na^+和1个H^+进行交换，使细胞外液H^+浓度降低；同时，为了保存K^+，远曲肾小管K^+-Na^+交换减少，H^+-Na^+交换增加，排H^+增多，出现反常性酸性尿，结果可使病人发生低钾性碱中毒。

2.高钾血症

主要表现为神经-肌肉和循环系统症状。

（1）神经-肌肉症状：表现为手足麻木、四肢极度无力，腱反射减弱或消失，严重者出现软瘫、呼吸困难或窒息。

（2）循环系统表现：表现为心跳徐缓、心律不齐，甚至发生舒张期心搏停止。因高钾刺激使微循环收缩，故可出现皮肤苍白、湿冷、肌肉酸痛、血压改变等表现。

（3）中枢神经系统表现：多有神志淡漠或恍惚。

（三）辅助检查

1.实验室检查

低钾血症时血清钾浓度低于3.5mmol/L，可有代谢性碱中毒和反常性酸性尿。高钾血症时血清钾浓度高于5.5mmol/L，可有代谢性酸中毒和反常性碱性尿。

2.心电图检查

低钾血症典型心电图改变为早期T波降低、变平或倒置，随后出现ST段降低、QT间期延长和U波。高钾血症心电图表现为早期T波高尖和QT间期延长，随后出现QRS波增宽和PR间期延长。

（四）治疗原则

首先应去除导致钾代谢失调的原因，再根据钾代谢失调的类型进行相应处理。

1.低钾血症

通常采取分次补钾，边治疗边观察的方法，须连续补充3～5d才能纠正体内缺钾。每日补钾量40～80mmol，按1g氯化钾相当于13.4mmol钾计算，为3～6g。

（1）口服补钾：能口服者，可给予10%氯化钾，分次口服。

（2）静脉补钾：不能口服者，可给予10%氯化钾稀释后静脉滴注。每升液体中含钾量不宜超过40mmol（相当于氯化钾3g），输注速度应控制在20mmol/h以下。因为细胞外液的钾总量仅60mmol，若含钾溶液输入过快，血钾浓度可能短时间内明显增高，将有致命危险。若病人伴有休克，应先输注晶体液和胶体液，尽快恢复血容量，待尿量超过每小时40mL后，再静脉补钾。

2.高钾血症

主要措施为禁止钾摄入、对抗心肌毒性、促进钾转移和促进钾排出等。

（1）禁止钾的摄入：禁止一切含钾的食物、药物等进入机体。

（2）对抗心肌毒性：高钾血症有导致心搏骤停的危险，钙与钾有对抗作用，故静脉注射10%葡萄糖酸钙或5%氯化钙10～20mL，以缓解钾对心肌的毒性作用。

（3）促进钾的转移：①静脉注射11.2%乳酸钠60～80mL或5%碳酸氢钠溶液100～200mL，以碱化细胞外液，使钾离子转入细胞内，并增加肾小管排钾；②用25%葡萄糖液100～200mL或10%葡萄糖溶液500mL，每5g葡萄糖加1U胰岛素，静脉滴注，促使钾离子随糖原合成进入细胞内。

（4）促进钾的排出：①口服或直肠灌注阳离子交换树脂（聚磺苯乙烯），以此结合消化道内的钾离子，同时口服山梨醇或甘露醇导泻，促使钾经肠道排出；②当血清钾高于7mmol/L者，给予腹膜或血液透析疗法。

（五）护理评估

1.健康史

了解有无导致低钾血症的相关因素，如长期不能进食、进食不足、禁食、严重呕吐或腹泻、持续胃肠减压、肠瘘及输入大量葡萄糖溶液与胰岛素、碱中毒等与低钾血症有关的因素；有无导致高钾血症的相关因素，如急性肾衰竭和少尿、严重挤压伤、大面积烧伤、严重感染、重症溶血、静脉补钾过多或浓度过高、输入大量库血、酸中毒等导致高钾血症的原因。

2.身体状况

包括有无神经肌肉系统症状、消化道症状、循环系统表现及中枢神经系统症状等。

（1）神经肌肉系统症状：高钾血症和低钾血症均可出现肌无力、腱反射减弱或消失、四肢软瘫等症状。

（2）消化道症状：如腹胀、便秘、肠鸣音减弱或消失等，主要见于低钾血症。

（3）循环系统表现：如心动过速、心律不齐、血压下降等见于低钾血症，心动过缓、心律失常、皮肤苍白、发凉、血压改变等见于高钾血症。

（4）中枢神经系统症状：高钾血症和低钾血症均可出现神志淡漠、倦怠、嗜睡或意识不清等症状。

3.实验室检查

了解血清钾浓度和心电图检查结果等，有助于判断钾代谢异常的类型、严重程度及有无心脏损害等。

4.心理-社会状况

了解病人和家属对疾病及其伴随症状的认知程度，观察其心理反应，估计其心理承受能力。

（六）护理诊断与合作性问题

1.有受伤的危险

与肌无力、嗜睡、意识恍惚或意识不清等有关。

2.潜在并发症

心搏停止。

（七）护理目标

病人未出现受伤的症状和体征，心搏停止得到预防或被及时发现并得到有效处理。

（八）护理措施

1.消除病因

配合医生治疗原发病，消除导致钾代谢失调的根本原因。

2.实施补钾措施

严格执行补钾医嘱，一般须连续治疗3～5d，方可纠正体内缺钾。

（1）口服补钾：能口服者，遵医嘱给予钾制剂（常用10%氯化钾）分次口服，并指导病人摄取含钾丰富的食品，如绿豆、菠菜、黑木耳、香蕉、橘子、鲜果汁等。

（2）静脉补钾：不能口服者，遵医嘱给予静脉钾，实施中应注意以下几点：①掌握总量，一般每日补钾40～80mmol，相当于氯化钾3～6g；②控制浓度，每升液体含钾量不超过40mmol（相当于氯化钾3g）；③限定速度，输注含钾溶液每小时不超过20mmol（相当于含0.3%氯化钾溶液500mL）；④尿畅补钾，成人尿量超过每小时40mL后，才可输注含钾溶液。

3.实施降钾措施

严格执行降钾医嘱。停止使用所有含钾药物，并指导病人禁止食用一切含钾食物。遵医嘱给5%碳酸氢钠、高渗葡萄糖加胰岛素等静脉滴注促使钾转移至细胞内；给阳离子交换树脂口服或灌肠，并配合导泻剂促使钾自消化道排出；对上述方法治疗无效者，配合腹膜透析或血液透析疗法。

4.纠正心律失常

低钾血症引起的心律失常，在补钾后可得到纠正；高钾血症有导致心搏停止的危险，应遵医嘱给予10%葡萄糖酸钙溶液或5%氯化钙溶液10～20mL静脉推注，以对抗钾对心肌的毒性作用。

5.观察病情

观察神经肌肉系统、消化系统、循环系统及中枢神经系统等症状和体征有无好转或加重。实验室检查血清钾浓度是否恢复正常，有无合并酸碱代谢紊乱。必要时进行心电图监测，观察心律失常的类型、传导阻滞的程度，若发现心搏停止征象，应及时报告医生，并积极配合抢救。

（九）护理评价

病人是否出现受伤的症状和体征，心搏停止是否得到预防或被及时发现并得到有效处理。

（十）健康教育

1. 以防为主

告知人们禁食3，以上、呕吐、腹泻、胃肠道引流、肠瘘、长期使用排钾利尿剂（如氢氯噻嗪）等均可引起低钾血症，当存有上述情况时必须口服或静脉补钾，以防发生低钾血症。若有肾功能减退或使用保钾利尿剂（如螺内酯、氨苯蝶啶），应限制含钾食物或药物摄入，并定期检测血清钾浓度，以防出现高钾血症。

2. 及时治疗

告知人们若在原有疾病的基础上，出现肌无力、四肢瘫痪、腹胀、便秘、嗜睡、心悸等症状，应及时到医院诊断，一旦诊断为钾代谢异常，须入院接受正规治疗。当遭遇严重烧伤、创伤或感染时，也应及时到医院处理，以防延误高钾血症的诊断和治疗。

第二节　休克病人的护理

休克是机体受到强烈有害因素侵袭后出现的以有效循环血容量锐减、组织灌注不足、细胞广泛缺氧、代谢紊乱及器官功能障碍为共同特点的病理过程，是一种危急的临床综合征。休克被认为是一个序贯性事件，是一个从亚临床阶段的组织灌注不足向多器官功能障碍或衰竭发展的连续过程。休克发病急，进展快，若未能及时发现和治疗，可发展至不可逆阶段而威胁病人的生命。

引起休克的原因复杂多样，休克分类方法很多，目前尚无一致意见。一般根据引起休克的原因，将其分为低血容量（含创伤、失血、失液）性、感染性、心源性、神经源性和过敏性休克五类。其中，低血容量性休克和感染性休克是外科最常见的休克，称为外科休克，是本节讲解的主要内容。

一、病理生理

有效循环血量锐减、组织灌注不足及产生炎性介质是各类休克共同的病理生理基础。

(一)微循环的变化

休克时微循环的变化包括微循环收缩期、扩张期和衰竭期。

1.微循环收缩期

当人体有效循环血量锐减时，血压下降，组织灌注不足和细胞缺氧，刺激主动脉弓和颈动脉窦压力感受器引起血管舒缩中枢加压反射，交感神经-肾上腺轴兴奋，大量儿茶酚胺释放及肾素-血管紧张素分泌增加等，使心跳加快、心排出量增加，选择性地使外周和内脏小血管、微血管平滑肌收缩，以保证重要器官的供血。由于毛细血管前括约肌强烈收缩，动静脉短路和直捷通路开放，增加了回心血量。随着真毛细血管网内血流减少，压力降低，血管外液进入血管，一定程度补充了循环血量。故此期称为微循环收缩期，也称为休克代偿期。

2.微循环扩张期

流经毛细血管的血流继续减少，组织因严重缺氧处于无氧代谢状态，大量乳酸类酸性代谢产物堆积，组胺等血管活性物质释放，毛细血管前括约肌松弛，使毛细血管广泛扩张，而后括约肌由于对酸中毒耐受力较大，仍处于收缩状态，致大量血液淤滞于毛细血管，管内静水压升高、通透性增加，血浆外渗至第三间隙；血液浓缩，血黏稠度增加；回心血量进一步减少，血压下降，重要脏器灌注不足，休克进入抑制期。

3.微循环衰竭期

由于微循环内血液浓缩、黏稠度增加和酸性环境中血液的高凝状态，使红细胞与血小板易发生凝集，在血管内形成微血栓，甚至发生弥散性血管内凝血（DIC）。随着各种凝血因子消耗，激活纤维蛋白溶解系统，临床出现严重出血倾向。由于组织缺少血液灌注，细胞缺氧更加严重；加之酸性代谢产物和内毒素的作用，使细胞内溶酶体膜破裂，释放多种水解酶，造成组织细胞自溶、死亡，引起广泛的组织损害甚至多器官功能受损。此期称为微循环衰竭期，也叫休克失代偿期。

(二)代谢改变

主要表现为代谢性酸中毒和能量代谢障碍。

1.代谢性酸中毒

休克时，组织灌注不足、细胞缺氧，体内葡萄糖以无氧酵解供能，产生的三磷酸腺苷（ATP）较有氧代谢时明显减少，而丙酮酸和乳酸生成增多；同时因肝脏血液灌流量减少，处理乳酸的能力减弱，结果使乳酸在体内的清除率降低、血液内含量增多，出现代谢性酸中毒。

2.能量代谢障碍

创伤或感染时，机体处于应激状态，交感神经-肾上腺髓质系统兴奋和下丘脑-垂体-肾上腺轴兴奋，使体内儿茶酚胺和肾上腺皮质激素明显升高，从而引起一系列代谢改变：抑制蛋白质合成、促进蛋白质分解，以便为机体提供能量和合成急性期蛋白的原料；蛋白质作为底物被消耗，当具有特殊功能的酶类蛋白质被消耗后，则不能完成复杂的生理过程，进而导致多器官功能障碍综合征；促使糖异生、抑制糖降解，导致血糖升高；加速脂肪分解代谢，使之成为危重病人机体获取能量的主要来源。

（三）炎性介质释放和缺血再灌注损伤

严重创伤、感染、休克可刺激机体释放过量炎性介质形成"瀑布样"连锁放大反应。炎性介质包括白介素、肿瘤坏死因子、集落刺激因子、干扰素和血管扩张剂一氧化氮（NO）等。活性氧代谢产物可引起脂肪过氧化和细胞膜破坏。

代谢性酸中毒和能量不足可影响细胞膜的屏障功能。细胞膜受损后除通透性改变外，还出现细胞膜上钠-钾泵、钙泵功能失常。钠、钙离子进入细胞内不能排出，钾离子则在细胞外无法进入细胞内，导致血钠降低、血钾升高，细胞外液随钠离子进入细胞，造成细胞外液减少及细胞过度肿胀而变性、死亡；大量钙离子进入细胞内后，除激活溶酶体外，还导致线粒体内钙离子升高，破坏线粒体。溶酶体膜破裂后除能释放多种引起细胞自溶和组织损伤的水解酶外，还可产生心肌抑制因子（MDF）、缓激肽等毒性因子。线粒体膜发生损伤后，引起膜脂降解，产生血栓素、白三烯等毒性产物，使细胞氧化磷酸化障碍而影响能量的生成。

（四）内脏器官继发损伤

由于持续的缺血、缺氧，细胞可发生变性、坏死，导致内脏器官功能障碍，甚至衰竭。若两个或两个以上重要器官或系统同时或序贯发生功能衰竭，称为多系统器官功能衰竭（MSOF），是休克病人的主要死因。

1.肺

低灌注和缺氧可损伤肺毛细血管和肺泡上皮细胞。内皮细胞损伤可导致毛细血管通透性增加而引起肺间质水肿；肺泡上皮细胞损伤可使表面活性物质生成减少、肺泡表面张力升高，继发肺泡萎陷时引起肺不张，进而出现氧弥散障碍，通气与血流比例失调，临床表现为进行性呼吸困难和缺氧，称为急性呼吸窘迫综合征（ARDS）。常发生于休克期内或休克稳定后48～72h内。

2.肾

休克时儿茶酚胺、血管升压素和醛固酮分泌增加，引起肾血管收缩、肾血流量减少和肾滤过率降低，致水、钠潴留，尿量减少。此时，肾内血流重新分布并主要转向髓质，致肾皮质血流锐减，肾小管上皮细胞大量坏死，引起急性肾衰竭（ARF）。表现为少尿或无尿等。

3.心

由于代偿，心率加快、舒张期缩短或舒张压降低，冠状动脉灌流量减少，心肌因缺血缺氧而受损。一旦心肌微循环内血栓形成，可引起局灶性心肌坏死和心力衰竭。此外，心肌含有丰富的黄嘌呤氧化酶，易遭受缺血-再灌注损伤，酸中毒及高血钾等均可加重心肌功能的损害。

4.脑

休克晚期，由于持续性地血压下降，脑灌注压和血流量下降可引起脑缺氧并丧失对脑血流的调节作用。缺氧、二氧化碳潴留和酸中毒可引起脑细胞肿胀、血管通透性增强而导致脑水肿和颅内压增高。临床表现为意识障碍，甚至脑疝。

5.肝

肝灌注障碍使单核吞噬细胞受损，导致肝解毒及代谢功能减弱并加重代谢紊乱及酸中毒。由于肝细胞缺血、缺氧和肝血窦及中央静脉内微血栓形成，肝小叶中心区可发生坏死而引起肝功能障碍。临床可出现黄疸、转氨酶升高等，严重时出现肝性脑病和肝衰竭。

6.胃肠道

缺血、缺氧可使胃肠道黏膜上皮细胞的屏障功能受损。此外，肠黏膜也富含黄嘌呤氧化酶系统，并产生缺血-再灌注损伤，可引起应激性溃疡、肠源性感染。这是导致休克继续发展和形成多器官功能障碍综合征的重要原因。

二、临床表现

因休克的发病原因不同，临床表现各异，但其共同的病程演变过程可分为休克前期、休克期和休克晚期。

（一）休克前期

血容量减少不超过20%，相当于微循环痉挛期。此期机体处于代偿阶段，表现为精神紧张、兴奋或烦躁不安，口渴，皮肤苍白、手足湿冷，呼吸急促、脉率增快，收缩压正常或略低、舒张压升高、脉压减小，尿量正常或减少等。此期若能得到及时处理，休克可很快好转。

（二）休克期

血容量减少20%～40%，相当于微循环扩张期。此期机体失去代偿能力，表现为神情淡漠、反应迟钝，皮肤和黏膜发绀、四肢湿冷，呼吸浅快、脉搏细快，收缩压低于10.7kPa（80mmHg）、脉压小于2.66kPa（20mmHg），浅静脉瘪陷、毛细血管充盈时间延长，尿量少于30mL/h。此期若能正确处理，休克尚有逆转的可能。

（三）休克晚期

血容量减少40%以上，相当于微循环衰竭期。此期已经发展至弥散性血管内凝血和重要脏器功能衰竭阶段。表现为不同程度的意识障碍；皮肤、黏膜发绀加重或有花纹、四肢厥冷；脉搏微弱，甚至摸不清；血压进行性下降，甚至测不出；尿量进行性减少，甚至无尿；有出血症状如皮肤黏膜出血点或瘀斑、呕血、便血等。此期病人常因继发多器官功能衰竭而死亡。

值得注意的是，部分感染（革兰阳性菌）性休克，在早期可表现为神志清醒、面色潮红、手足温暖、血压下降、脉率慢而有力等，称为"暖休克"，当休克加重时才出现上述"冷休克"表现。

三、辅助检查

（一）血、尿和粪常规检查

红细胞计数、血红蛋白值降低，提示失血；血细胞比容增高，提示有血浆丢失。白细胞计数和中性粒细胞比例增高，提示有感染存在。尿比重增高，表明血液浓缩或容量不足。消化系统出血时，粪便隐血阳性或呈黑便。

（二）血生化检查

包括肝肾功能、动脉血乳酸盐、血糖、血清电解质等检查，可了解是否合并多器官功能衰竭、细胞缺氧及酸碱平衡失调的程度等。其中，动脉血乳酸盐浓度正常值为1.0～1.5mmol/L，其浓度越高，提示预后越差。

（三）动脉血气分析

有助判断酸碱平衡状况。休克时因缺氧和乏氧代谢，可出现pH和$PaCO_2$明显升高。$PaCO_2$正常值为4.8～5.8kPa（36～44mmHg），若超过5.9～6.6kPa（45～50mmHg）而通气良好，提示严重肺功能不全；若高于8.0kPa（60mmHg），吸入纯氧后仍无改善，应考虑急性呼吸窘迫综合征。

（四）DIC 监测

当怀疑DIC时，应测定血小板数量和质量、凝血因子的消耗程度及反映纤溶活性的多项指标。当下列5项中出现3项异常，且临床上有休克及微血管栓塞症状和出血倾向时，即可诊断为DIC。①血小板低于80×10^9/L；②凝血酶原时间较正常延长3秒以上；③血浆纤维蛋白原（凝血因子Ⅰ）低于1.5g/L；④血浆鱼精蛋白副凝（3P）试验阳性；⑤血液涂片中破碎红细胞超过2%。

（五）影像学检查

创伤者，应视受伤部位做相应部位的影像学检查，以排除骨骼、内脏或颅脑损伤。

（六）B 超检查

有助于发现部分病人的感染灶和引起感染的原因。

（七）血流动力学监测

包括中心静脉压、肺毛细血管楔压、心排出量和心排血指数测定等。

1.中心静脉压（CVP）

代表右心房或胸腔段腔静脉内的压力，其变化可反映血容量和右心功能。正常值为0.49 ~ 1.18kPa（5 ~ 12cmH$_2$O），若低于0.49kPa表示血容量不足；高于1.47kPa表示有心功能不全；高于1.96kPa则提示充血性心力衰竭。临床常与血压变化结合，进行综合分析，指导补液治疗。

2.肺毛细血管楔压（PCWP）

是应用Swan-Ganz漂浮导管通过右心进入肺小动脉末端而测得的压力，其可反映肺静脉、左心房和右心室压力，正常值为0.8 ~ 2.0kPa（6 ~ 15mmHg）。若低于0.8kPa表示血容量不足，超过2.0kPa提示肺循环阻力增加，高于4.0kPa提示发生了肺水肿。

3.心排出量（CO）和心排血指数（CI）

CO是心率和每搏排出量的乘积，可经Swan-Ganz漂浮导管、应用热稀释法测出，正常成人CO正常值为4 ~ 6L/min。单位体表面积上的心排血量称为心脏指数，正常值为2.5 ~ 3.517（min•m^2）。休克时，CO多见降低，但某些感染性休克者，可见增高。

（八）其他

如腹腔穿刺、胸腔穿刺、阴道后穹隆穿刺等，有助于对病因的判断。

四、治疗原则

尽早去除病因，迅速恢复有效循环血量，纠正微循环障碍，恢复组织灌注，增强心肌功能，恢复正常代谢和防止多器官功能障碍综合征。

（一）一般紧急治疗

包括安置休克卧位、控制出血、应用抗休克裤、保持呼吸道通畅、给氧、补液、保暖、镇静止痛等措施。

（二）补充血容量

是治疗休克最基本和首要的措施，也是纠正休克引起的组织低灌注和缺氧状态的关键。

（三）处理原发病

在治疗休克中，消除引起休克的病因和恢复有效循环血量同等重要。应在尽快恢复有效循环血量后，及时手术处理原发病。有时，应在积极抗休克的同时施行手术，以赢得抢救时机。

（四）纠正酸碱平衡失调

休克时微循环改变、细胞代谢异常和重要器官功能障碍，可引起酸碱平衡失调，应积极采取防治措施，维持机体的酸碱平衡。

（五）应用血管活性药

包括血管收缩药、扩张药及强心药三类，用其辅助扩容治疗，可迅速改善微循环和升高血压，尤其是感染性休克病人，提高血压是应用血管活性药物的首要目标。血管活性药物的选择应结合病情，为兼顾重要脏器灌注水平，临床常将血管收缩药与扩张药联合应用。

（六）应用抗菌药

感染性休克，必须应用抗菌药物控制感染；低血容量性休克，病人机体抵抗力降低，加之留置各种导管，使感染的危险性增加，也应使用抗菌药预防感染。

（七）治疗 DIC 改善微循环

休克发展到DIC阶段，须应用肝素抗凝治疗，用量为1.0mg/kg，每6小时1次6 DIC晚期，纤维蛋白溶解系统机能亢进，可使用抗纤溶药，如氨甲苯酸、氨基己酸、抗血小板黏附和聚集的阿司匹林、双嘧达莫（潘生丁）和低分子右旋糖酐等。

（八）应用糖皮质激素

糖皮质激素特别适用于感染性休克和其他较严重的休克。其主要作用是：①阻断受体兴奋作用，扩张血管，降低外周血管阻力，改善微循环；②保护细胞内溶酶体，防止细胞溶酶体破裂；③增强心肌收缩力，增加心排血量；④增进线粒体功能，防止白细胞凝集；⑤促进糖异生，使乳酸转化为葡萄糖，减轻酸中毒。

（九）应用其他药

包括以下几点：①营养支持和免疫调节药物，联合应用生长激素、谷氨酰胺等；②钙通道阻滞剂，如维拉帕米、硝苯地平等，具有防止钙离子内流、保护细胞膜结构与功能的作用；③氧自由基清除剂，如超氧化物歧化酶（SOD），能减轻缺血再灌注损伤中氧自由基对组织的破坏作用；④调节体内前列腺素（PGS），如输注前列环素（PGI2），以改善微循环；⑤应用三磷酸腺苷-氯化镁（ATP-MgCl$_2$），具有增加细胞内能量、恢复细胞膜钠-钾泵的作用及防治细胞肿胀、恢复细胞功能的作用。

五、护理评估

（一）健康史

了解引起休克的原因。如有无大面积烧伤、骨折、挤压综合征、消化道大出血、肝或脾破裂、大血管损伤、急性胆道感染、急性弥漫性腹膜炎、绞窄性肠梗阻等。病人受伤或发病后的救治情况。

（二）身体状况

①意识状态：有无精神紧张、兴奋、烦躁不安，或表情淡漠、反应迟钝、意识模糊、昏迷等。②生命体征：有无收缩压降低、脉压缩小或血压测不到等；有无脉率增快、脉搏细弱或测不到；有无呼吸浅促或不规则，呼吸超过30次/分或低于8次/分，表示病情危重；有无高热或体温偏低，多数病人体温偏低，感染性休克有高热，若体温突升至40℃以上或骤降至36℃以下，常提示病情危重。③皮肤黏膜色泽及温度：有无皮肤及黏膜苍白或

发绀、手足湿冷、皮肤花斑，或皮肤干燥潮红、手足温暖等。④周围血管情况：有无浅静脉萎陷、毛细血管充盈时间延长等。⑤尿量：有无尿量减少或无尿，24小时液体出入量是否平衡。⑥局部情况：有无颅脑、胸部、腹部、泌尿、骨关节及肌肉、皮下组织、皮肤损伤的体征，有无局部出血、伤口、内脏或骨骼外露情况，有无体表软组织或内脏器官感染的体征。

（三）辅助检查

了解各项实验室检查及血流动力学监测结果，以估计休克的原因、严重程度及有无继发重要器官功能损害等。

（四）心理－社会状况

休克起病急、病情重、变化快、并发症多，加之抢救中使用的监测和治疗仪器较多，易使病人和家属产生面临死亡的感受，出现不同程度的紧张、焦虑或恐惧心理。应观察病人及家属的情绪反应，了解其心理承受能力及对治疗和预后的知晓程度。

六、护理诊断与合作性问题

（一）体液不足

与急性大量失血、失液有关。

（二）组织灌流量改变

与循环血量不足、微循环障碍等有关。

（三）气体交换受损

与肺萎陷、通气与血流比例失调、DIC等有关。

（四）体温过高或体温过低

与感染、毒素吸收或体表灌注减少等有关。

（五）有感染的危险

与机体免疫力降低、留置导尿管和静脉导管等有关。

（六）有受伤和皮肤完整性受损的危险

与微循环障碍、烦躁不安、意识不清、疲乏无力等有关。

（七）潜在并发症

多器官系统功能障碍综合征。

七、护理目标

病人能维持充足的体液容量；血压、脉搏稳定，皮肤转暖，末梢循环改善；无发绀，呼吸平稳；体温维持在正常范围；住院期间未发生新的感染；未发生压疮，多器官功能障碍得到有效防治。

八、护理措施

（一）紧急救护

1.安置休克卧位

安置病人于平卧位或头和躯干抬高20～30°，下肢抬高15～20°卧位。

2.控制出血

立即采取压迫止血、加压包扎、上止血带、上止血钳等措施，控制活动性出血。

3.保持呼吸道通畅

立即清理口鼻分泌物、呕吐物、血迹或异物等，必要时置口咽通气道，以保持呼吸道通畅。

4.改善缺氧状态

行鼻导管给氧，氧浓度为40%～50%、流量为6～8L/min，以提高动脉血氧浓度。严重呼吸困难者，应协助医生行气管插管或气管切开，并尽早使用呼吸机辅助呼吸。

5.使用抗休克裤

抗休克裤是专为紧急抢救各种原因所致的低血容量性休克病人而设计，它通过对腹部和下肢施加可测量和可控制的压力，使体内有限的血液实现最优分配，进而迅速改善心、脑重要脏器的血供。现场穿抗休克裤，只需1～2分钟，可使自身输血达750～1500mL，同时可以控制腹部和下肢出血，迅速纠正休克。当休克纠正后，由腹部开始缓慢放气，每15分钟测量血压1次，若血压下降超过5mmHg，应停止放气，并重新注气。

6.维持正常体温

多数病人体温偏低，应采取保暖措施，但禁忌体表加温（如使用热水袋保暖），以防血管扩张加重休克。感染性休克者可有高热，应采取降温措施。

7.镇静、止痛

保持病人安静，尽量减少搬动，骨折处行临时固定。必要时，遵医嘱给予镇静、止痛药物。

（二）补充血容量

补充血容量是抗休克的关键措施。

1.建立静脉通路

迅速建立两条以上静脉通路，一条用于快速补液，另一条用于静脉给药。对因周围血管萎陷或肥胖使静脉穿刺困难时，应立即行中心静脉穿刺插管，并同时监测CVP。

2.合理补液

一般先补给晶体溶液如平衡盐溶液、生理盐水、复方氯化钠溶液等，以增加回心血量和心搏出量；以后根据情况补充胶体溶液如血浆增量剂、血浆、人体清蛋白等，以减少晶体液渗出至血管外第三间隙；必要时，输注全血；也可应用3% ~ 7.5%氯化钠进行休克复苏。应根据病人的心肺功能、失血或失液量及血压、中心静脉压监测结果等调整补液速度；准确记录输入液体的种类、数量、时间及速度等，并详细记录24小时出入量，为后续治疗提供依据。

补液试验：取等渗盐水250mL，于5 ~ 10分钟内经静脉滴入，若血压升高而中心静脉压不变，提示血容量不足；若血压不变而中心静脉压升高0.29 ~ 0.49kPa（3 ~ 5cm H_2O），则提示心功能不全。

（三）配合治疗原发病

对严重骨折、严重气胸、内脏大出血、消化道穿孔、绞窄性肠梗阻、梗阻性化脓性胆管炎等病人，须在补充血容量的同时做好手术前的各项准备工作，以便及时实施手术治疗。

（四）纠正酸中毒

在休克早期，因过度换气可出现短暂的呼吸性碱中毒，使血红蛋白氧离曲线左移，氧不易从血红蛋白释出，导致组织缺氧加重，酸性代谢产物积聚，使病人很快进入代谢性酸中毒。酸性环境有利于氧与血红蛋白解离，从而增加组织氧供，有利休克复苏。处理酸中毒的根本措施是快速补充血容量，改善组织灌注，适时和适量地给予碱性药物。轻度酸中毒病人，随扩容治疗时输入平衡盐溶液所带入的一定量的碱性物质和组织灌流的改善，无须应用碱性溶液即可得到缓解。但对酸中毒明显、经扩容治疗不能纠正者，仍须遵医嘱应用碱性溶液。常用碱性溶液为5%碳酸氢钠，一般先给125 ~ 250mL静脉滴注，动态观察［HCO_3^-］变化，必要时重复使用。

（五）遵医嘱用药

遵医嘱给予以下药物，并注意观察药物的疗效及不良反应。

1.血管活性药物

血管收缩药：可使小动脉普遍处于收缩状态，虽可暂时升高血压，但可加重组织缺氧，应慎重选用；常用的有多巴胺、去甲肾上腺素和间羟胺等。血管扩张药：可解除小动脉痉挛，关闭动-静脉短路，改善微循环，但可使血管容量扩大、血容量相对不足而致血压下降，故只能在血容量已基本补足而病人发绀、四肢厥冷、毛细血管充盈不良等循环障碍未见好转时才考虑使用；常用的有酚妥拉明、酚苄明、阿托品、山莨菪碱等。使用血管活性药物时，应注意以下问题：

（1）从低浓度、慢滴速开始用药，逐渐达到理想的治疗水平，当生命体征和病情平稳后逐渐减慢速度，直至停药。

（2）血管收缩药应慎防药液外渗，以免引起皮下组织坏死。若出现脉搏细速、四肢厥冷、出冷汗、尿量减少，应停止用药，以防因血管收缩而加重器官功能损害。

（3）血管扩张药只有在血容量补足的情况下方可使用，以防血管扩张导致血压进一步下降而加重休克。

（4）用药期间应严密观察血压、脉搏、尿量、末梢循环等变化，视具体情况调整静脉滴注药物的浓度及速度。

2.强心药

对于心功能不全的病人，应遵医嘱给予强心药物如静脉注射毛花苷C。用药期间应注意观察有无心律失常、黄视或绿视、胃肠道反应等中毒症状。

3.DIC用药

对存在DIC的病人，遵医嘱给予肝素、抗纤维蛋白溶解药（如氨甲苯酸）、抗血小板黏附和聚集药物（如低分子右旋糖酐）等。用药期间，应观察微循环衰竭的症状和体征有无好转、有无继发性出血等。

4.糖皮质激素

对感染性休克及其他严重休克病人，应遵医嘱给予糖皮质激素。一般主张大剂量糖皮质激素如氢化可的松静脉滴注，但限于1～2次，以防引起严重不良反应。用药期间，应观察有无感染症状、消化道出血等不良反应表现。

5.抗菌药

对感染性休克病人，先遵医嘱联合使用广谱抗菌药物，再根据药物敏感试验结果，遵医嘱调整为敏感的窄谱抗生素。对低血容量性休克病人，遵医嘱预防性使用抗菌药。

6.其他药

遵医嘱给予维拉帕米、硝苯地平、纳洛酮、超氧化物歧化酶（SOD）、前列环素（PGI2）、三磷酸腺苷–氯化镁（ATP-MgCl$_2$）等。

（六）观察病情

应置病人于危重症监护室，安排专人护理。动态观察意识、生命体征、皮肤、黏膜、周围静脉及毛细血管充盈情况、尿量、尿相对密度等，观察实验室检查及血流动力学监测结果的变化。

1.意识状态

反映脑组织灌流情况。若由烦躁不安转为平静或由意识模糊、反应迟钝转为清醒、对刺激反应正常，表明循环血量已基本补足，脑组织灌流改善，抗休克治疗有效。否则，应加快补液速并查找原因。

2.生命体征

若血压上升且稳定、脉搏有力、休克指数小于1.0、呼吸平稳、体温维持在正常范围，表示休克好转。若休克指数大于1.0表示休克未纠正，大于2.0表明有严重休克。若呼吸急促、变浅、不规则表示休克恶化；当呼吸超过30次/分或低于8次/分时，表示病情危重；若出现进行性呼吸困难、发绀、动脉血氧分报低于60mmHg，吸氧后无改善，则提示已出现ARDS。若体温突升至40℃以上或骤降至36℃以下，提示病情危重。

3.皮肤、黏膜

皮肤、黏膜的色泽和温度能反映体表灌流情况。若皮肤和口唇颜色由苍白或发绀转为红润，手足温度由湿冷或冰凉转为温暖，表示血容量补足，末梢循环恢复，休克有好转。但暖休克时，皮肤表现为干燥潮红、手足温暖，观察时应注意这一点。若皮肤青紫，并出现瘀点、瘀斑，提示已发生DIC。

4.周围静脉瘪陷和毛细血管充盈时间

周围静脉由瘪陷转为充盈，毛细血管充盈时间恢复正常，表示血容量恢复，休克有好转；否则，表示血容量不足，应加快补液速度或查找原因。

5.尿量和尿相对密度

是反映肾血流灌注情况的重要指标，也是判断血容量是否充足最简单而有效的指标。尿量少于25mL/h、尿相对密度增高，表明血容量不足；血压正常，尿量仍少且比重降低，应考虑急性肾衰竭；尿量超过30mL/h、比重正常，表示休克已纠正。

6.实验室检查

遵医嘱定时采集血液标本，送实验室检查。观察血、尿和粪便常规检查，血清电解质测定，动脉血气分析及DIC监测结果有无好转或恶化。

7.特殊监测

观察CVP、PCWP、CO、CI等监测结果有无好转或恶化。

（七）其他护理

包括做好呼吸道护理、皮肤护理、导尿管护理、营养支持护理、采取安全防范措施等。

1.呼吸道护理

为病人定时活动双侧上肢，以促进肺的扩张；定时翻身、叩背，鼓励深呼吸和有效咳嗽，痰液黏稠者行雾化吸入，必要时行机械吸痰，以促进呼吸道分泌物的排出。昏迷病人，头应偏向一侧，以免舌后坠或呕吐物误吸，引起窒息。

2.皮肤护理

保持床单清洁、平整、干燥。病情允许时，每两小时为病人翻身一次，按摩受压部位皮肤，以预防压疮。

3.导尿管护理

妥善固定导尿管，防止管道折曲或受压，定时挤捏，以保证通畅，必要时用生理盐水冲洗；观察引流尿液的性质和量，一旦发现异常，及时通知医生；严格无菌操作，每日两次清洁、消毒会阴部和尿道口，防止逆行感染；休克纠正，尿量恢复正常后，遵医嘱拔除导尿管。

4.营养支持护理

对不能进食或进食不足者，应遵医嘱给予肠内或肠外营养，并做好相关护理。

5.安全防范措施

对烦躁不安或意识不清者，应采取安全防范措施。如加床旁护栏，以防坠床；输液肢体宜用夹板固定，以防输液针头脱出；必要时使用约束带将四肢固定于床旁。

（八）心理护理

安慰病人及家属，做好必要的解释工作，使其能安心地接受治疗和护理。抢救过程中做到严肃认真、细心沉稳、忙而不乱、快而有序，通过各种护理行为使病人和家属产生信任感和安全感，减轻焦虑和恐惧心理，树立战胜疾病的信心。

九、护理评价

病人能否维持充足的体液容量；血压、脉搏是否稳定，皮肤是否转暖，末梢循环是否改善；有无发绀，呼吸是否平稳；体温是否维持在正常范围；住院期间是否发生新的感染；多器官功能障碍是否得到有效防治。

十、健康教育

重点是教育人们识别可能导致休克的原因，当自己或他人遭遇下列情况时，应及时到医院救治，以防发生休克或延误休克的抢救时机。①严重损伤，如大面积烧伤、长骨骨折或严重挤压伤、胸腹部损伤、骨盆损伤；②大出血，如大量呕血或便血、大血管破裂出血或体表开放性损伤大量出血；③严重感染，如胆道感染、弥漫性腹膜炎、绞窄性肠梗阻等；④严重腹泻、呕吐、脱水等。

提示：护理休克病人的过程中，要动态观察病情变化，并对当前情况和以前情况进行比较，有创监测如CVP、PCWP、CO和CI等，对非常规项目（尤其后3项），只有必需时，才考虑使用。

第九章 外科营养支持与感染病人的护理

第一节 外科营养支持病人的护理

一、肠内营养

肠内营养（EN）系指经口或各种胃肠内置管，将维持人体代谢所需的营养物质提供给病人的一种方式。其优点有：①肠内营养制剂经肠道吸收入肝，在肝内合成机体所需的各种营养成分，营养素可直接被消化道黏膜吸收、利用，符合生理过程；②食物的直接刺激有利于预防肠黏膜萎缩，保护肠屏障功能；③刺激消化液分泌、胃肠激素分泌，促进胆囊收缩，促进胃肠道运动，减少了胆道并发症的发生；④肠内营养安全方便、价格低廉，无严重并发症。因此，"只要胃肠道有功能，就利用它"已成共识。

（一）适应证和禁忌证

1.适应证

有营养支持指征、胃肠有功能并可利用的病人均可行肠内营养支持：

（1）吞咽或咀嚼困难：如食管癌、颌面部外伤、破伤风等。

（2）意识障碍不能进食：如脑损伤、肝昏迷等。

（3）消化道疾病稳定期：如消化道瘘、短肠综合征、炎性肠病、胰腺炎等。

（4）高分解代谢状态：如严重感染、大面积烧伤、严重创伤或大手术等。

（5）慢性消耗性疾病：如结核、肿瘤等。

2.禁忌证

下列情况被列为肠内营养的禁忌证：

（1）各种原因的肠梗阻。

（2）活动性消化道出血。

（3）腹腔或肠道感染。

（4）严重呕吐、腹泻或吸收不良。

（5）短肠综合征早期或高流量肠瘘。

（6）严重感染、创伤等应激状态早期或休克状态。

（二）肠内营养制剂

肠内营养制剂不同于通常意义的食品，它是具有特殊饮食目的或为保持健康、须在医疗监护下使用而区别于其他食品的食品，它已经被加工和预消化，更易消化吸收或无须消化即能吸收。通常根据制剂的成分分为三大类。

1.完全膳食

完全膳食所含各种营养素全面，目前在临床上应用最为广泛。根据其蛋白质（氮源）的不同，又可分为要素膳（或单体膳）和非要素膳（或多聚体膳）。

（1）要素膳：要素膳的氮源为游离氨基酸或蛋白质水解物、短肽，以不需要消化或易消化的糖类、脂肪为能源，含有全面的矿物质、维生素和微量元素。其特点是营养成分全面，营养素极易消化，可被肠道完全吸收。但其含有单个氨基酸或短肽，适口性差，应以管饲为宜。国内临床应用的产品有 Elental（爱伦多）、Pepti-2000Variant（百普素）等。

（2）非要素膳：非要素膳的氮源为整蛋白，优点是营养完全，渗透压低，适口性好，不易引起胃肠道反应，对肠黏膜屏障功能有较好的保护作用。临床常用的有匀浆膳、混合奶、牛奶基础膳及无乳糖膳等。

2.不完全膳食

即营养素组件，是仅含一种或以一种营养素为主的制品。主要有蛋白质组件、糖类组件、脂肪组件、维生素及矿物质组件等，采用组件的目的是重组配方，增加固定配方的完全膳食中某一种或多种营养素。如增加热量或蛋白质密度，使膳食配方更符合个体需求。但较多的不溶成分相加增加了物理不相容性，也有被微生物污染的危险性。

3.特殊需要膳食

指在特殊情况下使用的既能达到营养支持目的，又能起到治疗疾病作用的膳食。

（1）肝功能衰竭用膳：为高支链氨基酸配方，其氮源为14种氨基酸，特点是支链氨基酸（亮氨酸、异亮氨酸和缬氨酸）含量较高，占总氨基酸的35%～40%，而芳香族氨基酸（色氨酸、苯丙氨酸和酪氨酸）含量较低。支链氨基酸可经肌肉代谢，增加其浓度并不增加肝脏负担，其可与芳香族氨基酸竞争进入血-脑屏障，减少假性神经递质的产生，具有营养支持和防治肝性脑病双重作用。

（2）肾衰竭用膳：为必需氨基酸配方，其氮源为8种必需氨基酸和组氨酸。使用这种配方的目的在于重新利用体内分解的尿毒氮合成非必需氨基酸，既能降低血液尿素氮的水平，缓解尿毒症症状，又可合成蛋白质，取得正氮平衡。

（3）创伤用膳：适用于大手术、烧伤、多发性严重创伤及脓毒症等高分解代谢病人。其蛋白质热量分配、热量密度及支链氨基酸的含量均较一般膳食为高。有的创伤用膳含有 RNA、精氨酸、谷氨酰胺及 ω-3 脂肪酸，可提高创伤病人的免疫功能，称为免疫促进膳。

（4）糖尿病用膳：糖类来源和脂肪构成应能适合糖尿病病人的需要。糖类以低聚糖或多糖（如淀粉）为宜，再加上足够的膳食纤维，可缓解血糖的上升速度和幅度；不饱和脂肪酸含量相对较高，可延缓营养液在胃内的排空速度。

（三）投给途径

肠内营养投给途径主要取决于病人胃肠道解剖的连续性、功能的完整性、肠内营养实施的预计时间、有无误吸可能等因素。常用的途径有口服、鼻胃管、鼻肠管、胃造口、空肠造口等多种，临床上应用最多的是鼻胃管和空肠造口。

1.鼻饲管

管端可置于胃、十二指肠或空肠等处。主要用于短期营养病人（一般短于 4 周），优点是并发症少，价格低廉，容易放置。对于营养支持时间须超过 30 天或胃、十二指肠远端有梗阻而无法置管者，则采用空肠造口术。①鼻胃管：胃的容积大，对营养液的渗透压不敏感，适用于胃肠道连续性完整的病人；但有反流与误吸的危险，而且可导致鼻咽部溃疡、鼻中隔坏死、鼻窦炎、中耳炎及声带麻痹等。②鼻十二指肠管或鼻空肠管：主要适用于胃或十二指肠连续性不完整（胃瘘、幽门不全性梗阻、十二指肠瘘、十二指肠不全性梗阻等）及胃或十二指肠动力障碍的病人，此法可避免营养液的反流与误吸。

2.空肠造口

可在剖腹手术时实施，包括空肠穿刺插管造口或空肠切开插管造口，也可以直接在内镜下进行。空肠造口管喂养可避免反流与误吸，并可同时实行胃肠减压，尤其适用于十二指肠或胰腺疾病者，以及需要长期营养支持的病人。但空肠切开置管可引起出血、局部感染、肠梗阻及肠瘘等并发症，现已不推荐使用。

3.胃造口

可通过剖腹探查术、腹腔镜手术完成，也可行经皮胃镜下造口术。经皮胃镜下胃造口术，无须全麻，创伤小，术后可立即灌食，置管可保留数月至数年，满足长期喂养的需求。

（四）护理评估

1.健康史

了解病人的年龄、饮食情况；既往健康状况及导致营养不良的原因，如手术、创伤、严重感染、慢性消耗性疾病等。

2.身体状况和辅助检查

检查病人全身及局部身体状况；根据人体测量和实验室检测指标，判别病人的营养状况、有无肠内营养支持的指征和禁忌证。所评估的结果可以作为肠内营养效果观察的客观指标。

3.心理–社会状况

了解病人及家属对营养支持重要性和必要性的认知程度、对肠内营养的接受程度、家庭经济状况及对肠内营养费用的承受能力等。

（五）护理诊断与合作性问题

1.营养失调：低于机体需要量与饮食摄入不足、疾病消耗过多或高分解代谢等致机体营养代谢异常有关。

2.有黏膜、皮肤受损的危险与长期留置喂养管对黏膜、皮肤的刺激有关。

3.潜在并发症误吸、营养管并发症（堵塞、滑脱）、胃肠道并发症（恶心、呕吐、腹胀、腹泻）、代谢性并发症（高血糖症和低血糖症、电解质紊乱、再进食综合征）、感染性并发症（吸入性肺炎、急性腹膜炎、肠道感染）等。

（六）护理目标

病人营养不良得到改善，表现为体重增加、水肿消退、低蛋白血症纠正；黏膜、皮肤保持完好无损；潜在并发症能被及时发现，并得到有效处理。

（七）护理措施

1.肠内营养液的配制

肠内营养制剂有混悬液和粉剂两种。混悬液无须配制，可直接应用。粉剂则须加水配制成一定浓度的溶液，配制时应严格遵守操作规程，清洗消毒配制器皿。先取一定量的粉剂放入有刻度的容器中，用50℃左右温开水先调成糊状，然后边加温开水边搅拌到需要容量，滤去凝块，装于清洁容器中备用。

2.肠内营养液的输注

肠内营养制剂是高渗液体，应从低浓度、低容量开始，滴注速率与总用量应逐日增加，不足的热量与氮量由静脉补充。常用的输注方法有两种。

（1）分次输注

适用于胃内喂养及胃肠道功能良好者。分次输注是将全天的营养液使用注射器或输液装置分次、间歇性地推注或滴注至胃内，每次注入量100～300mL，每日4～6次，间隔时间2～3小时。分次推注时，每次量在10～20分钟完成；分次滴注时，每次量在30～60分钟完成。

（2）连续输注

适用于十二指肠或空肠内喂养及胃肠道功能和耐受性较差的病人。连续输注是利用重力，或营养泵将全天的营养液在24小时内均匀输注，为目前常用的方法。营养泵可以调节输注速度，显示流速和容量；如果输注管道发生堵塞等问题可随时提示、报警，降低并发症的发生率，有条件时应采用此法。

（3）循环输注

介于分次输注和连续输注之间，是利用重力或营养泵将全天的营养液在12～16小时内连续输注，每日在固定时间应用。

3.喂养管的护理

（1）妥善固定

应采用妥善的方法固定喂养管，以防导管移位和脱出；每天检查固定于面颊部、鼻部的胶布或造瘘口处的缝线，如有松动，立即更换或通知医师。告知病人及家属卧床、翻身时应避免喂养管受压、折曲或拖拽。

（2）保持通畅

所有肠内营养管均可能堵管，含膳食纤维的混悬液制剂较乳剂型制剂更易发生堵管。因此在间歇输注时，应每次输注前、后用20～30mL温开水冲洗导管；连续性输注时，应每间隔4小时冲洗1次；临时灌注药物前、后要追加冲洗；药片或药丸等应研碎、溶解后再注入，以防加入药物与营养液不相容而凝结成块堵塞管腔。营养液中的酸性物质可以引发蛋白质沉淀而导致堵管，若温水冲洗无效，则可采用活化的胰酶制剂、碳酸氢钠冲洗，也可采用特制的导丝通管。

4.避免皮肤、黏膜损伤

长期留置鼻胃管或鼻肠管者，鼻咽部黏膜因长时间受压可产生溃疡，应每日用油膏涂拭润滑鼻腔黏膜；胃、空肠造口者，保持造瘘口周围皮肤清洁、干燥，定时更换敷料，如有消化液溢出，用氧化锌软膏保护皮肤。

5.预防和处理并发症

（1）误吸

误吸为常见且严重的并发症，死亡率较高。容易发生在经鼻胃管喂养者，与喂养管移位、胃排空迟缓、体位不当、咳嗽和呕吐反射减弱或消失、意识障碍等有关。

①每次灌注前评估病人和喂养管的情况。

②输注时及输注后1小时内取半卧位。

③输注前及输注期间（每间隔4小时）抽吸胃管，以确定胃管是否在胃内，估计胃内残留量，若胃内残留量超过100～150mL，应延迟或暂停输注；必要时，改其他途径喂养。

④ 输注过程中，若病人突然呛咳、呼吸短促或咳出类似营养液样物，提示有误吸的可能。应立即停止输注，尽量吸尽胃内容物；指导和刺激病人咳嗽，以排出吸入物和分泌物；必要时经气管镜清除误吸物和分泌物；遵医嘱治疗肺水肿，并使用抗菌药物。密切观察病人呼吸状态和病情变化。

（2）胃肠道并发症

恶心、呕吐、腹胀与输注速度过快、乳糖不耐受、脂肪含量高、食物有异味等有关，腹泻与小肠吸收能力下降、乳糖酶缺乏乳糖不耐受、脂肪酶缺乏脂肪吸收障碍、使用某些药物、低蛋白血症，或与营养液渗透压高、温度过低、输注速度过快、被细菌污染等有关。输注时注意以下事项：

① 控制输注浓度：应从低浓度开始输注，通常起始浓度为8% ~ 10%，能量密度为2.09kJ/mol，根据胃肠道的适应适度递增浓度至20% ~ 25%，能量密度为4.18kJ/mol或更高。

② 保持营养液：所输注营养液的温度以接近正常体温为宜，防止温度过高或过低。温度过高可灼伤胃肠道黏膜，温度过低可刺激胃肠道引起肠痉挛、腹痛或腹泻，可使用恒温输液加热器来保持所输注营养液的温度。

③ 掌握输注量和速度：营养液的输注量宜从少量开始，250 ~ 500mL/d，在5d左右逐渐达到全量，2000 ~ 2500mL/d。输注速度从20mL/h开始，根据病人的适应适度逐步增加速度，维持100mL/h匀速输注。

④ 用药护理：某些药物如含镁的抗酸剂、电解质等可致肠痉挛或渗透性腹泻，须经稀释后再输注；低蛋白血症者遵医嘱先输注入血白蛋白或血浆，以提高血浆胶体渗透压；严重腹泻者遵医嘱给予收敛和止泻药物。

⑤ 避免营养液污染或变质：营养液要现配现用，调配容器应清洁、无菌；配制好的营养液放入4℃冰箱内保存，输注前取出复温至接近正常温度后使用；营养液在室温下输注的时间不应超过6 ~ 8小时，如营养液内含有牛奶及易腐败成分时，放置时间则应更短；每天更换输注装置，间歇推注时每次推注前用70%乙醇消毒营养管接口，推注完毕后用无菌纱布包裹，并保持清洁。

（3）代谢性并发症

① 高血糖症和低血糖症：高血糖症常见于接受高热卡喂养者，或糖尿病、高代谢及类固醇药物治疗者；应定时监测尿糖、血糖，一旦发现高血糖，遵医嘱给予胰岛素治疗。低血糖症多发生于长期肠内营养而突然停止者，所以停止肠内营养时要逐渐减量，以预防低血糖的发生。

② 电解质失衡：营养液总量不足或过多，钠、钾含量过低或过高，腹泻等均可导致电解质紊乱，常见的有低钠血症、高钠血症、低钾血症、高钾血症等。一旦发现电解质失

衡，应遵医嘱进行对因和对症处理。

③ 再进食综合征：严重营养不良病人初次行肠内营养时，可出现一系列症状如肌无力、精神状态改变、弥散性感觉丧失、心律失常、心力衰竭等，称为再进食综合征（RS）。因此，在开始行肠内营养时，应给予少于实际需要的热量、钠和体液，以避免心脏超负荷及电解质的迅速改变。

（4）感染性并发症

与肠内营养相关的感染主要有吸入性肺炎、急性腹膜炎和肠道感染。

（1）吸入性肺炎：由于误吸所致。防治措施参见误吸。

（2）急性腹膜炎：可见于经胃、空肠造瘘管输注营养液的病人。当胃、空肠造瘘管周围渗漏或脱出至游离腹腔时，灌注的营养液即可进入腹腔而引起急性腹膜炎。表现为突然腹痛，胃或空肠造瘘管周围有类似营养液渗出，腹腔引流管引出类似营养液样液体。应立即停止输注营养液，报告医师，并协助医师清除或引流出渗漏在腹腔中的营养液，应用抗生素，以避免继发性感染。

（3）肠道感染：因营养液污染、变质引起。配制及使用过程中应严格无菌操作，避免一切可能的污染，配制好的营养液暂时不用应保存于4℃冰箱内，在规定的时间内使用。

6.肠内营养的监测

监测的目的在于确定肠内营养的效果，为调整治疗方案提供依据。包括代谢情况、营养状况有关项目的定期和不定期测定。

（1）代谢情况

密切观察病情变化，记录24小时液体出入量；肠内营养开始阶段每日测定尿糖和酮体，以后改为每周两次；定期测定血常规、肝功能、血糖、尿素氮、肌酐、钠、钾、氯、钙、镁、磷及碳酸氢盐等。

（2）营养状况

监测内容包括：①体重、肱三头肌皮褶厚度、上臂中点周径、淋巴细胞计数等，每周测定1次；②血浆蛋白，开始每周测定两次，以后1～2周测定1次；③氮平衡，开始每日测定1次，以后可每周测定1次；④锌、铁、铜、维生素B、叶酸等，不定期测定。

7.心理护理

向病人和家属介绍营养知识，营养支持的重要性与必要性，肠内营养途径、方法、优点和可能发生的并发症，监测指标，治疗费用等。使病人和家属消除顾虑、提高认识，配合治疗和护理。

（八）护理评价

病人营养不良是否得到改善，体重是否增加、水肿是否消退、低蛋白血症是否纠正；

黏膜、皮肤是否保持完好无损；潜在并发症能否被及时发现，并得到有效处理。

（九）健康教育

一是重视营养知识的宣传和教育，提醒人们警惕营养不良对机体的危害。如摄食量减少或近期体重明显下降、乏力等，应及时到医院检查、治疗。

二是宣传肠内营养的好处，在康复过程中要保持均衡饮食，保证足够的能量、蛋白质和维生素的摄入。

三是病人出院后如须继续进行肠内营养，应向病人和家属详细解释，并要求其遵医嘱治疗，还应说明携带喂养管的注意事项及喂养管的自我护理方法，以避免并发症。

二、肠外营养

肠外营养（PN）系指通过静脉途径将维持人体代谢所需的营养素提供给病人的一种方式。当病人被禁饮食，所需营养素全部经静脉途径提供时称之为全胃肠外营养（TPN）。在肠道功能有障碍时，特别是严重创伤早期或是腹部创伤、肠梗阻、严重的肠吸收不良或肠内营养无法满足需要时，肠外营养成为主要的供能途径。

（一）适应证和禁忌证

1.适应证

有营养支持指征、胃肠功能障碍或衰竭者可行肠外营养支持。

（1）胃肠道功能障碍：如胃肠道梗阻、高位肠瘘、短肠综合征等。

（2）因疾病或治疗限制不能经胃肠道摄食或摄入不足：如手术前后、放射性肠炎、重症胰腺炎等。

（3）高分解代谢状态：如严重感染、大面积烧伤或大手术等。

（4）抗肿瘤治疗期间不能正常进食者：如大剂量化疗、放疗等。

2.禁忌证

下列情况应被列为肠内营养的禁忌证：

（1）胃肠道功能正常或能接受肠内营养者。

（2）肠外营养并发症的危险性大于营养支持益处者。

（3）严重水、电解质及酸碱平衡失调者。

（4）出凝血功能异常或休克者。

（二）肠外营养制剂

1.葡萄糖

是肠外营养的主要能源物质，1g葡萄糖可提供4kcal热量。机体所有器官、组织都能利用葡萄糖供能。葡萄糖提供能量占总能量的50%～60%，成人日需量4～5g/kg，若供给过多或输入过快，可导致糖尿、高血糖，甚至高渗性非酮性昏迷，部分葡萄糖还可转化为脂肪沉积在肝脏引起脂肪肝。为促进合成代谢和葡萄糖的利用，应按比例添加胰岛素，一般4～8g葡萄糖加1U胰岛素。

2.脂肪乳剂

是肠外营养的另一种重要能源物质，1g脂肪可提供9kcal热量。脂肪乳剂是一种水包油乳剂，含有丰富的必需脂肪酸（约占60%）和不饱和脂肪酸，能提供能量，并维持细胞膜结构和人体脂肪组织的恒定性。主要由植物油（大豆油或红花油）、乳化剂（精制卵磷脂可提供磷酸盐）和等渗剂等组成，微粒构造与人体内乳糜微粒相似，直径≤1μm，故具有良好的理化稳定性和静脉耐受性。脂肪乳剂提供能量占总能量的20%～30%，成人日需1～2g/kg。当脂肪与葡萄糖共同构成非蛋白质能量时，两者的比例为1∶2～2∶3。脂肪乳剂分为两类：一类由100%长链三酰甘油（LCT）构成，适用于大多数病人；另一类是由中链三酰甘油（MCT）和LCT各50%混合构成的LCT/MCT制剂，适用于特殊情况如肝功能不良病人。

3.复方氨基酸溶液

氨基酸构成肠外营养的氮源，用于合成人体的蛋白质。氨基酸提供的能量占总能量的15%～20%，成人日需量1～1.5g/kg。非蛋白质热量（kcal）与氮量的比例，一般应保持在（100～150）∶1。复方氨基酸溶液可分两类：一类是平衡型氨基酸溶液，含有8种必需氨基酸与8～12种非必需氨基酸，比例符合蛋白质合成与机体代谢需要，适用于大多数病人；另一类是非平衡型氨基酸溶液，配方多针对某一疾病代谢特点而设计，如肝脏或肾脏疾病，兼有营养支持和治疗双重作用。临床选择须以应用目的、病情及年龄因素等为依据。

4.维生素

分为水溶性和脂溶性两大类。水溶性维生素包括维生素B族、维生素C和生物素；脂溶性维生素包括维生素A、D、E和K。水溶性维生素体内无储备，不能正常进食时会缺乏；脂溶性维生素在体内有一定储备，短期禁食者不会缺乏。在感染、手术等应激状态下，人体对部分水溶性维生素如维生素C、B6等的需要量增多，应适当增加供给量。常用的水溶性维生素制剂为水乐维他，脂溶性维生素制剂为维他利匹特。

5.电解质

是参与代谢、维持人体内环境稳定所必需的营养物质，肠外营养时须根据电解质测定水平调整或补充钾、钠、氯、钙、镁及磷等电解质。

6.微量元素

对临床具有实际意义的微量元素有锌、铜、铁、硒、铬、锰等。这些元素参与酶的组成、三大营养物质的代谢、上皮生长、创伤愈合等生理过程，长期TPN时须重视微量元素的缺乏，及时补充。

（三）输注途径

肠外营养输注可采取周围静脉和中心静脉两种途径，具体选择应视病情、营养液组成、输液量及护理条件等而定。

1.周围静脉

即将营养物质经周围静脉输入体内。主要适用于营养支持在两周以内、部分营养支持或中心静脉置管和护理有困难者。优点是操作简便，相对安全；缺点是由于周围静脉较细，不能耐受高渗透压的营养液。

2.中心静脉

即将营养物质经中心静脉输入体内。适用于营养支持在两周以上、全量营养支持者。必须做中心静脉（如锁骨下静脉或颈内静脉）穿刺置管。优点是中心静脉血流量大，血流速度快，高渗营养液输入后瞬间被稀释，对血管刺激轻、损伤小；缺点是操作技术和护理比较复杂，并发症多。

3.经外周穿刺中心静脉置管（PICC）

常采用经头静脉或贵要静脉穿刺，将管端置于胸腔内上腔静脉。这种方法具有安全、并发症少、操作简单、带管时间长、护理方便、不影响病人日常生活等优点，是进行长期肠外营养的极佳途径。

（四）护理评估

1.健康史

了解病人的年龄、饮食情况；既往健康状况及导致营养不良的原因，如手术、创伤、严重感染、慢性消耗性疾病等。

2.身体状况和辅助检查

检查病人全身及局部身体状况；根据人体测量和实验室检测指标，判别病人的营养状况、有无肠外营养支持的指征和禁忌证。所评估的结果可以作为肠外营养效果观察的客观指标。

3.心理-社会状况

了解病人及家属对营养支持重要性和必要性的认知程度，对肠外营养的接受程度，家庭经济状况及对肠外营养费用的承受能力等。

（五）护理诊断与合作性问题

1.营养失调

低于机体需要量与饮食摄入不足、疾病消耗过多或高分解代谢等致机体营养代谢异常有关。

2.潜在并发症

置管相关并发症（气胸、血管损伤、空气栓塞、血栓性静脉炎、导管移位）、代谢性并发症（低血糖症、非酮性高渗性高血糖性昏迷）、感染性并发症（导管性感染、肠源性感染）等。

（六）护理目标

病人营养不良得到改善，表现为体重增加、水肿消退、低血清蛋白血症纠正；潜在并发症能被及时发现，并得到有效处理。

（七）护理措施

1.肠外营养液的配制

采用全营养混合输注时，应在层流室或层流台中，将氨基酸、脂肪乳剂、葡萄糖、电解质和微量元素等液体混合装入由聚合材料制成的静脉输液袋内（容量为3000mL，故称3L袋），这种方法配制的肠外营养液称为全营养混合液（TNA），又称"全合一"营养液。为保证营养液中各种成分的稳定性，配制时应注意以下事项：

（1）避免电解质直接加入脂肪乳中，钙和磷要分别稀释。

（2）营养液中不要加入其他药物，如抗菌药物等。

（3）按照一定的顺序进行混合。①将电解质和微量元素分别加入葡萄糖溶液和氨基酸溶液内；②将水溶性维生素加入葡萄糖溶液内；③将脂溶性维生素加入脂肪乳剂内；④将葡萄糖与氨基酸溶液混入3L输液袋内；⑤最后缓缓加入脂肪乳；⑥摇匀3L输液袋内混合物。

2.肠外营养液的输注

肠外营养液常用的输注方法有以下两种：

（1）全营养混合液输注，即"全合一"营养液输注，是一种科学、合理的输注方式。优点如下：①多种营养素同时进入体内，热氮比合理，增加节氮效果；②简化输液过程，节省护理时间；③降低代谢性并发症的发生概率；④减少污染机会。

（2）单瓶输注。在不具备全营养混合液输注条件时，可采用单瓶输注。但这种输注方式有其不足之处：①各营养素非同步输入，不利于营养素的有效利用；②单瓶输注高渗葡萄糖或脂肪乳剂，可因单位时间内进入人体的葡萄糖或脂肪酸量较多而增加代谢负荷，甚至引起代谢性并发症。因此，应将氨基酸溶液与非蛋白质能量溶液合理地间隔输注，以提高营养支持的效果，减少并发症的发生。

3.营养管的护理

（1）妥善固定。应妥善固定静脉穿刺针或静脉导管，防止滑脱。

（2）保持导管通畅。避免导管折曲、受压，每次输注结束时用肝素稀释液封管，防止导管内凝血而致导管堵塞。

（3）穿刺部位换药。穿刺部位定时换药，并观察和记录有无红肿等感染征象，一旦发生感染，遵医嘱进行处理，必要时拔出导管。

（4）拔除导管。在肠外营养治疗期结束或出现导管堵塞、导管相关感染等情况时，应拔除导管，并将导管的前端剪下置于无菌试管内，送细菌培养。

4.安排输注顺序与控制输注速度

对已有水、电解质失衡或休克的病人，应先按体液代谢失调和外科休克进行治疗，待上述情况纠正后，再输注全营养混合液。输注营养液时，应适当控制速度（最好利用输液泵），以适应人体的代谢能力和有利于营养素的充分利用。输注过快，可引起面部潮红、出汗、高热和心率快等不良反应。

5.预防和处理并发症

（1）置管相关并发症

与置管有关的并发症有气胸、血管损伤、胸导管损伤、空气栓塞及血栓性静脉炎等。

① 气胸：为穿刺或置管过程中刺破胸膜所致。表现为胸闷、胸痛、呼吸困难，同侧呼吸音减弱。应立即通知医师，做好胸腔穿刺减压和胸腔闭式引流术的准备，协助处理。

② 血管损伤：为同一部位反复穿刺所致。表现为局部出血或血肿形成。应立即退针，另行选择血管穿刺。

③ 胸导管损伤：可发生于左锁骨下静脉穿刺时。表现为有清亮的淋巴液渗出。立即退针或拔出导管。偶有乳糜瘘，多数可自愈；必要时做引流及手术治疗。

④ 空气栓塞：发生于静脉穿刺或置管过程中，因导管塞或连接处脱落引起，是最危险的并发症。中心静脉穿刺时，病人应取平卧位、屏气，置管成功后妥善固定输液管道，输注结束后旋紧导管塞。如发现空气栓塞症状，立即安置病人左侧卧位，头低脚高，通知医师并协助抢救。

⑤ 血栓性静脉炎：多见于周围静脉营养时，系营养液刺激血管内膜所致。表现为输注静脉红肿、触痛、条索状变硬等，或伴体温升高。应更换输注部位，局部湿热敷、外涂具有抗凝和消炎作用的软膏等，禁止局部按摩。

（2）代谢性并发症

主要有低血糖、非酮性高渗性高血糖性昏迷、高脂血症或脂肪超载综合征、肝功能损害和氮质血症等。

① 低血糖症：可发生于突然停输高渗葡萄糖溶液或突然减慢输注速度时。由于内源性胰岛素水平较高，而葡萄糖相对不足，病人可表现为脉搏加速、面色苍白、四肢湿冷，甚至低血糖性休克。应立即口服葡萄糖，也可遵医嘱静脉推注或滴注葡萄糖溶液。

② 非酮性高渗性高血糖性昏迷：发生于单位时间内输入大量葡萄糖和体内胰岛素相对不足时。由于血糖过高，血浆渗透压显著升高，病人可表现为尿量突然增多、口渴、意识改变、电解质紊乱等。应立即停止输注葡萄糖溶液或含大量葡萄糖的营养液，通知医师，遵医嘱给予低渗或等渗氯化钠溶液（内加胰岛素），使血糖水平逐渐下降。

③ 高脂血症或脂肪超载综合征：发生于脂肪乳剂输入速度过快或总量过多时。由于进入体内的脂肪量超过了人体的利用能力，病人可表现为发热、急性消化道溃疡、血小板减少、溶血、肝脾大、骨骼肌肉疼痛等。应立即停止脂肪乳的输注，通知医师，并协助处理。

④ 肝功能损害：部分全胃肠外营养的病人，可出现转氨酶升高、脂肪肝、淤胆，甚至黄疸等。可能与TPN时间较长、配方不合适、胆碱缺乏等有关。一般可减少总能量的供给，调整葡萄糖与脂肪的比例、更换氨基酸制剂或停用TPN，1～2周后即可得到逆转。

⑤ 氮质血症：多发生于肝肾功能不全的病人，应遵医嘱减少氨基酸输注量或使用非平衡氨基酸溶液。

（3）感染性并发症

包括穿刺部位感染、导管性脓毒症和肠源性感染等。

① 穿刺部位感染：观察穿刺部位有无红肿、发热、触痛及体温升高等，每日清洁消毒穿刺部位皮肤，更换敷料。

② 导管性感染：观察有无难以解释的发热、寒战、反应淡漠或烦躁不安，甚至休克等。若出现上述情况，应怀疑导管性感染。须立即拔管，将导管前端剪下送细菌培养和药物敏感试验，更换输液管道和输注部位，重新建立静脉通道。

③ 肠源性感染：因长期禁食，胃肠道黏膜缺乏食物刺激以及肠内细菌、毒素异位，可并发肠源性感染。一旦怀疑肠源性感染，应遵医嘱使用抗菌药物，在病情允许的情况下，鼓励病人经口饮食。

6.发热反应的护理

肠外营养液输注过程中可能出现的高热，与营养素产热有关。一般不经特殊处理可自行消退，部分病人可予物理降温或服用退热药。但如出现持续高热或发热经一般处理无效，须考虑合并感染性并发症。应及时通知医生，协助排查原因和进行相应处理。

（八）护理评价

病人营养不良是否得到改善，体重是否增加、水肿是否消退、低血清蛋白血症是否纠正；潜在并发症能否被及时发现，并得到有效处理。

第二节　外科感染病人的护理

一、浅部软组织的化脓性感染

浅部软组织的化脓性感染是指发生于皮肤、皮下组织、淋巴管、淋巴结、肌间隙及其周围疏松结缔组织间隙等处的由化脓性致病菌引起的各种感染。

（一）病因与病理

1.疖

是单个毛囊及其周围组织的急性化脓性感染。致病菌多为金黄葡萄球菌，偶可见表面葡萄球菌或其他致病菌。多发生于毛囊和皮脂腺丰富的部位，如头面部、颈背部、腋窝及腹股沟等处，常与皮肤不洁、擦伤、环境温度较高或机体抵抗力降低有关。因金黄色葡萄球菌的毒素含凝固酶，黄白色的脓栓形成是其感染的一个特征。在身体不同部位同时发生几处疖或反复发生多处疖称为疖病，可见于糖尿病病人。

2.痈

是多个相邻毛囊及其所属皮脂腺或汗腺的急性化脓性感染，或由多个疖融合而成。致病菌为金黄色葡萄球菌。好发于颈部、背部等皮肤厚韧部位。常见于成年人，尤其糖尿病及免疫力低下的病人。感染常从一个毛囊底部开始，沿皮下深筋膜向四周扩散，再向上侵及周围的毛囊群，形成多个脓头。颈部痈俗称"对口疔"，背部痈俗称"搭背"。

3.皮下急性蜂窝织炎

急性蜂窝织炎是皮下、筋膜下、肌肉间隙或深部蜂窝组织的一种急性弥漫性化脓性感染。致病菌主要为溶血性链球菌、金黄色葡萄球菌、大肠杆菌等，无芽孢厌氧菌也可引起本病。常发生在皮下疏松结缔组织，由于受侵组织质地较疏松，加之病菌释放毒性较强的溶血素和多种酶，可破坏组织结构，使病变扩展较快。

4.丹毒

是皮肤及其网状淋巴管的急性炎症。常见的致病菌为溶血性链球菌，好发于小腿和面部。起病前常有皮肤或黏膜微细的破损，细菌通过这些伤口直接侵入皮肤和网状淋巴管，也可通过污染的器械、敷料或用具等媒介传播而引起感染。病变蔓延较快，常有全身反应，但很少有局部组织坏死或化脓。治愈后容易复发。

5.浅部急性淋巴管炎和淋巴结炎

多继发于其他急性感染病灶，是病菌从皮肤、黏膜损伤处或其他感染病灶（如疖、足癣等），经组织淋巴间隙进入淋巴流所引起的浅部淋巴管与淋巴结的急性炎症。常见的致病菌为金黄葡萄球菌和溶血性链球菌。急性淋巴管炎好发于四肢，下肢更常见，很少发生局部组织坏死或化脓。急性淋巴结炎好发于颈部、腋窝和腹股沟，也可见于肘内侧或腘窝，可化脓或形成脓肿。

（二）临床表现

1.疖

初起为红、肿、热、痛的小结节，以后渐增大呈圆锥形隆起，数日后结节中央因组织坏死而变软，出现黄白色小脓栓，之后脓栓脱落排出脓液，炎症逐渐消失而痊愈。发生在面部"危险三角区"的疖（上唇疖、鼻疖）如被挤压或处理不当，细菌可沿内眦静脉和眼静脉进入颅内海绵窦，引起化脓性海绵状静脉窦炎，出现眼部及其周围组织红肿、疼痛、头痛，并伴寒战、高热等全身症状，严重时还可出现昏迷，威胁病人生命。

2.痈

初始时局部为稍隆起的暗红色、质地坚韧和界限不清的疼痛肿胀浸润区；以后中心部出现多个"脓头"，并逐渐发生组织坏死、化脓、溃烂、塌陷，形成"火山口"样改变，周围组织呈现明显的浸润性水肿。唇痈容易引起颅内化脓性海绵状静脉窦炎。常伴相应部位的淋巴结肿大。多有明显的全身症状，严重者可发生脓毒症或感染性休克。

3.皮下急性蜂窝织炎

由于病菌的种类与毒性、病人的状况、感染原因和部位不同，临床上可见以下几种类型：

（1）一般性皮下蜂窝织炎：局部明显红肿剧痛，向四周迅速扩散不易局限，病变区与正常皮肤无明显界限，病变中央常因缺血在而发生坏死；深部感染者，局部表现多不明显，但有表面组织水肿和深部压痛，多伴有寒战、发热、疼痛、全身无力等全身症状；严重者体温明显增高或过低，甚至出现意识改变。

（2）产气性皮下蜂窝织炎：容易发生在下腹与会阴部，常与皮肤受损且污染严重有关。初期表现类似一般性蜂窝织炎，但病变进展快且可触及皮下捻发音，破溃后有臭味，全身状况恶化较快。

（3）新生儿皮下坏疽：多发生在背部、臀部等经常受压的部位。初起皮肤发红，触之稍硬；随后病变范围扩大，中心部分变暗、变软，皮肤与皮下组织分离，可有皮肤漂浮感或波动感，甚至皮肤坏死，呈灰褐色或黑色，可破溃流脓。患儿出现发热、拒奶、哭闹不安或嗜睡等全身症状。

（4）下颌下急性蜂窝织炎：多见于小儿，感染起自口腔或面部。此类蜂窝织炎，除红、肿、热、痛等局部症状和高热、乏力、精神萎靡等全身症状外，还可由于喉头水肿和气管受压而出现呼吸困难，甚至窒息表现。

4.丹毒

起病急，开始即有全身不适、畏寒、发热、恶心等症状，继而局部皮肤出现水肿性鲜红斑，中心颜色稍淡，周围较深，与正常皮肤边界清楚，略隆起。当红肿向四周扩散时，中心红色逐渐消退，表面脱屑，颜色转为棕黄色。皮损表面可出现水疱，自觉灼热、疼痛，可伴发淋巴管炎及淋巴结炎。全身中毒症状随局部病变的加重而加重。丹毒可复发，下肢丹毒反复发作可以引起淋巴水肿，甚至发展成"象皮肿"。

5.浅部急性淋巴管炎和淋巴结炎

（1）浅部急性淋巴管炎：皮下浅层急性淋巴管炎表现为伤口近侧表皮下有一条或多条"红线"（中医称红丝疗），触之质硬而有压痛，炎症扩展时红线向近心端延伸。皮下深层淋巴管炎无"红线"表现，但可出现患肢肿胀，有条形压痛区。两种淋巴管炎都可引起畏寒、发热、头痛、乏力、不适、食欲缺乏等全身症状。

（2）浅部急性淋巴结炎：早期仅有局部淋巴结肿大、触痛，表面皮肤正常。炎症加重时，疼痛加重，表面皮肤红肿、发热，并伴有全身症状。淋巴结炎可发展为脓肿，少数可破溃流脓。

（三）辅助检查

浅部软组织的化脓性感染通过临床表现多可做出诊断，但要掌握感染的严重程度、致病菌的种类及有无脓肿形成等客观情况时，尚须进行某些辅助检查。

1.白细胞计数及分类

可见白细胞总数及嗜中性粒细胞比例增多，严重感染时可有白细胞计数减少、明显核左移或出现中毒颗粒。

2.脓液细菌培养或涂片

对脓肿形成者，可穿刺脓肿抽取脓液，或在切开脓肿时采集脓液，送细菌培养及药物敏感试验，也可做涂片染色检查。

3.B超检查

可帮助确定有无脓肿形成及脓肿的大小、数目等。

（四）治疗原则

1.疖

①局部治疗：早期未化脓时，可局部外敷鱼石脂软膏或金黄膏，外涂碘酊或碘伏，也可采用热敷、红外线照射或超短波等物理治疗；当出现脓头或波动感时，可用苯酚点涂脓头或用针头、刀尖将脓栓剔除，以排出脓液。②全身治疗：对出现发热、头痛、全身不适等全身症状或并发淋巴结、淋巴管炎者，应选用青霉素或复方磺胺甲恶唑（复方新诺明）等抗菌药物治疗。

2.痈

①局部治疗：早期仅有红肿时，可局部外敷50%硫酸镁、鱼石脂软膏或黄金膏等，也可外涂碘酊或碘伏；当出现多个脓头、表面呈紫褐色或已破溃流脓时，须及时切开引流，切口应为"+"字形，切缘适当超出病变边缘。②全身治疗：及早选用青霉素或复方磺胺甲恶唑（复方新诺明）、头孢菌素类等抗菌药物治疗，也可加用清热解毒的中药方剂及其他对症药物，伴有糖尿病者应给予降糖药物或胰岛素及饮食治疗。

3.皮下急性蜂窝织炎

①局部治疗：早期一般性蜂窝织炎，可局部外敷50%硫酸镁、鱼石脂软膏或黄金膏等，若形成脓肿应切开引流；对产气性皮下蜂窝织炎和新生儿皮下坏疽，为缓解皮下炎症和减少皮肤坏死，在病变处做多个小切口，用浸有药液湿纱条引流；下颌下急性蜂窝织炎，当其他方法治疗无效时，应及早切开减压，以防止喉头水肿、气管受压而引起窒息。②全身治疗：及早使用新青霉素或头孢类抗菌药物治疗，疑有厌氧菌感染时加用甲硝唑。

4.丹毒

①局部治疗：可外敷50%硫酸镁，若为下肢丹毒应抬高患肢。②全身治疗：及早应用青霉素或头孢类抗菌药物治疗，待局部及全身症状消失后，继续用药3～5日，以防复发。

5.浅部急性淋巴管炎和淋巴结炎

应在着重治疗原发感染灶的同时，对淋巴管炎和淋巴结炎进行治疗。①局部治疗：急性淋巴管炎可用50%硫酸镁或呋喃西林溶液等湿敷；急性淋巴结炎未化脓时暂不处理，若已形成脓肿应切开引流。②全身治疗：及早应用新青霉素或复方磺胺甲恶唑（复方新诺明）、头孢类等抗菌药物治疗。

（五）护理评估

1.健康史

了解有无导致浅部软组织化脓性感染的因素，如疖、痈与皮肤不洁或擦伤、环境温度过高、机体抵抗力降低、糖尿病等有关；一般性皮下蜂窝织炎与皮肤损伤或其他部位的先前感染有关，产气性皮下蜂窝织炎与伤口污染较重有关，新生儿皮下坏疽与皮肤擦伤、感染或受压有关，下颌下急性蜂窝织炎与口腔或面部感染有关；丹毒与先前的皮擦伤、足癣或口腔溃疡、鼻窦炎等有关；浅部急性淋巴管炎和淋巴结炎与先前的皮肤、黏膜破损或感染病灶有关。

2.身体状况

检查红、肿、热、痛的部位、范围、形状及严重程度等，注意局部有无水疱、皮肤漂浮感或波动感等；观察呼吸、血压、脉搏、呼吸、意识等生命体征；注意无并发症表现，如呼吸困难、意识障碍及严重的生理功能紊乱等。

3.辅助检查

了解血常规、脓液细菌培养或涂片、B超检查等结果，有助评估感染的严重程度、病原菌的种类及有无脓肿形成等。

4.心理-社会状况

一般轻度感染易被病人忽视，也不出现心理反应。重度感染时病人可有失眠、哭泣、烦躁、易怒等心理情绪改变。

（六）护理措施

1.配合治疗

遵医嘱正确实施外敷药物、外涂药物、物理治疗等局部治疗，感染病灶在肢体者，应抬高患肢，并制动。遵医嘱合理给予抗菌药物，注意药物配伍禁忌、用药浓度、用药间隔时间等，以保证有效的血药浓度。脓肿需要切开引流时，应及时做好手术准备；脓肿切开引流后，应定时换药，促进伤口愈合。

2.观察病情

观察原有的症状与体征有无好转或恶化，伤口敷料有无渗液或渗血，药物治疗有无不良反应，白细胞计数和分类测定及B超检查结果有无好转等。注意有无并发症如颅内化脓性海绵状静脉窦炎、喉头水肿或气管受压、感染性休克或脓毒症等症状和体征。

3.对症护理

高热者，采取物理或药物降温措施；严重疼痛者，给予镇静止痛药物；水分或营养摄入不足者，给予静脉输液或营养支持治疗；呼吸困难者，给予氧气吸入或辅助呼吸。

4.预防医源性感染

丹毒具有接触传染性，应做好隔离。在接触病人或换药后，应洗手消毒，病人用过的换药用具应以0.2%过氧乙酸浸泡30分钟再清洗和消毒，更换下来的敷料应进行焚烧处理，产气性皮下蜂窝织炎应以3%过氧化氢液冲洗伤口，并做好隔离。

5.病人的教育

保持室内通风良好，空气清新。保证休息和睡眠，多饮水，摄入高蛋白、高热量、含丰富维生素的饮食，以提高机体对感染的抵抗能力。面部感染，尤其"危险三角区"的感染切勿挤捏，以防引起颅内感染。丹毒容易复发，症状和体征消失后应遵医嘱继续用药3～5日。积极治疗足癣、糖尿病、免疫功能低下及营养不良等疾病，以防此类感染再次复发。

二、手部急性化脓性感染

手是人类的重要劳动器官，一旦发生急性化脓性感染，会对病人的劳动能力造成不同程度的影响。手部的解剖结构与功能具有其特殊性，各个部位感染后临床表现存在一定差异，但治疗原则和护理措施基本相同。常见的手部急性化脓性感染有甲沟炎和脓性指头炎、急性化脓性腱鞘炎和滑囊炎、急性手掌深部间隙感染等。

（一）病因与病理

1.甲沟炎和脓性指头炎

指甲的近侧（甲根）与皮肤紧密相连，皮肤沿指甲两侧向远端延伸形成甲沟。甲沟炎是甲沟或其周围组织的化脓性感染。多因甲沟皮肤损伤，如刺伤、挫伤、拔皮刺或剪指甲过深等引起。脓性指头炎是手指末节掌面皮下组织的急性化脓性感染，可由甲沟炎扩散、蔓延所致，也可因手指末节刺伤或皮肤受损后引起。两者的致病菌常为金黄色葡萄球菌。

在手的掌面真皮与深层末节指骨骨膜，中、近指节处腱鞘以及掌深筋膜之间，有垂直的纤维条索连接，将皮下组织分隔成多个相对封闭的腔隙。因此，皮下组织感染时，不易向周围扩散，因组织内压力升高而致剧烈疼痛，并出现明显的全身症状。若不及时处理，可引起指骨坏死和骨髓炎。

2.急性化脓性腱鞘炎和滑囊炎

急性化脓性腱鞘炎主要指手掌面的屈指肌腱鞘炎，常因手掌面的刺伤或邻近组织的感染蔓延所致。手背面的伸指肌腱鞘炎少见。滑囊炎可由腱鞘炎蔓延而来，也可因手掌面刺伤引起。两者的致病菌多为金黄色葡萄球菌。

掌面的5条屈指肌腱各被同名腱鞘包绕，拇指和小指的腱鞘分别与桡侧和尺侧的滑液囊相通，故拇指和小指腱鞘炎可分别引起桡侧和尺侧滑液囊炎。两侧滑液囊有时在腕部有一小孔相通，感染可能相互传播。示指、中指与无名指的腱鞘不与滑液囊相沟通，感染常局限在各自的腱鞘内，但可扩散至手掌深部间隙。

3.急性手掌深部间隙感染

急性手掌深部间隙感染可以由腱鞘炎感染蔓延引起，也可因直接刺伤所致。致病菌多为金黄葡萄球菌。

手掌深部间隙是掌面屈指肌腱鞘和滑液囊深面的疏松组织间隙，掌腱膜和第三掌骨相连的纤维结构将此间隙分隔为尺侧的掌中间隙和桡侧的鱼际间隙。示指腱鞘炎可引起鱼际间隙感染，中指和无名指腱鞘炎可引起掌中间隙感染。

（二）临床表现

1.甲沟炎和脓性指头炎

（1）全身症状

甲沟炎多无全身症状。脓性指头炎多伴发热、头痛、乏力、不适、血白细胞升高等全身症状。

（2）局部症状

① 甲沟炎：轻者仅表现为甲沟皮肤红肿、轻微疼痛，炎症可自行消退。重者炎症可由一侧甲沟蔓延至甲根和对侧，形成半环形脓肿；脓肿再向甲下蔓延，形成甲下脓肿，此时可见甲下有黄白色脓液、甲与甲床分离。若处理不当，可发展为慢性甲沟炎或指骨骨髓炎。

② 脓性指头炎：初期指头有针刺样疼痛、轻度肿胀，继而肿胀加重、疼痛剧烈。当指动脉受压时，疼痛转为波动性跳痛，患肢下垂时加重。剧痛常使病人烦躁、彻夜不眠。感染进一步加重时，可引起神经末梢麻痹、局部组织坏死、指骨缺血和坏死，表现为指头疼痛减轻，皮色由红转白或破溃溢脓、伤口经久不愈等。

2.急性化脓性腱鞘炎和滑囊炎

（1）全身症状

病情发展迅速，12 ~ 24小时可出现明显的发热、头痛、食欲缺乏、全身不适、血白细胞升高等全身症状。

（2）局部症状

① 急性化脓性腱鞘炎：患指除末节外，呈明显的均匀性肿胀，皮肤极度紧张；患指各指间关节轻度屈曲，被动伸直可引起剧烈疼痛；整个腱鞘均有压痛，因腱鞘坚韧，故不出现波动。

② 急性化脓性滑囊炎：尺侧滑囊炎表现为小鱼际和小指腱鞘区肿胀、压痛；小指和无名指呈半屈曲状，被动伸直可引起剧痛。桡侧滑囊炎表现为大鱼际和拇指腱鞘区肿胀、压痛；拇指肿胀、微屈，不能外展和伸直。

3.急性手掌深部间隙感染

（1）全身症状

具有发热、头痛、乏力、脉搏加快、呼吸急促、血白细胞升高等全身症状，亦可继发肘内或腋窝淋巴结肿痛。

（2）局部症状

掌中间隙感染表现为手掌正常凹陷消失，呈肿胀、隆起，皮肤紧张、发白；压痛明显，手背部水肿严重；中指、无名指和小指呈半屈状，被动伸直可引起剧痛。鱼际间隙感染表现为掌心凹陷仍在，大鱼际和拇指与示指指蹼明显肿胀；示指半屈，拇指外展略屈，活动受限不能做对掌运动。

（三）治疗原则

1.甲沟炎和脓性指头炎

（1）甲沟炎：感染初期，局部热敷、理疗，碘酊、碘伏浸泡，外敷鱼石脂软膏、金黄膏等；必要时，口服头孢拉定等抗生素。若已形成脓肿，则应行切开引流。切开引流时，宜在指近端两侧注射1%利多卡因做指神经阻滞，局麻药中不可加入肾上腺素，以免引起血管收缩，造成手指的血运障碍。

（2）脓性指头炎：初期局部热敷、理疗，碘酊、碘伏浸泡，外敷鱼石脂软膏、金黄膏等，同时给予抗菌药物治疗。一旦出现剧烈跳痛、明显肿胀，应及时切开减压与引流，以免发生指骨坏死和骨髓炎。一般采用指神经阻滞，在末节指侧面做纵切口，切口远侧不超过甲沟的1/2，近侧不超过指节横纹，分离皮下纤维条索，使脓液引流通畅；脓腔较大时宜做对口引流，切口内放置乳胶片引流。

2.急性化脓性腱鞘炎和滑囊炎

初期局部热敷、理疗，外敷鱼石脂软膏、金黄膏等，同时给予抗菌药物治疗。如经治疗无好转，应及时切开减压与引流。

（1）急性化脓性腱鞘炎：一般采用指神经阻滞，在指侧面做纵切口，切口近、远侧不超过指节横纹，纵行切开腱鞘放出脓液，切口内放置乳胶片引流；也可在肿胀的腱鞘的近端和远端各做一纵行切口，在两个切口内分别置入一根细塑料管，做对口引流和持续冲洗。

（2）急性化脓性滑囊炎：急性化脓性滑囊炎一般采用局部浸润麻醉，尺侧囊感染在小指侧面和小鱼际肌掌面各做一个小切口，桡侧囊感染在拇指中节侧面和大鱼际肌掌面各做一个小切口，在腱鞘和滑液囊内分别置入一根细塑料管，做对口引流和持续冲洗。

3.急性手掌深部间隙感染

初期的局部处理及全身抗生素应用，同急性化脓性腱鞘炎和滑囊炎。若经治疗后无好转，则应切开引流。

（1）掌中间隙感染：一般采用局部浸润麻醉，在中指与无名指间的指蹼间掌面做纵切口，切口长度不可超过手掌远侧横纹，以免损伤掌浅动脉弓；也可在无名指相对位置的掌远侧横纹处做小横切口，进入掌中间隙。

（2）鱼际间隙感染：一般采用局部浸润麻醉，在大鱼际肌肿胀和波动最明显处或拇指与示指间的指蹼处做切口，也可在第二掌骨桡侧做纵切口，钝性分离直达手掌深部间隙，放出脓液，放置乳胶片引流。

（四）护理评估

1.健康史

了解有无导致手部急性化脓性感染的因素，如刺伤、挫伤、拔皮刺或剪指甲过深等。发病后的主要痛苦及处理过程等。

2.身体状况

检查手部的功能状况、肿胀和疼痛的部位，压痛的程度等；观察有无发热、头痛、脉搏增快、呼吸急促、乏力、食欲缺乏等全身症状。

3.辅助检查

血白细胞计数和中性粒细胞比例有无升高。指骨X线摄片有助于评估是否合并指骨坏死或骨髓炎。

4.心理–社会状况

轻度或早期急性手部化脓性感染，病人往往不重视。当感染加重，出现剧烈疼痛、手部功能障碍及发热、头痛、全身不适等全身症状时，病人可表现出焦虑、易躁、易怒等心理与情绪变化。

（五）护理措施

1.配合治疗

手部抬高，并制动，有利于改善局部血液循环，促进静脉和淋巴回流，减轻炎症充血、水肿，缓解疼痛。遵医嘱给予局部热敷、理疗、外敷药物，全身应用抗菌药物。用药时注意配伍禁忌、药物浓度、间隔时间等，以保证药物的有效性。需要切开减压或引流脓肿时，应及时做好手术前准备；脓肿切开引流后，应定时换药促进伤口愈合。

2.观察病情

观察手指肿胀、疼痛、颜色及全身症状有无好转或恶化；观察伤口敷料有无渗液或渗血，冲洗管是否通畅、有效。炎症进展期，若指头炎病人疼痛突然减轻、指头皮色由红转白，提示可能发生了骨坏死；若腱鞘炎的病人疼痛突然减轻，提示可能出现了腱鞘坏死或感染扩散；若自行破溃或切开引流伤口经久不愈，应怀疑并发了指骨骨髓炎，进一步做X线摄片检查。观察有无抗菌药物的不良反应；白细胞计数和分类测定结果有无好转等。

3.对症护理

高热者，采取物理或药物降温措施；严重疼痛者，除手部抬高外，还应给予镇静止痛药物；水分或营养摄入不足者，给予静脉输液或进行营养支持治疗。

4.病人的教育

保持室内通风良好，空气清新。保证休息和睡眠，多饮水，摄入高蛋白、高热量、含丰富维生素的饮食。炎症消退或切开引流一周左右，应进行按摩、理疗和功能锻炼，以防发生肌肉萎缩、肌腱粘连、关节僵硬等影响手部功能。注意保持手部清洁，防止刺伤、挫伤。若有皮刺应剪除，不可徒手撕或拔。指甲长度应与指腹前端齐平，不宜剪得过短，一旦发生手部刺伤，应用碘酊或碘伏消毒、无菌纱布包扎，以防发生感染。

三、全身性外科感染

全身性外科感染是指病原菌由原发感染灶侵入人体血液循环，并在体内生长繁殖或产生毒素引起一系列全身感染症状或中毒症状的病理生理和临床状况。随着分子生物学的发展和对感染病理生理的进一步认识，目前国际上用来描述全身性外科感染的词语是脓毒症和菌血症。脓毒症是指因病原体因素引起的全身性炎症反应，体温、循环、呼吸有明显的改变者，用以区分一般非侵入性的局部感染。菌血症是脓毒症的一种，即在脓毒症的基础上，血培养检出病原菌者。过去菌血症的概念多偏向于一过性菌血症（如拔牙、内镜检查时血液在短时间出现细菌），现在多指临床有明显感染症状的菌血症。

（一）病因

导致全身性外科感染的主要原因是致病菌的数目多、毒力强和（或）人体防御感染能力低下。

1.致病菌的来源

全身性外科感染常继发于严重创伤后的感染和各种化脓性感染，如大面积烧伤创面感染、开放性骨折合并感染、急性弥漫性腹膜炎、急性梗阻性化脓性胆管炎、绞窄性肠梗阻等，也可继发于静脉导管感染，病原体从感染灶不断进入血液循环、产生毒素引起全身性感染。此外，在严重创伤、长期全胃肠外营养等危重病人，肠黏膜屏障功能严重受损或衰竭，肠内致病菌和内毒素可经肠道移位而导致全身性感染，即肠源性感染。

2.致病菌的种类

常见致病菌主要有以下几种：①革兰阴性杆菌：最常见，主要有大肠杆菌、绿脓杆菌、变形杆菌，其次为克雷伯菌、肠杆菌等。②革兰阳性球菌：主要为金黄色葡萄球菌，其次为表皮葡萄球菌、肠球菌。③无芽孢厌氧菌：常见的有拟杆菌、梭状杆菌、厌氯葡萄球菌、厌氧链球菌等。④真菌：常见的有白色念珠菌、曲霉菌、毛霉菌、新型隐球菌等；

属于条件性感染，可发生在持续应用抗生素、基础疾病较重加用免疫抑制剂或激素、长期留置静脉导管等情况下。

3.机体抵抗力低下

原有抗感染能力降低的病人，如糖尿病、尿毒症及长期或大量应用皮质激素、抗癌药、免疫抑制剂等病人，患化脓性感染后较易导致全身性外科感染。

（二）临床表现

起病急骤，病情严重，发展迅速，无论哪种致病菌引起的感染，均可有以下共性表现：

1.症状

骤起寒战，继以高热，伴有头痛、头晕、关节酸痛、食欲缺乏、恶心、呕吐、腹胀、腹泻、大量出汗等症状。

2.体征

体温可高达40～41℃，或低于36℃；面色苍白或潮红；神志淡漠，烦躁不安，谵妄或昏迷；心率加快，脉搏细数；呼吸急促或呼吸困难；肝脾大、黄疸、皮下出血、瘀斑等。

3.并发症

病情严重者可并发感染性休克、多器官功能障碍综合征等。

4.原发感染灶

全身性感染多数继发于严重创伤后的感染和各种化脓性感染，故病人尚有原发感染灶的症状和体征。

（三）辅助检查

1.血常规检查

白细胞计数及中性粒细胞比例明显增高，但老年人、全身情况差及革兰阴性菌感染者可不升高或降低，并可见核左移或白细胞内中毒性颗粒。多数病人有贫血现象，且呈进行性加重趋势。

2.血生化检查

可发现肝肾功能损害、代谢性酸中毒、电解质紊乱等。

3.尿液检查

尿中可有蛋白、红细胞、白细胞和管型等。

4.细菌学检查

血液、脓液、胸腹水、脑脊液等进行细菌培养和药物敏感试验，若有致病菌生长，则为诊断提供了可靠依据。对多次培养阴性者，应考虑厌氧菌或真菌脓毒症，须抽血做厌氧菌培养，或进行尿液和血液的真菌检查与培养。

5.影像学检查

X线、B超、CT检查等，有助于转移性脓肿的诊断，也有助于对原发感染灶的情况做出判断。

（四）治疗原则

全身性外科感染应采用综合性治疗，但关键在于处理原发感染灶。

1.处理原发感染灶

及时寻找和处理原发感染灶，包括清除坏死组织和异物、消灭死腔、充分引流脓肿，并要消除血流障碍、梗阻等相关病因。若全身感染继发于静脉留置导管感染，应首先拔除静脉导管；若疑为肠源性感染则应采取针对性的措施，如及时纠正休克恢复肠黏膜的血流灌注、早期肠内营养促进肠黏膜的修复、口服肠道生态制剂维护肠道正常菌群等。

2.应用抗菌药物

应先根据原发感染灶的性质，选用广谱抗菌药物，再根据细菌培养及抗菌药物敏感试验结果调整用药。对真菌性脓毒症，应尽量停用广谱抗生素，或改用必需的窄谱抗生素，并全身应用抗真菌药。

3.加强支持疗法

包括补充血容量，输注新鲜血、血浆、人血白蛋白等，必要时，可输注丙种球蛋白。

4.对症治疗

包括控制高热、纠正水电解质酸碱平衡失调、镇静催眠等。

5.处理并发症和伴发病

采取有效措施积极处理并发症如感染性休克、重要脏器功能损害等，同时，还要处理原有的糖尿病、肝硬化、尿毒症等伴发病。

（五）护理评估

1.健康史

了解有无严重创伤后感染、局部化脓性感染等病史，感染发生的时间、经过、治疗情况等，目前有无静脉内留置导管或完全胃肠外营养等情况，有无营养不良、糖尿病、尿毒症、免疫缺陷等全身性疾病，有无长期使用皮质激素、免疫抑制剂、抗肿瘤药物或抗生素等情况。此外，还要了解有无抗菌药物过敏史。

2.身体状况

了解局部感染病变的部位、性质，若为体表感染应注意分泌物或脓液的性状、红肿热痛的范围及程度、有无波动感，若为深部感染应注意有无炎性肿块、深压痛及体表局部组织水肿等。观察病人的意识、生命体征、面色、尿量等，注意有无寒战、高热、恶心、呕吐、头痛、头晕、食欲减退等全身中毒症状；有无水电解质及酸碱平衡失调、感染性休克及心、肺、肝、肾、脑等重要脏器损害的症状和体征。

3.辅助检查

了解血常规检查有无白细胞计数明显增高或降低、中性粒细胞核左移和出现中毒颗粒等，血生化检查是否显示肝肾功能损害、代谢性酸中毒、电解质紊乱等，尿液检查有无蛋白、红细胞、白细胞、管型和酮体等，病原学检查有无致病菌生长及敏感的抗菌药物，影像学检查是否显示出感染部位及有无组织破坏或脓肿等。

4.心理–社会状况

全身性外科感染多为原发感染灶病情加重和发展的结果，发病急、病情重、变化快，病人及亲属易产生紧张、焦虑、恐惧等心理反应。应观察他们的情绪变化和行为反应，判断其心理状态；还应了解他们对全身性感染的知晓程度及亲属对病人的支持程度等。

（六）护理诊断与合作性问题

1.体温过高

与致病菌毒素吸收有关。

2.营养失调

低于机体需要量与机体分解代谢升高有关。

3.焦虑、恐惧

与病情突然变化或逐渐加重有关。

4.潜在并发症

感染性休克、水电解质代谢紊乱、多器官功能障碍综合征等。

（七）护理目标

病人体温恢复正常，营养得到改善，焦虑、恐惧减轻或消失，潜在并发症得到预防或发生时能被及时发现和处理。

（八）护理措施

1.协助原发感染灶治疗

协助医生查找和处理原发性感染灶，如浅部感染脓肿形成或内脏感染需要手术治疗者，做好切开引流或手术清除感染灶的术前准备，手术后做好相关护理。

2.合理应用抗菌药物

严格执行医嘱，有变态反应的抗生素，使用前应做过敏试验；多种药物联合应用时，应注意配伍禁忌；将全天的抗菌药物分次静脉滴注，以保持有效血药浓度。用药期间观察药物的疗效和不良反应。

3.实施支持疗法

遵医嘱输液、补充电解质及碱性药物，纠正水、电解质及酸碱平衡失调。给予高蛋白、高维生素、高热量、易消化饮食，鼓励病人多饮水。进食不足者，遵医嘱给予肠内或肠外营养，必要时输注白蛋白、血浆等。对严重感染者，也可多次少量输注新鲜血液、免疫球蛋白等。

4.对症护理

如高热者，给予物理或药物降温；焦虑、失眠者，遵医嘱给予镇静催眠药物；有感染性休克或并发脏器功能损害者，做好对症护理；有伤口者，做好伤口护理。

5.观察病情

观察病人的意识、体温、脉搏、呼吸、血压、尿量、面色、末梢循环、皮温、24小时液体出入量等，定时测定血常规、血生化、尿常规等，以及早发现并发症。定期进行分泌物、血液细菌培养及药物敏感试验，以指导抗菌药物的使用。血液培养标本最好在寒战、高热时采集，使用抗生素过程中或使用抗生素后一段时间内不宜采血。还应观察有无因长期大量使用抗菌药物而引起的二重感染。

（九）护理评价

病人体温是否恢复正常，营养是否得到改善，焦虑、恐惧是否减轻或消失，潜在并发症是否得到预防或发生时能被及时发现和处理。

（十）健康教育

一是教育人们及时治疗身体中的感染病灶，以防病情加重引起全身性感染。

二是患感染性疾病后，若出现头痛、头晕、寒战、高热、心率增快、呼吸急促、明显虚弱等，应考虑全身性感染的可能，及时到医院接受治疗。

三是平时应加强营养，注意锻炼身体，积极治疗糖尿病及慢性消耗性疾病等，以提高机体的抵抗力，减少全身性感染的概率。

参考文献

[1] 徐冬，肖建伟，李坤.实用临床外科疾病综合诊疗学[M].青岛：中国海洋大学出版社，2021.

[2] 杨东红.临床外科疾病诊治与微创技术应用[M].北京：中国纺织出版社，2021.

[3] 黄翼然.泌尿外科临床实践[M].上海：上海科学技术出版社，2021.

[4] 仲崇柏.普通外科临床实践[M].北京：华龄出版社，2021.

[5] 白锡波，孙洪江，刘汝海.外科临床思维与出科考核[M].哈尔滨：黑龙江科学技术出版社，2021.

[6] 宋明，杨安奎，张诠.头颈肿瘤外科临床实践与技巧[M].广州：广东科学技术出版社，2021.

[7] 姚磊.临床常见外科疾病诊疗与手术技巧[M].北京：中国纺织出版社，2021.

[8] 陈宁恒，周剑，牛文洋.临床普通外科疾病诊断与治疗[M].郑州：河南大学出版社有限责任公司，2021.

[9] 董理鸣，张惜妍.实用泌尿外科疾病的诊治与临床护理[M].北京：中国纺织出版社，2021.

[10] 王增涛，丁自海，李国新.普通外科临床解剖学（第2版）[M].济南：山东科学技术出版社，2021.

[11] 刘卿.临床外科疾病诊断精要[M].天津：天津科学技术出版社，2020.

[12] 李兴泽.临床外科疾病诊疗学[M].昆明：云南科技出版社，2020.

[13] 刘秦鹏.现代临床外科疾病诊断与治疗[M].天津：天津科学技术出版社，2020.

[14] 付海柱.泌尿外科临床医学[M].昆明：云南科技出版社，2020.

[15] 谢卫国.烧伤外科临床指南[M].武汉：武汉大学出版社，2020.

[16] 王科学.实用普通外科临床诊治[M].北京：中国纺织出版社，2020.

[17] 胡荣杭.临床胸外科疾病诊疗学[M].郑州：河南大学出版社，2020.

[18] 王铮.临床胸心外科疾病手术实践[M].哈尔滨：黑龙江科学技术出版社，2020.

[19] 张志愿，俞光岩.口腔颌面外科临床解剖学[M].济南：山东科学技术出版社，2020.

[20] 程遥.临床胸心外科诊疗学[M].北京：中国纺织出版社，2020.

[21] 王文鹏.临床外科疾病诊治[M].北京：科学技术文献出版社，2019.

[22] 樊政炎.临床外科与骨科诊疗[M].长春：吉林科学技术出版社，2019.

[23] 陈兵.临床外科诊疗与护理[M].北京：科学技术文献出版社，2019.

[24] 朱翠英.现代临床外科护理路径[M].长春：吉林科学技术出版社，2019.

[25] 李龙广.临床外科疾病诊疗与护理[M].北京：科学技术文献出版社，2019.

[26] 苗蓓蓓，胡波.实用临床外科诊疗及护理[M].汕头：汕头大学出版社，2019.

[27] 张伟.临床外科诊疗学（第2版）[M].长春：吉林科学技术出版社，2019.

[28] 夏佃喜.临床神经外科诊疗[M].长春：吉林科学技术出版社，2019.

[29] 董立红.实用外科临床诊治精要[M].长春：吉林科学技术出版社，2019.

[30] 钟才能.现代外科临床诊疗精要[M].长春：吉林科学技术出版社，2019.

[31] 钟波，刘坤.临床实用外科诊疗技术[M].天津：天津科学技术出版社，2019.

[32] 孔雷.外科临床诊疗经验实践[M].汕头：汕头大学出版社，2019.

[33] 赵天君.普外科临床诊断与治疗[M].昆明：云南科技出版社，2019.